甲野善紀／甲野陽紀

驚くほど日常生活を楽にする

武術&身体術

「カラダの技」の活かし方

はじめに

今から十五年ほど前だったら、武術の動きをスポーツや介護、楽器演奏などに応用するなどと言ったら、怪訝な顔をした人達も少なくなかったのではないかと思う。それが一九九九年頃、桐朋高校のバスケットボール部が私の身体の使い方を参考にして、周囲も驚く成果を挙げた事で、世間の武術に対する見方も変わり、その後、当時巨人軍のピッチャーであった桑田真澄氏が私のところに通って、二軍落ちから復活したという事や、末續選手が世界陸上の二百メートルで三位に入り、その時「ナンバを意識した」と発言した事などから、武術や、昔の日本人の身体の使い方に対する社会的関心と興味が高まり、こうした動きを他のジャンルに生かすという道が拓けてきた。その後、さまざまな縁に導かれ、楽器演奏の方々にアドバイスをする事で、思いがけない効果が出たり、ロボット工学の研究者の方から注目されるなどという事もあって、武術が、身体をより効率よく使う上で有効なところがある事が次第に広く世の中に知られるようになってきた。

そういう流れの中で、慶応大学の荻野アンナ教授に関心を持って頂き、荻野教授のユニークな筆致による、武術を日常生活に生かすという本『古武術で毎日がラクラク！』が祥伝社から刊行され、私が監修したが、これは私が関わった本の中で最も部数が売れた本となった。今回、山と溪谷社から、やはりそうした日常の動きを武術によって楽に行なえるという主旨の下に新しい本の依頼を受け、私としては身体の使い方の工夫においては、私以上に才能がある長男の陽紀にこれを託そうと思ったのだが、ここにライターの佐藤大成氏が関わってくださる事となり、この佐藤氏からの提案もあって、けっきょく私と陽紀との共著という事になり、内容も単なるHow to本ではなく、私が多くの人達に伝えたいと思っているメッセージも汲んでいただき完成をみた。

本書はＤＶＤ付きという事もあり、より多くの方々の御参考になると思う。中には写真解説や動画を見ただけでは俄かには信じられないような技術も含まれているが、それは現実に試して頂き、実感して頂く他はない。今回はこの本を読み、動画を参考にされたら、ほとんどの方々に出来る技を選んであるが、もしよくお分かりにならない方や、本書によってさらに関心の出た方は私が「夜間飛行」から出しているメールマガジン『風の先・風の跡』http://yakan-hiko.com/kono.html をとられたり、また私が日本各地で行なっている講習会を私のサイト http://www.shouseikan.com/ で調べられて来られるなりして頂きたい。実際にこれらの動きを体験されれば、現代人にもまだ備わっている潜在的な身体の能力に不思議な思いをされると思う。

甲野善紀

はじめに

日々をリフレッシュするヒラメキの素！として

カラダとは不思議なものだなあ、とよく思います。いつも一緒にいて、よく知っているはずの自分のカラダなのに、思い通りに動いてくれなかったり、得意なこと、不得意なことが人それぞれに違ったり。反面、思いがけないときに力を発揮してくれたり、ていねいに付き合っていくとそれまでできなかったことができるようになったり。日々変化をする、知ろうと思えば思うほどその先にある未知を教えてくれる奥深さ――カラダという存在にわたしが興味を引かれる大きな理由がそこにあります。

武術と身体術――父とわたしがそれぞれに探求してきた「カラダの技」は、呼ばれる名前こそ違いますが、根本にあることはおそらく同じものです。それは「カラダという不思議な存在を探求することで人間というもの、自然というものを知りたい」という強い願いにも似た興味です。

出発点は人間のカラダという存在が、ある時、あたりまえのものではなく、強い不思議をともなう存在として見えてきたこと。それはごく自然に「カラダが本来もっている可能性とは何だろう？」「その可能性を実際に動作という形にしてみたらどうなるのだろう？」という興味へとつながっていったのです。

こうして生まれてきたカラダの使い方の特徴をひとことであらわすとすれば、「カラダが本来もっている力を活かす方法」ということになるでしょうか。

人類が登場するはるか以前から、この地球で命を継いできたカラダという自然。そこにもともと備わっている大きな力を十分に引き出すことができれば、特別なトレーニングをしなくても、カラダはわたしたちの強い味方として力を発揮してくれる、ということをわたしたちは体験を通じて実感してきました。特別なトレーニングをしなくても出せる力というのは、言い換えれば「日常の中でこそ生きてくる力」だということです。

本書ではそのようにしてわたしたちが出会ってきた「カラダの技」の中から、「これなら、だれでもちょっとしたコツさえつかめばできる！」というものを選んでご紹介することにしました。どこからはじめても構いません。興味のおもむくまま、あれこれ試してみるうちに、「ヒラメキ」が生まれて、自分なりの日常動作術を発見！ということもあるかもしれません。それは、むしろ大歓迎です。わたしたちもそうやってさまざまな試行錯誤とヒラメキを重ねて、カラダがもつ可能性に驚かされてきたのですから。

ぜひ本書を「日々をリフレッシュするヒラメキの素」として、みなさんの生活に活かしていただけたら、と思います。

甲野陽紀

第三章　からだに効くこころを癒す

先はまだ遙かに遠い

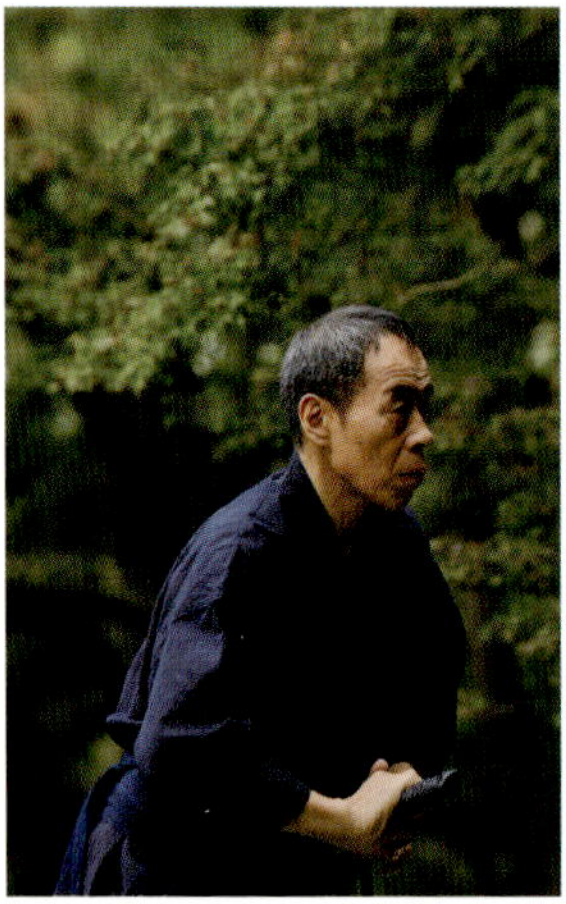

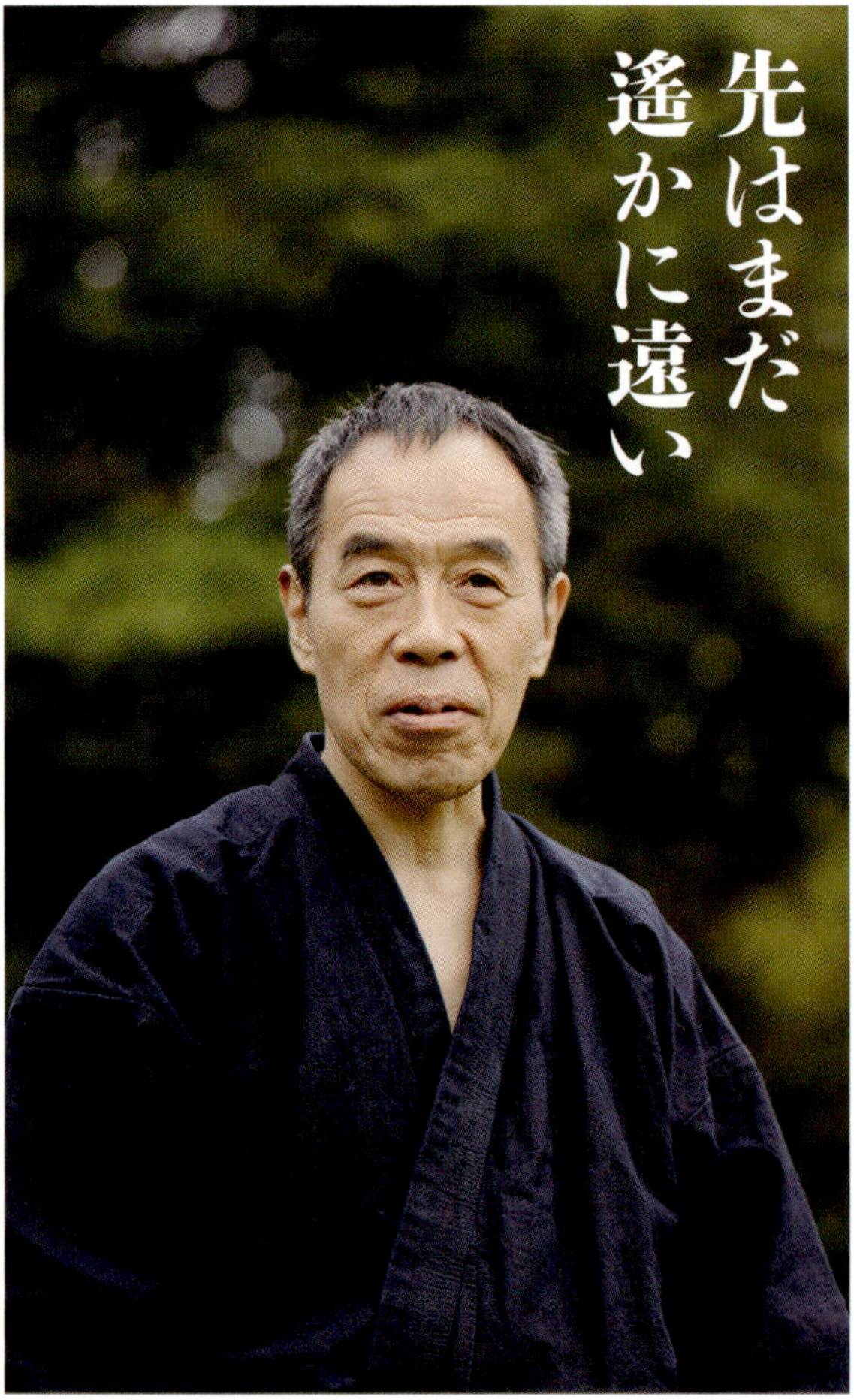

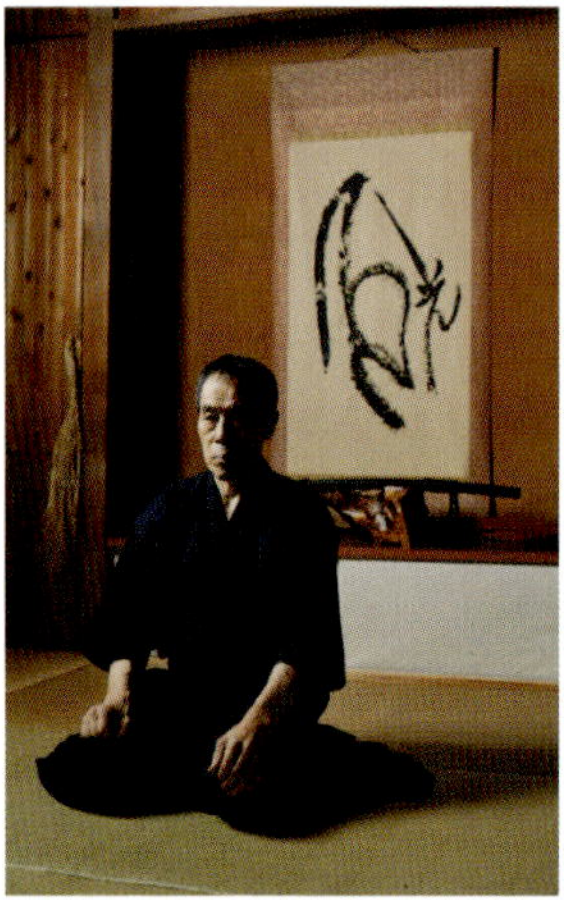

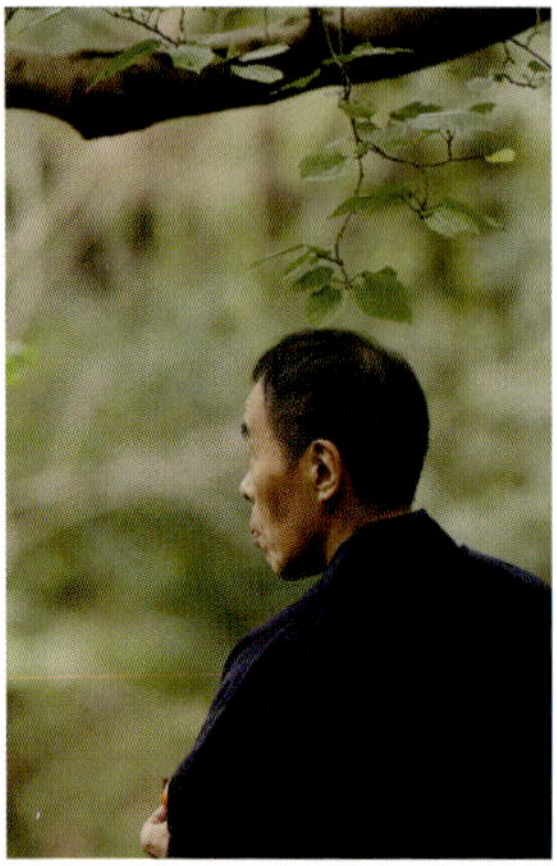

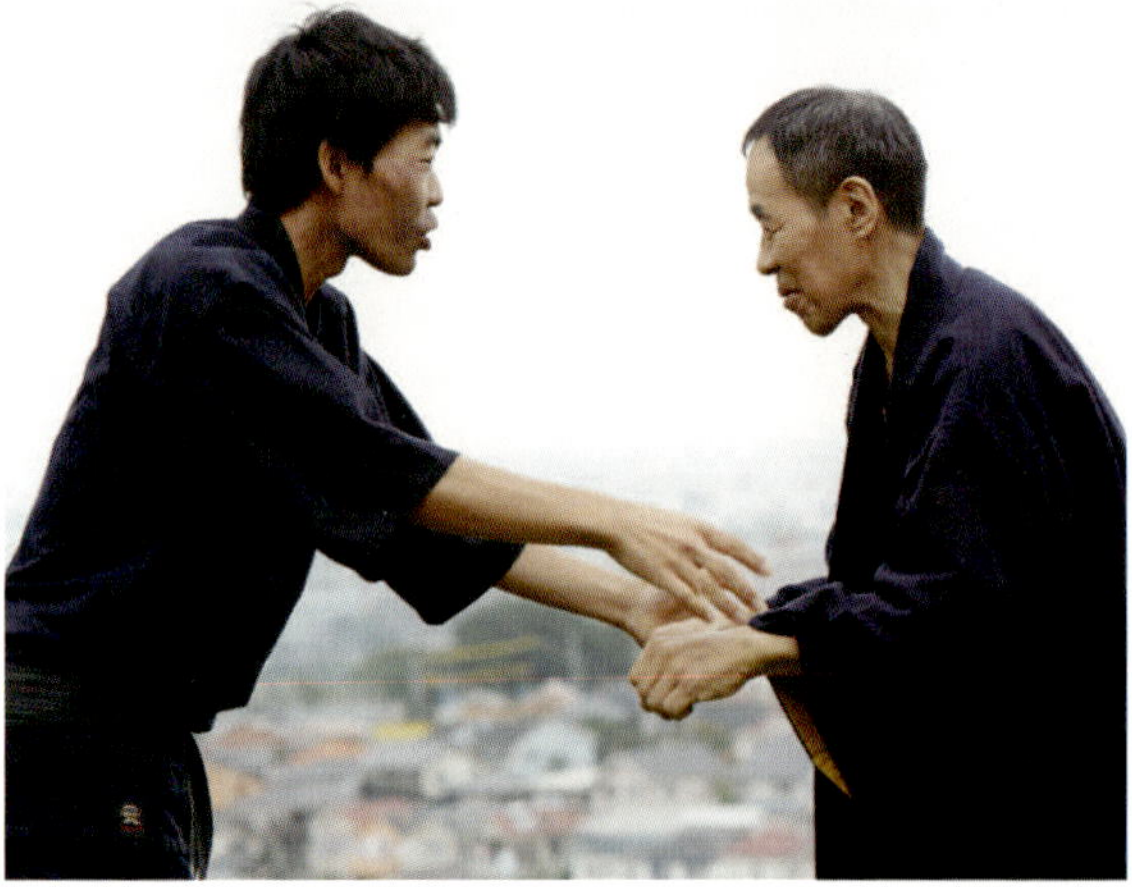

「古武術研究家」と呼ばれる「創作武術家」が生まれた理由

甲野 善紀＝文

一九七八年に松聲館道場を建て、武術稽古研究会を立ち上げてから現在に至るまで、私は自分のやっている事を「古武術」という名前で名乗ったことはありません。ただ、私が研究している事は、剣道や柔道といった現代武道ではなく、古伝の武術の世界ですから、古武術研究者と言われても当たっていない事はありませんが、あまり落ち着きません。

なぜ「古武術」と自らは名乗らないのかというと、「古武術」とは本来、昔から代々伝わっている特定の流派に対する名称だからです。したがって、私の立場を正確にいえば、古の武術を研究して、それを手がかりに自分自身で新たな動きを開発している「創作武術家」という事になるでしょうか。その始まりは四十年ほど前にさかのぼります。

私は二十二歳の春頃、「何か武道をやりたい」と思い、まず合気道を始めたのですが、いざ始めてみると、合気道の開祖植芝盛平翁という人には、まさに昔の名人達人を思わせる凄まじいエピソードがあったのですが、合気道はその後、武術として「出来る」という方向よりも、多くの人が親しめる武道の方向に向かっていて、より切実な場で自ら感覚を磨いていきたいと思っていた私は、「本当に『出来る』武術の技は、このまま合気道の稽古を続けるだけでは身につけられない。これは自分で探究するしかない」と考え、前述したように松聲館道場を設立、独自の道を歩み始めたのです。二十九歳の時でした。

その後、私の技は多くの方々との出会いを得て大きく変化してきました。最初の大きな契機となったのは、新陰流の前田英樹立大教授で、その後、駒川改心流剣術、民弥流居合術など、現代では極めて稀な高いレベルの古伝の武術を受け継がれていた振武舘の黒田鉄山師範の知遇も得ることが出来ました。以後も、韓氏意拳の日本の代表者である光岡英稔師範、光岡師範の師で韓氏意拳総師である韓競辰老師といった優れた武術家の方々との出会いを得て、私の技は術理も含め武術稽古研究会を創った頃とは大きく変わってきたのです。

その変化は、今後もますます大きくなっていきそうです。なぜなら私の技はいまでこそ日本を代表する柔道選手などと手を合わせても驚かれるようにはなりましたが、かねてより私が遥かに仰ぎ見る夢想願立の開祖、松林左馬助無雲（蝙也斎）などを高いホールの天井レベルだとしたら、私などまだ歩道の点字ブロックほどの高さに過ぎないのですから。

私は技に進展がある度に「ここまで来たが、先はまだ遥かに遠い。何とかこの新しい気づきをさらに進展させるか、これ自体をも否定して次へ行きたい」と思っているのです。

身体について興味を持つと人生の楽しみがグンと広がる

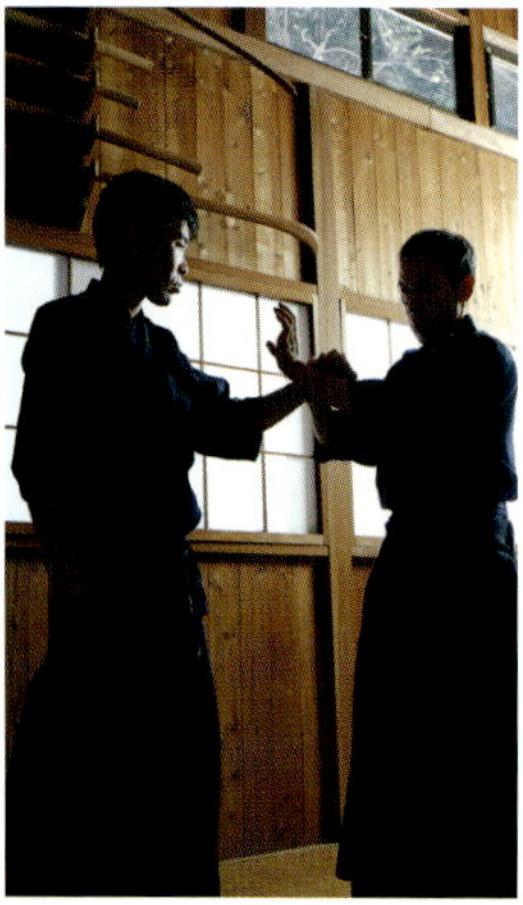

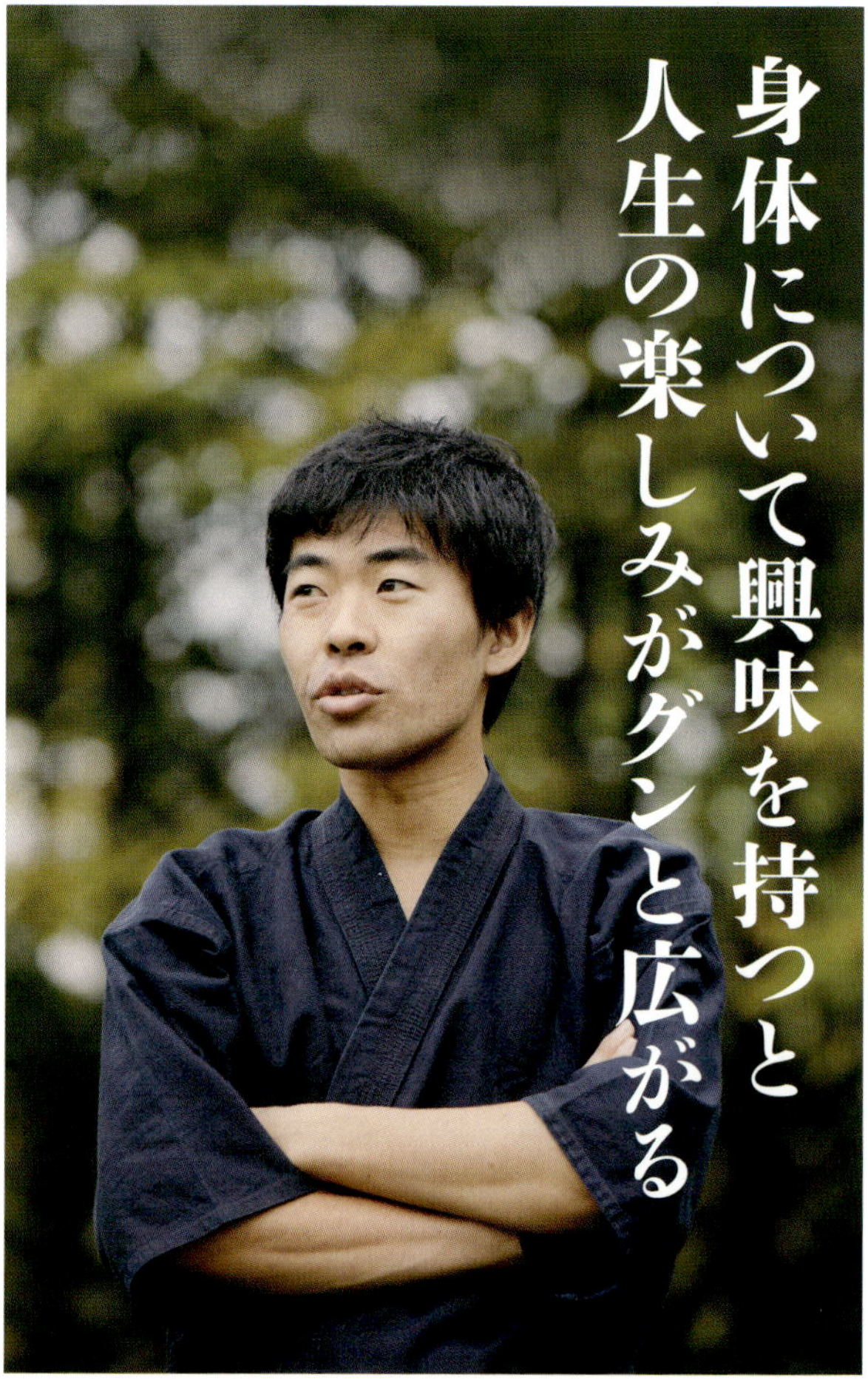

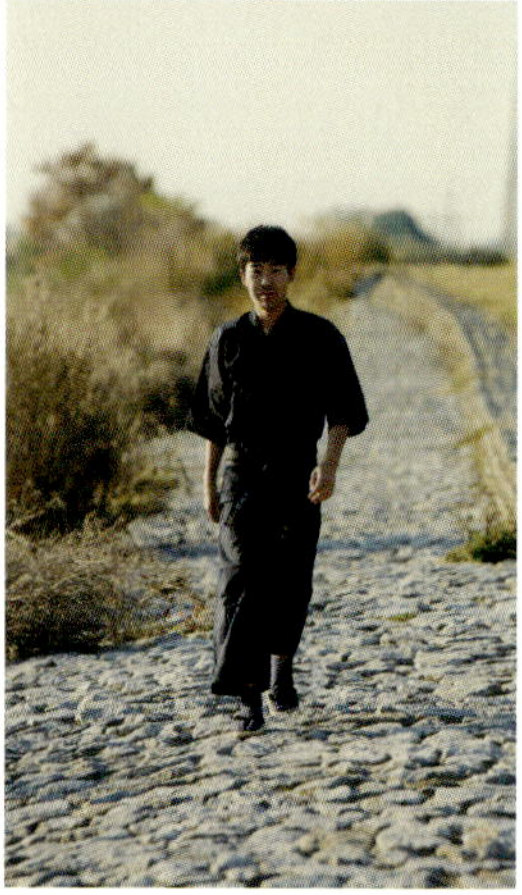

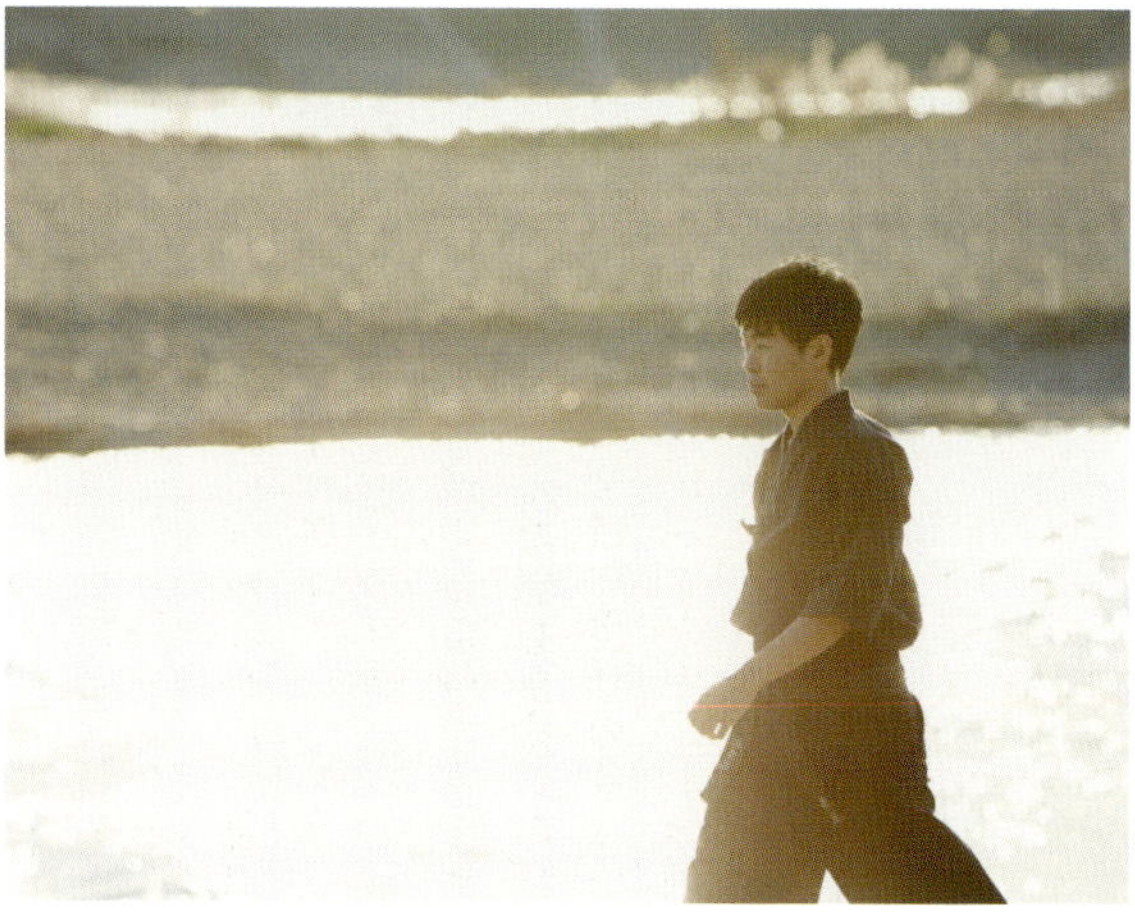

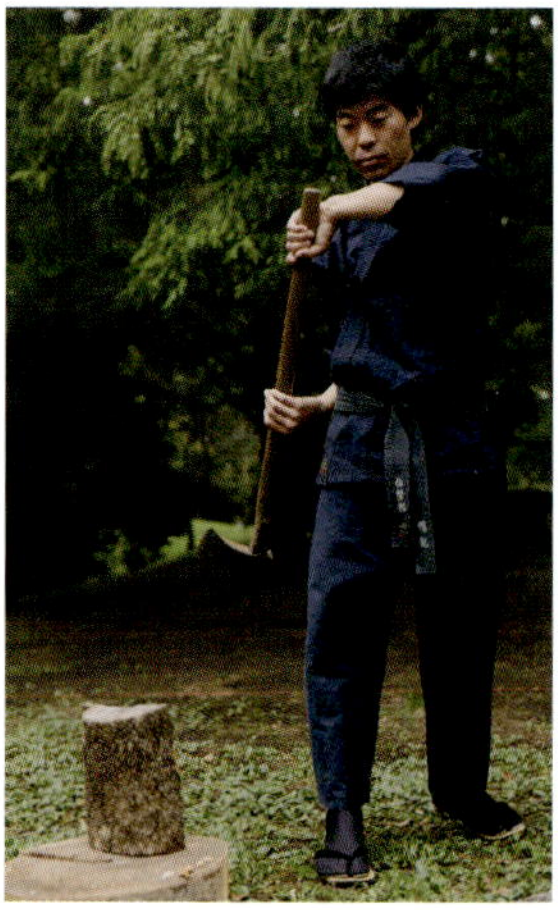

「あなたって何ができる人なの？」

甲野 陽紀＝文

「甲野陽紀」という名前で身体技法講座を開いてから七年。はじまりの頃、武術家の父と間違えて講座に参加された女性の方からこんな質問を受けたことを、今でもときどき思い出します。

「あなたって何ができる人なの？」

なかなか強烈な質問でした。

　父が探求してきた武術。それとはまた違うものがわたしの中にはある――ということを、そのときうまく伝えられたのかどうかはわかりませんが、たしかにその何かは自身で経験したことから独自に芽生え、少しずつ形になってきたものでした。

　とはいっても十代のある時期までの「甲野陽紀」は、むしろインドアが好みで、子どもの頃は道場を広い遊び場だと思っていたほどです。

　そんなわたしが高校卒業後、すぐに進学や就職をするという選択をせず、父の講習会に同行することにしたのは、急がず自分のやりたいことを探したらどうかという父からの勧めもあったのですが、今から考えてみると、小さい頃から踏み込まずにいたその世界に、だからこそ強く興味を魅かれるものがあったからかもしれません。

　ところが、自分から望んで同行していながら、講習会会場でのわたしの居場所はといえば、ほとんどの場合、父を囲む輪の外側。意図的ではなく、気づくと全体を眺められるところにいて、ときにはシーンと静まり返ったり、ときには思わぬ質問から大盛り上がりになったりするその場の変化を、まるで一本の映画をみているように楽しんでいたのです。それは、目、耳、皮膚…すべての感覚を使って身体の芯で味わっているような感じでした。

　小さい頃から身体の使い方がとくに優れていたわけでもない自分が、なぜ「身体」の世界に興味を持ち始めたのか？――そう自問自答すると、思いはこのときの体験にたどりつきます。

　常識的には想像できないような動きを実際に体験して――たとえば、目の前にいる人の腕が何の前触れもなく急に自分の目の前にやってくる！というような体験です――その不思議としかいいようのない動きがもし自分でもできたなら、それはどんな感じがするのだろう？　その感覚を自分自身の身体で知りたいと思い始めたことが、七年前のスタート地点につながったのだろうという気がします。

　これが「甲野陽紀」の世界のはじまりです。最初の出会いである武術から世界は広がり、いまでは日常生活のことから、介護、スポーツ、保育、教育まで。自分が感じる身体のおもしろさや可能性について、実際の動作や話を通じて伝えていくことをしています。

　はじまりのときに投げかけられた「あなたは何ができるのか」という問い。それは未来の自分への問いとして、これからもきっと忘れずに持ち続けていくのだろうと思います。

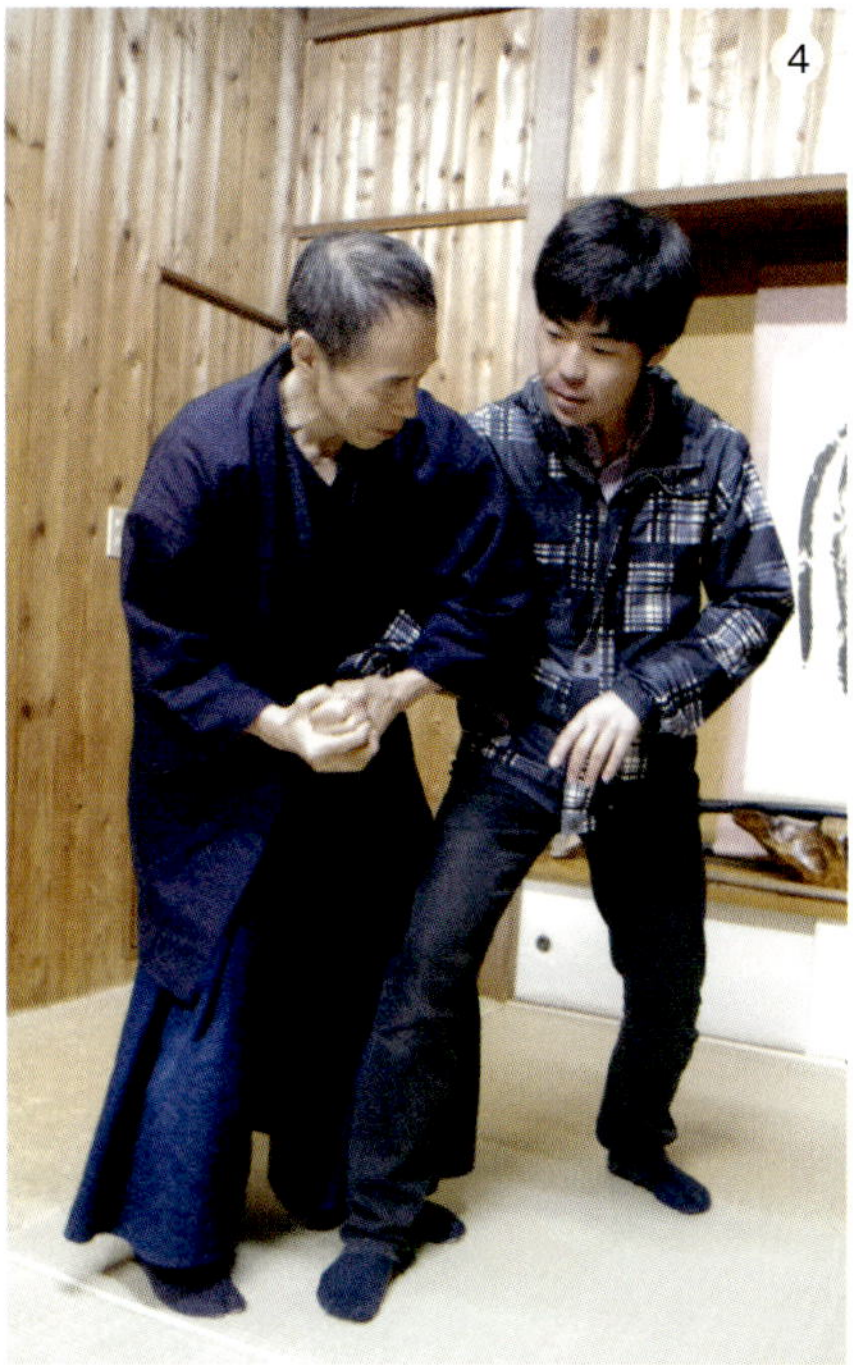

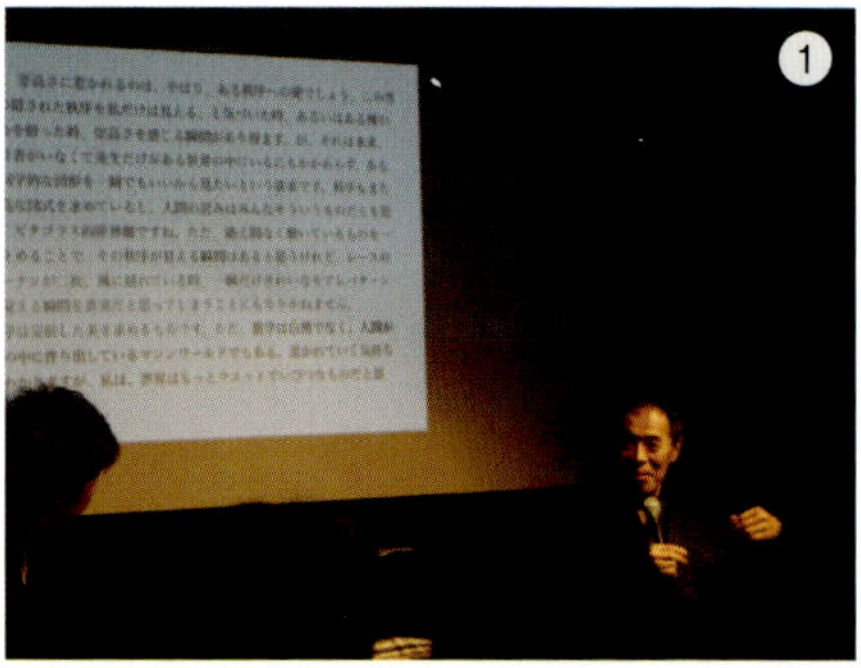

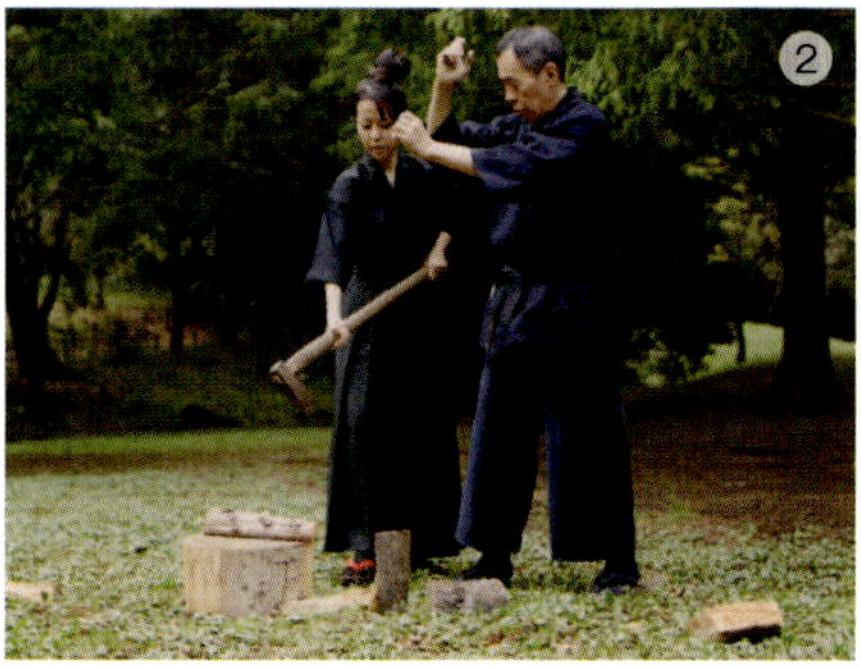

人が人として生きる事と武術は、本来は引き離せないほど密接して存在している

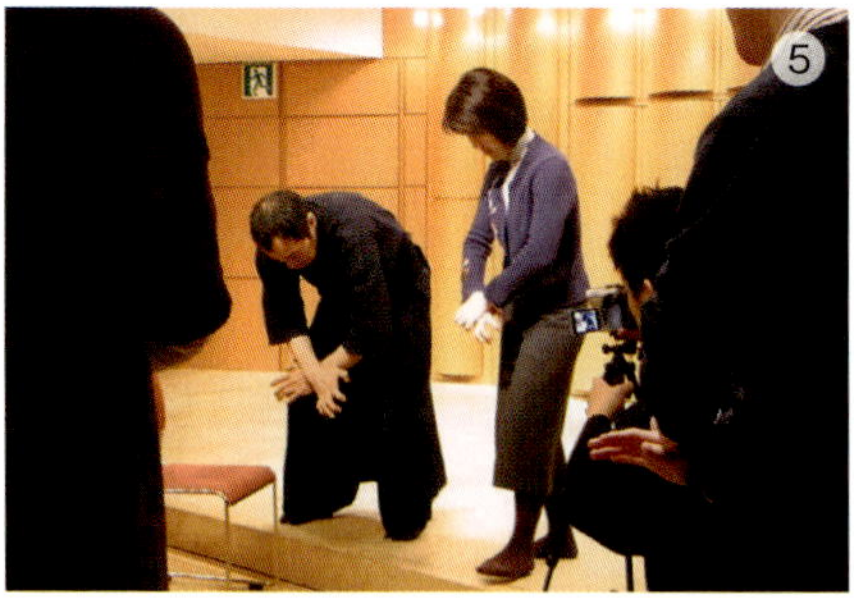

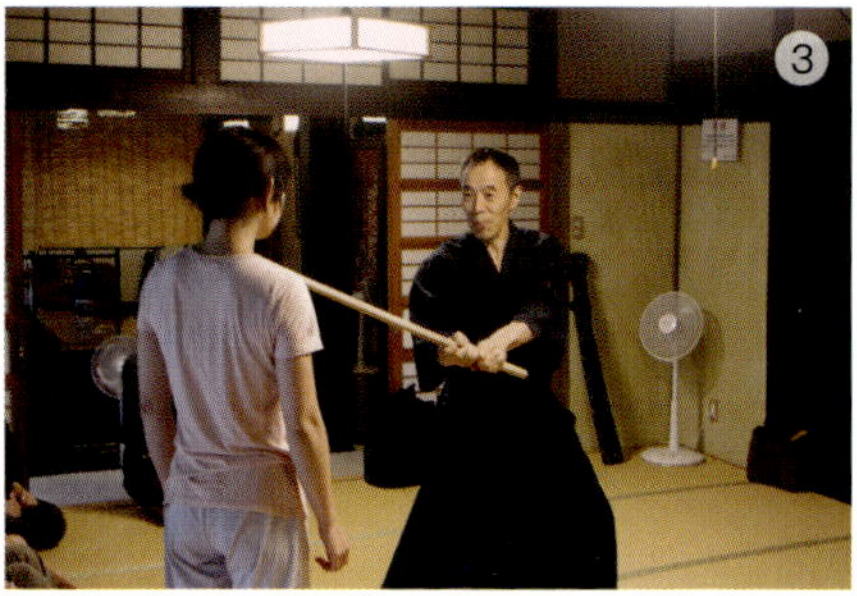

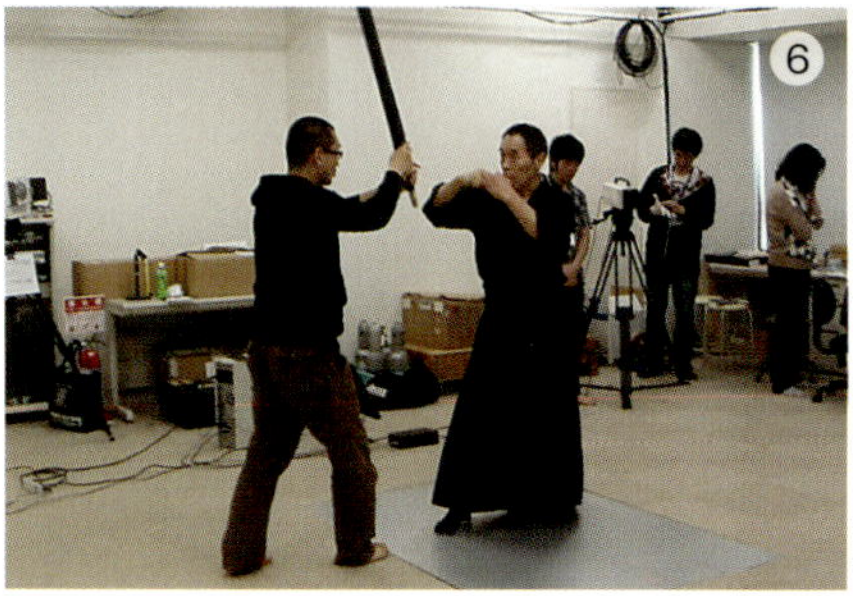

❶武術の垣根を超え、さまざまな分野の専門家と交流する著者。写真は独立研究者（数学）、森田真生氏との対談風景／講座「この日の学校」より❷近年は農林作業の講習も行なう。薪割りは、著者の最も得意とするところ❸講習会は全国各地で。介護のプロ、スポーツの選手・指導者、アーティストなど多彩な人々が集う❹道場、松聲館は「ワザの研究室」でもある。ふらりと訪ねた陽紀氏とあうんの呼吸で稽古が始まる❺定期開催されている音楽家講座での指導の様子／「甲野善紀音楽家講座」（白川真理氏主宰）より❻脳科学やロボット工学など身体の研究者との交流も続いている。写真はデータ採取中のひとコマ（著者の相手はロシア武術システマインストラクターの北川貴英氏）

「武術はなぜ日常の動作につながるのか?」

甲野 善紀＝文

「武術とスポーツとはどこが違うのですか?」という質問をいただく事がときどきあるのですが、そんなときに私は、「人が作ったルールに従って行なうのがスポーツですが、武術は人が作るルール以前にある人間という生き物の持つ身体の構造とか行動する際の心理的反応といった、もともと自然に備わっているものに沿って動くものです。どのように対応するかのルールは、その時の状況次第によって決定するものなのです」といった説明をしています。

　武術では、その場その場の状況において、例えば相手が凶悪犯などであった場合、その相手の死命を制するような決断も必要であり、それはその場の状況によって自分で決めなければならないものです。つまり、人が人として生きるという事と武術は、本来は引き離せないほど密接して存在しているという事なのです。

　そのような意味をこめて、かつて私は武術稽古研究会を立ち上げた時、武術を「人間にとって切実な問題を最も端的に取り扱うもの」と定義しました。

　そう聞くと「私は武術のような恐ろしい事にはまったくかかわりたくない」と思う人がいるかもしれませんが、そういう人であっても、生きてこの世に在る限りは、実際はさまざまな問題に対応し、時には「戦う」事もしているのです。何しろ身体の中では日々、いや瞬時も止むことなく食物の摂取、消化吸収、また体内に侵入してきたウィルスとの対応、また自分自身の古くなった細胞を食べたりしているのですから。

　人が、いや生物が生き続けるという事は、外界の敵と戦うのみならず、内部に発生したさまざまな状況とも常に対応しているのです。そうした対応を行ないながら存在し続けるのが生物というものなのです。

　人間もその生物の一種である限り、自分自身の肉体と精神を維持して生き続けるという事は、絶え間のない対応の連続です。そうした観点からみれば、いちおう敵対する相手という存在を立てて、それに対して最も効率のいい動きを追求している武術の稽古が、日常の生活でも役に立たないはずはありません。ですから、ふだんの生活の中で、自らの心身をより上手に使って、日々を過ごしてゆくために有効な知恵とヒントが、武術には少なからずあるようにも思います。

　そしてまた、武術は人との対応のみならず、災害時など、さまざまな状況、環境との対応術でもあるのです。

　ただ、こうした事に役立つ武術の稽古は、あくまでも強い関心を持って行なうべきで、無理やり教えても関心が低ければ、危機に臨んでの臨機応変な対応力も応用力も期待出来ません。

　武術はあくまでも自発的探究心が育つような指導方法が望まれるのです。

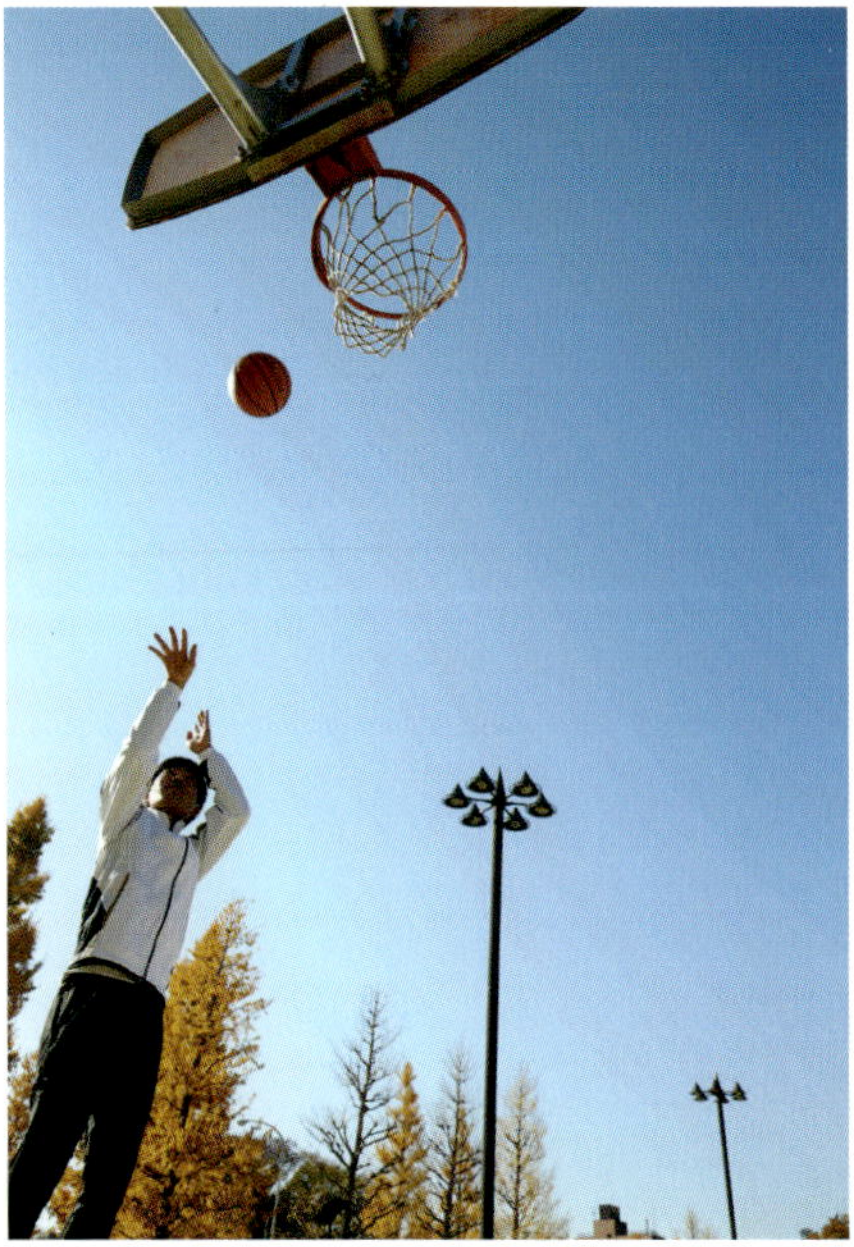

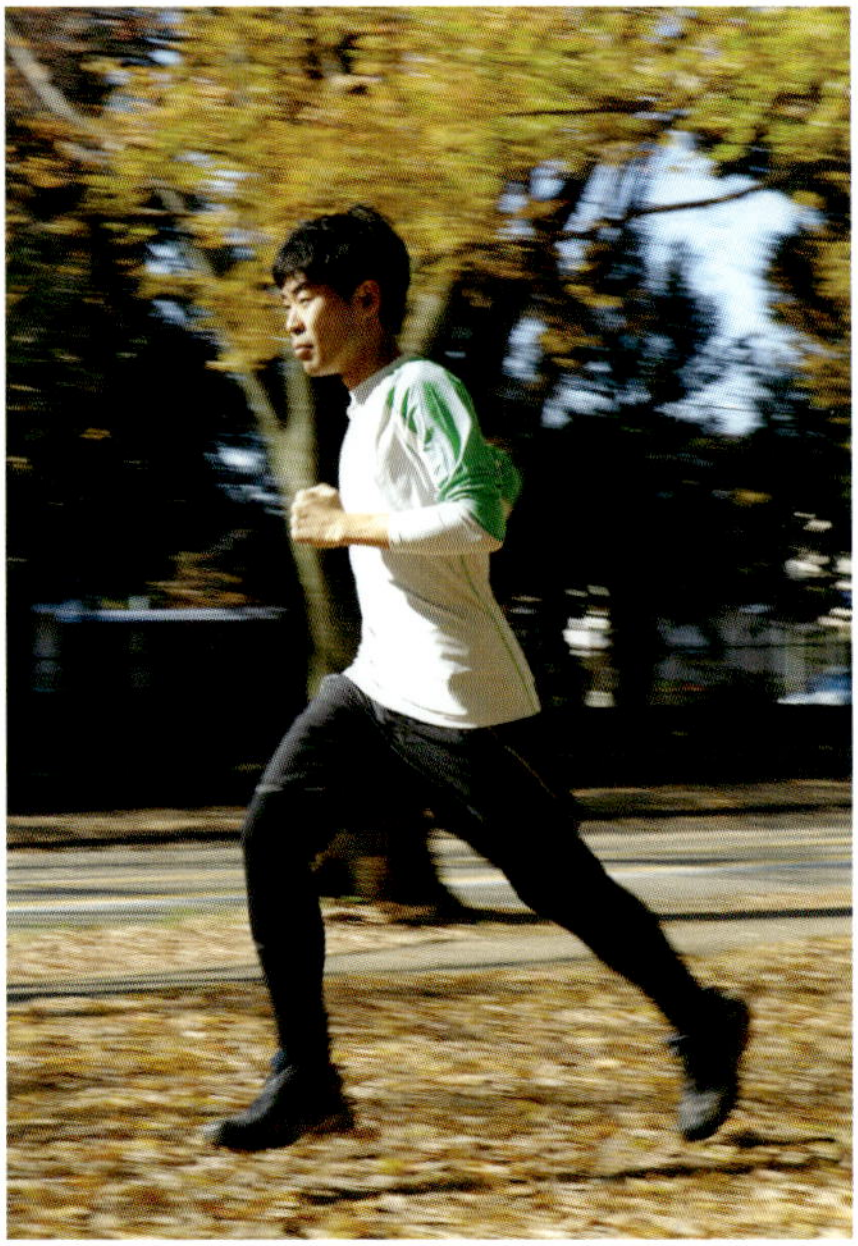

身体は「触れた経験によって広がる世界」。
「はじめの一歩」を踏み出せば、
あるとききっと思わぬ経験と遭遇するはずです

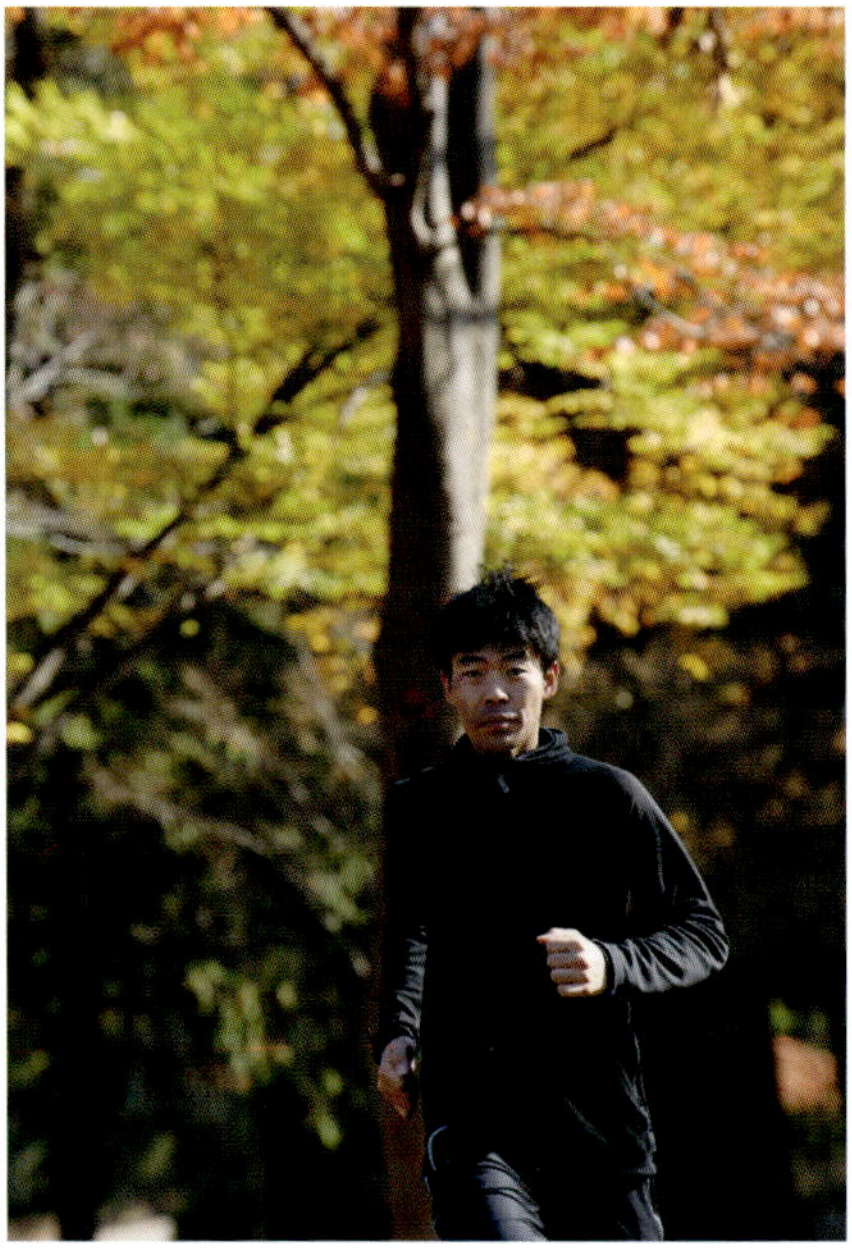

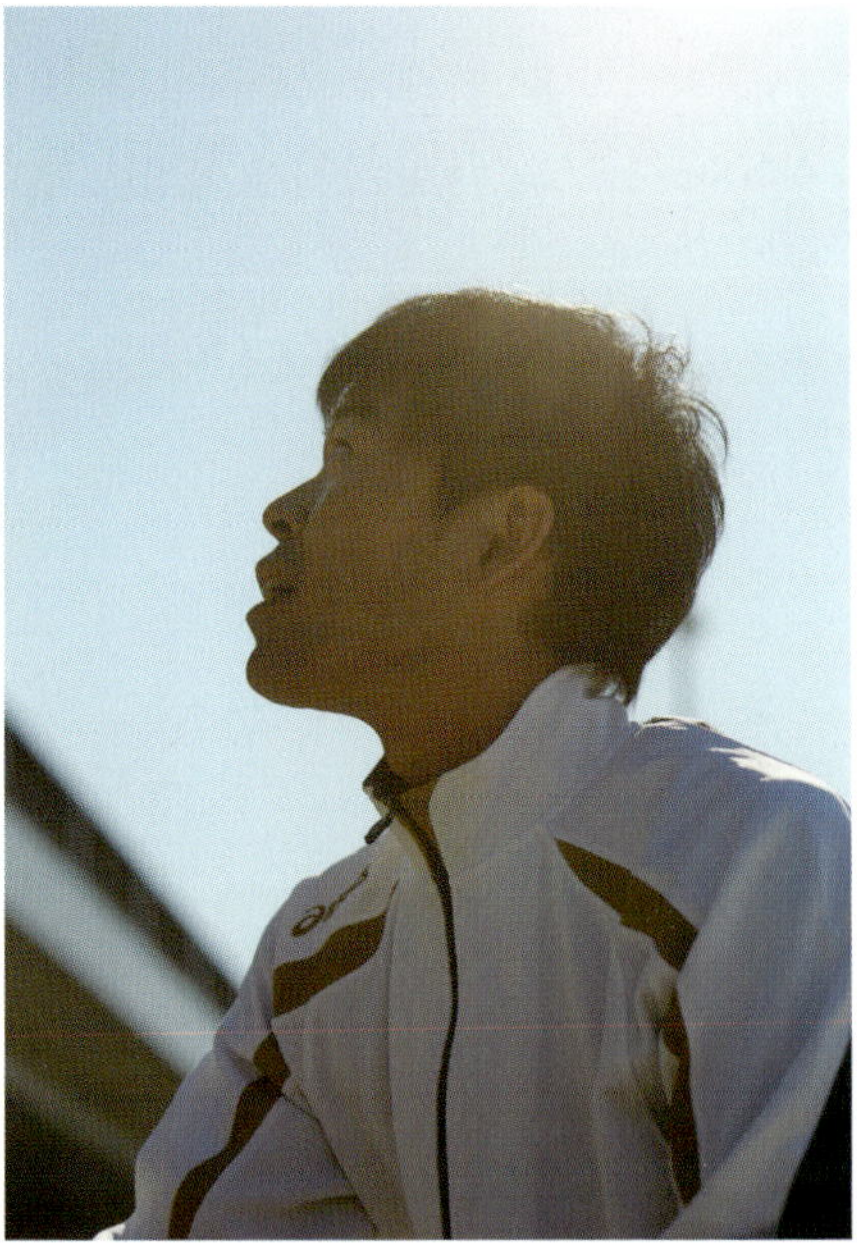

「身体っておもしろい！」

甲野 陽紀＝文

「身体」（身体に関することすべてを含む広い意味での「からだ」です）を探求することの良さは、「いつでもどこでもできる」ことです。「いつでもどこでも」といえばいまはスマートフォンの時代、片手に広がる無限の世界に向かってついついタップしてしまいがちですが、身体にはデジタルな世界とはまた一味違うおもしろさや奥深さがあるように思います。

デジタル画面を「目で見ることで広がる世界」とすれば、身体は「触れた経験によって広がる世界」です。「触れる」は手ですることだけではありません。口に入れて味わったり、かすかな音を聞いたり、身体が何かに触れて得ること、すべてを含んでいます。

「身体」を探求する「はじめの一歩」は、この「触れる」という経験を通じて、デジタルのそれとは少し違う情報収集の習慣をつけてみることがいいかもしれません。たとえば「目をつむってみる」とか、どんなことでもいいのです。はじめてみれば、あるとききっと思わぬ経験をすることがあるのではと思います。

これはわたしが高校の陸上部の長距離ランナーだった頃に経験した出来事なのですが——現役最後の大きな競技会を目前にして、腿に大怪我を負ってしまったのです。それからひと月ぐらいの間は、階段をのぼることもやっとの状態。それでも、走れないなりに何かできないだろうかと考え、思いついたのはケガしていない上半身を動かす稽古。早速、母に頼み、自宅で稽古を開始しようとしたとき「思わぬ出来事」に遭遇したのです。

出した腕を払いのけてもらうことで腕の動きを鍛えようとはじめた稽古だったのですが、わたしがなにげなく腕を出した瞬間、それを払おうとした母が逆に尻餅をついてしまったのです。そのときは「いったい、何が起こったのか!?」と驚きを通り越してしばらく呆然——いまならこの「思わぬ出来事」も、足のケガによって生じた「踏ん張れない身体」という特殊な状況が、結果としてそれまで経験したことのない力を引き出したのだろう、と理解できる貴重な体験だったのですが——そのときは驚きのほうが大きかったのです。ただ、その一方で、身体は状況が迫ると想像もしない動きをすること、その秘めたる可能性は底知れぬものがあると直感したことが、次への興味につながっていったことはたしかです。

どんなことでも興味が引かれることへの理屈はあとからついてくるもの。わたしにとっての「身体」は、そのように「身体っておもしろい！」というただその興味からはじまったのです。

身体技法の研究もそのことが原点。「身体っておもしろい！」が日々の身体の使い方から、心や人間関係に至るまで展開できるのですから、まさに「興味はますます深まるばかり」なのです。

こんなときはどんな動作が役に立つ？

場面別・目的別の本書の読み方ガイド

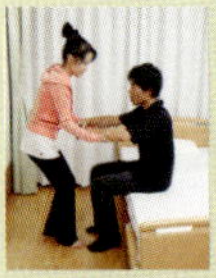

□介護・介助・救命のときにすぐに役に立つ

P80〜旋段の手
上体起こし、座っている人の立ち上がりを楽々介助

P82〜撃鉄を起こす手
座り込んでいる人を抱えずに立ち上がらせることができる

P84〜抱えワザ
小さな力で人を抱える介助ができる

P88〜介護術の実践編
ベッドや車イスがある状況での体位変換や移乗介助のアドバイス。倒れている人の救助をするときにも

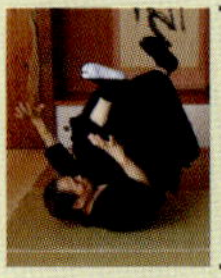

□ケガをしない、疲れない、危険回避につながる方法

P34〜足で歩く 身体で歩く
転倒防止につながる全身の安定感を増す方法をさまざまな角度から。くだり、段差のある状況をよりスムースで安全にする「虎拉ぎ」など

P50〜手足の指先、かかと先の力
全身のつながり力を強めてくれる末端の力を紹介

P66〜段差を安全に 電車の中で安定して立つ
高いところにあるものをとるときの方法、電車など不安定な場所で安定する方法

P106〜受け身・三脈のとり方
転倒したときの衝撃を和らげる簡単な受け身の方法。脈の変調が身近に迫る危険を知らせてくれるという古来からの知恵の紹介

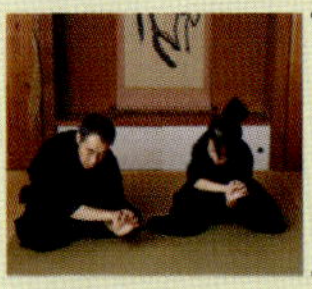

□腰痛を予防したい、体調を整えたいときに

P60〜足踏みの効果
腰痛予防にもなる、「かかと先からの足踏み」効果を紹介

P62〜荷物をもつ動作
段ボールなど重い荷物をもつとき、お盆などをもって立ち上がるときに腰に負担がかからない動作とは？ などをテーマに

P86〜屏風座り
前かがみにならない姿勢をとる屏風座りを習得すると腰痛予防にも

P98〜カラダを整えるワザ
結果として腰痛や肩こり予防にもつながる、全身をほぐす、偏りを調整する方法

P104〜ものを拾う動作
腰に負担のかかりにくい「ものを拾う動作」のポイントを紹介

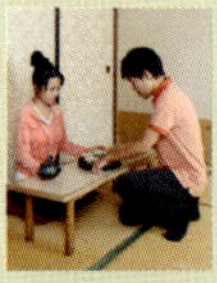

□日常動作をもっと美しく、楽にしたいときに

P20〜立つ、座る、お辞儀
日常の身のこなしの基本ともいえる動きを洗練させるポイントを紹介

P23　正座
疲れにくい、しびれにくい、正座の方法について

P36〜踏み出す足と残る足の関係
全身がしっかりする歩き方は見た目にも美しい

P65〜しゃがんだ姿勢からの立ち上がり
真上に立ち上がることで動作がシンプルになり、美しくなる

第一章 日常の身のこなし

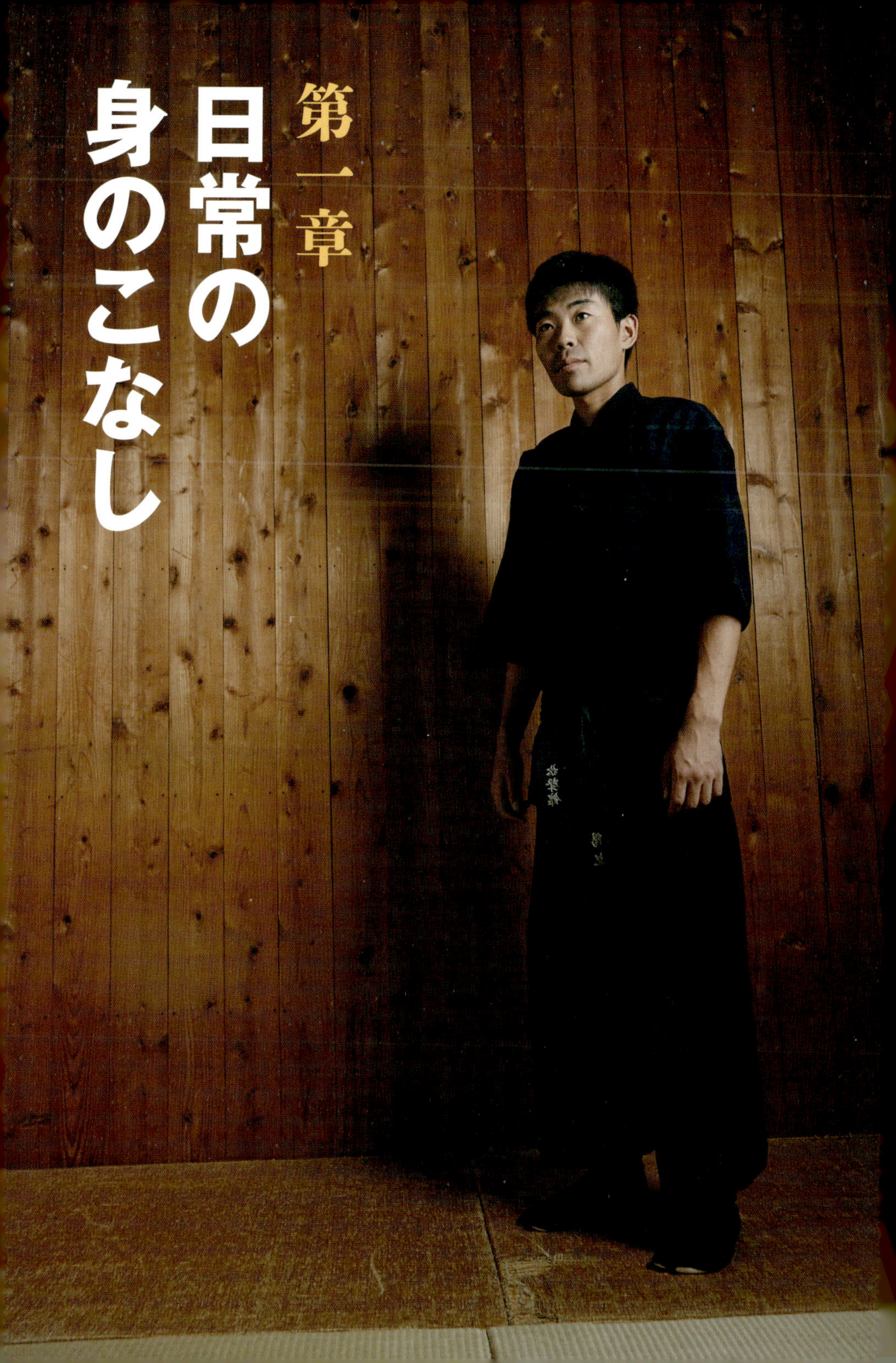

Chapter 1

甲野 善紀＝文

人間は「立つ」動物である?

「人間は立つことを誓った動物なんですよ」という言葉を、敬愛する身体教育研究所の野口裕之先生から伺ったのは、もう三年ほど前の事になるだろうか。

「人間は四足ノスタルジーがあって、アタマと違い身体の方は、まだまだ四足で歩いていた頃の動きから離れきってはいないのですよ。でもね、人間は立つと誓った存在なのです」

この「立つと誓った存在」という言葉の使い方に野口先生ならではのセンスが感じられる。以来折に触れてその事を考えてきた。

以前から、人間が現在のような、今や自分達の生存も危うくするような環境破壊を行なうほどに、自然界を改変する文明をつくり上げてきたのは、二本足で立つという不安定さが不安を呼び、その不安を何とかしようとして様々な文明を発達させる事になり、宗教もそこから生まれてきたのではないか、と考えてきたが、人間の先祖がまだ四本足で地上を歩いていた時代の特色が、現代人にも色濃く残っているという話を野口先生から伺った事で、あらためて私が行なっている技についても、その視点から考えるようになった。

その結果、気づいた事のひとつは、私が人を起こす時に使っている、親指の付け根をカタカナのコの字が開いたような格好にして使う「撃鉄を起こす手」ができた理由である。人間の手がまだ前足として地面に着いていた頃の事を考えてみれば、たとえば森の中で(いまは手となっている)前足に何かが絡まったとしたら、それを引きちぎる時、全身が協調して働けば都合が良かったわけであるが、この「撃鉄を起こす手」は、まさにその機能が二本足で歩くようになった我々にも残っているために可能なのだ、と考えると、非常に説明がつきやすい事に気がつき、私も驚いてしまったのである。

二本足で立つ事に人がどれほどプライドを持っているかという事を実感したいのなら、四足ダイエットという禁断の方法を試みることである。これは、食事をすべて犬か猫のような格好で器から口で直接食べるようにすると、とてもたくさんは食べられないので痩せるという恐るべき方法である。

「禁断の方法」というのは、これには痩せる効果はあるのだが、人としての精神が破壊される危険があるという意味であり、決してお勧めは出来ないのだが、人が人として存在するために、二本足で立つという事がどれほど重要であるかを知る上では、ちょっと試みてみるのもいいかもしれない。

人間という存在の不思議さを垣間見る事が出来るだろうから。

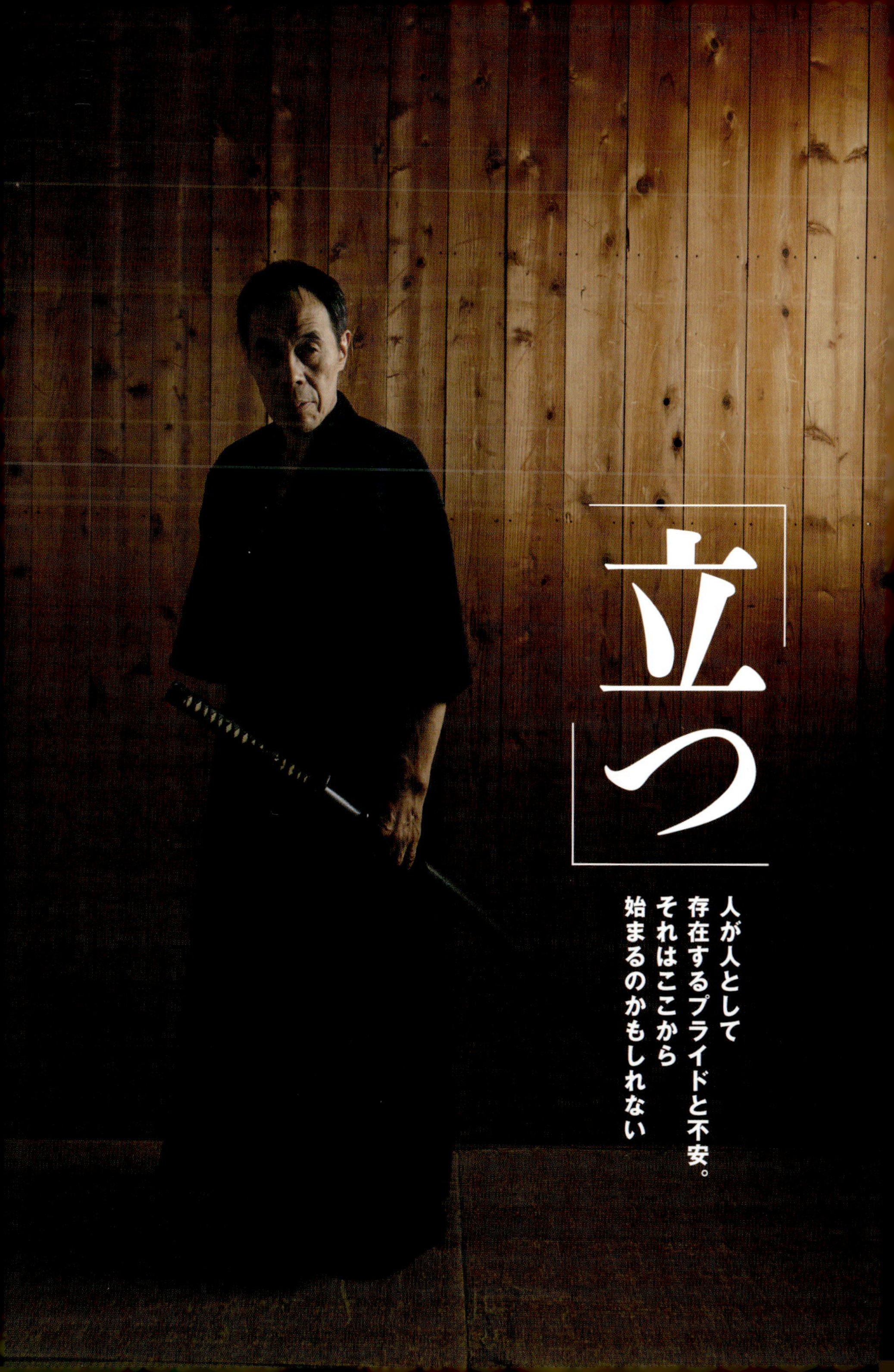

「立つ」

人が人として
存在するプライドと不安。
それはここから
始まるのかもしれない

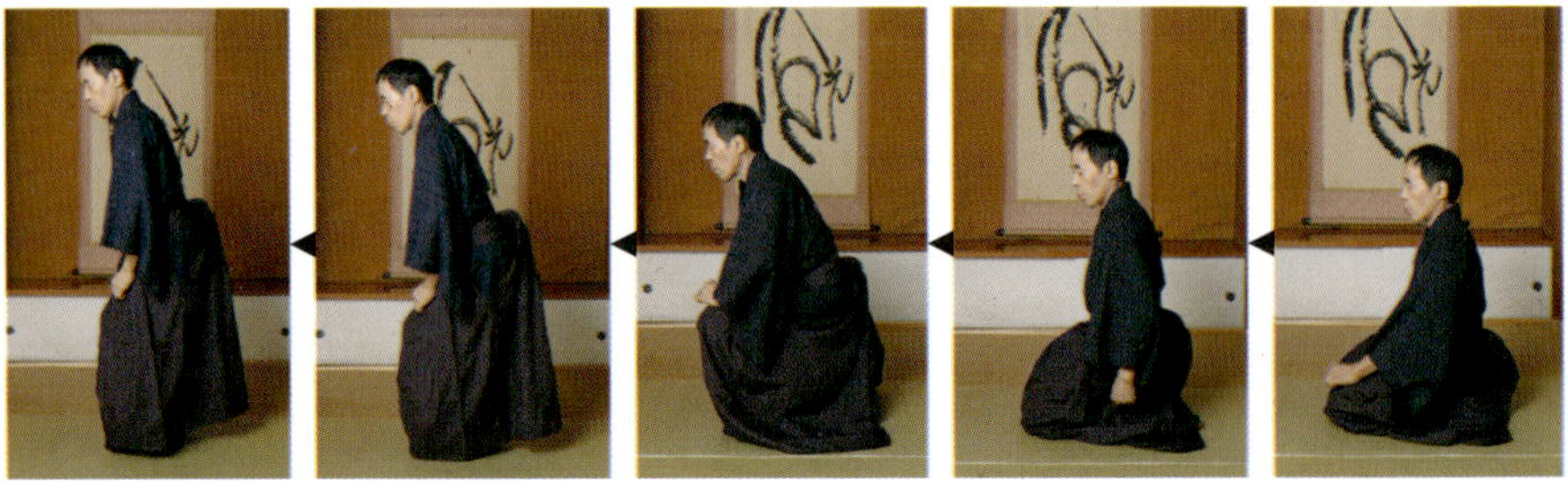

「座る」から「立つ」への流れ。一連の動作の中で上体の傾きがわずかしかないことに注目を。「真上に」動くことで動きに無駄がなくなり、流れるような動きになる

「立つ」はあらゆる動作が始まり、そして還るところ

「立つ」と「座る」の間は流れるように！

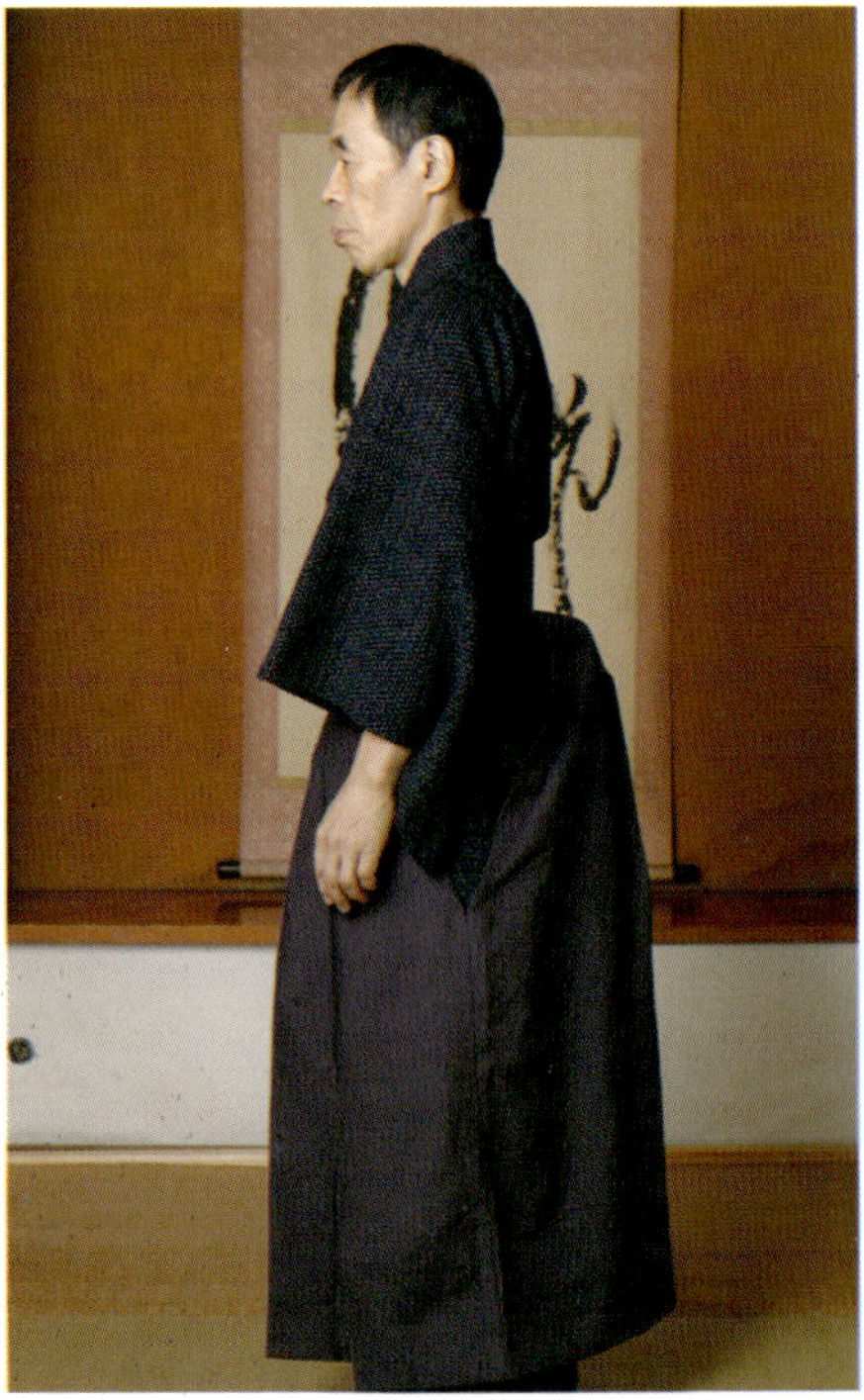

あまりにもなじみすぎて見えないものを「空気のようだ」と形容したりしますが、「立つ」という動作もそのひとつかもしれません。だれもがとりたてて教わることもなくできていることですが、改めて動作として注目してみると、「立つ」は静止していることよりも、他の動作と関連しながらあらわれることが多いことに気がつきます。

歩く、走る、跳ぶ、そして、座る。いろいろな動作の起点であったり、間をつないだり、ときには終点として。「立つ」は本当によく活躍している動作なのです。

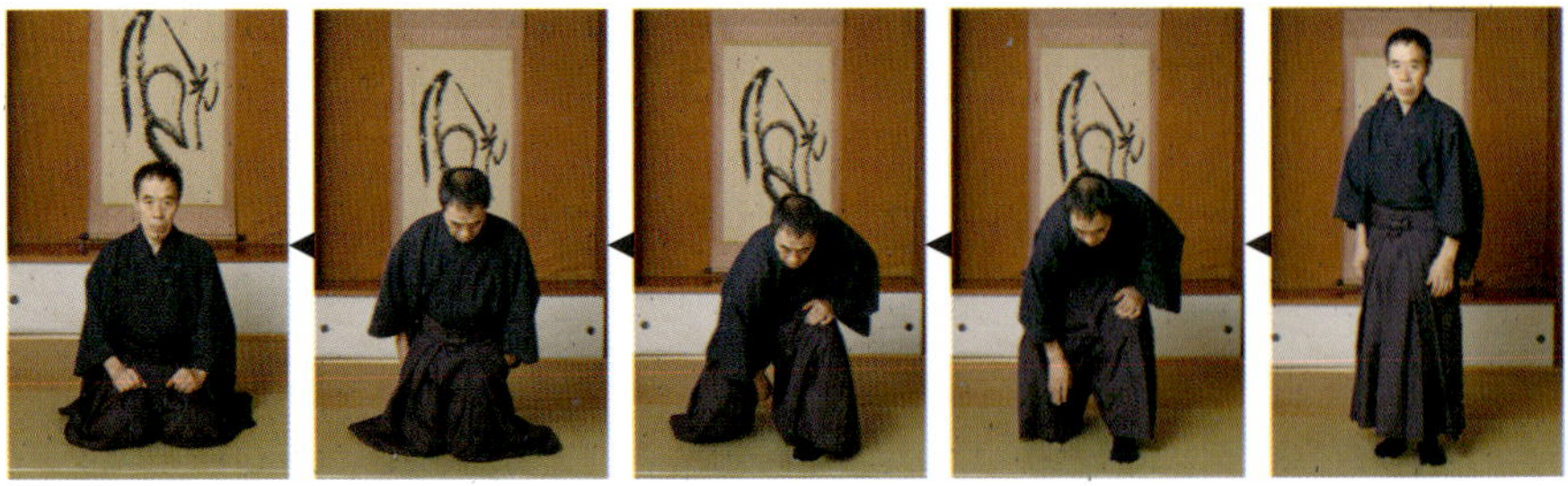

「立つ」から「座る」への流れ。
袴のヒダをさばきながらの動作も無駄がなく、一連の動きになじんだ自然な動作に見える

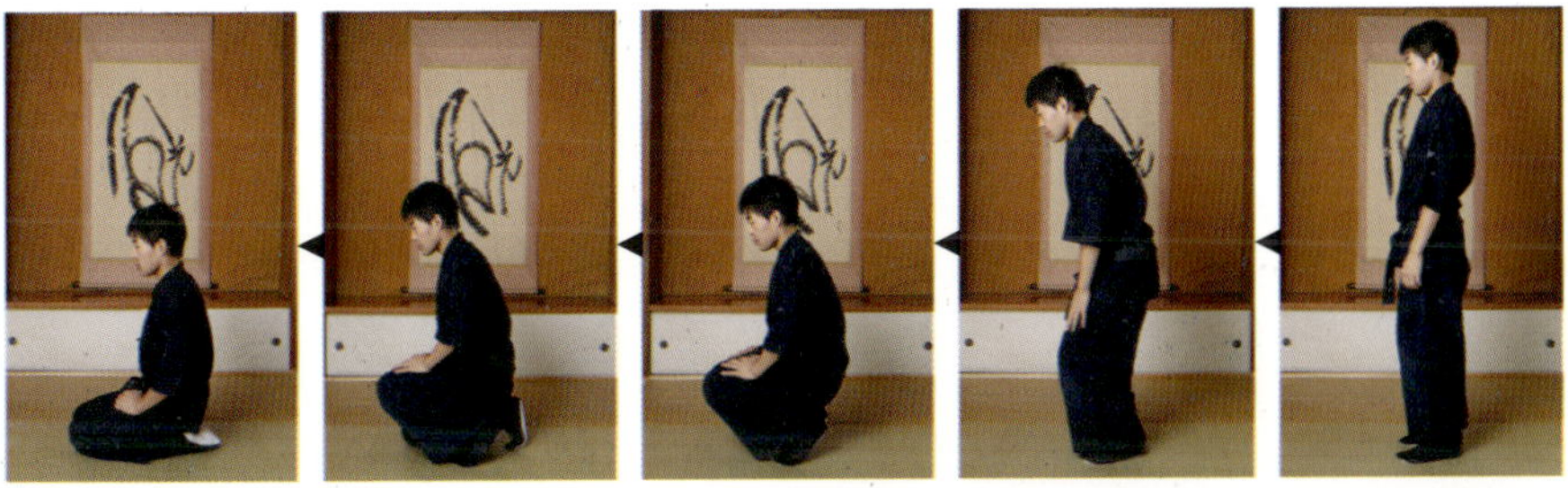

次の動作の予感を含む「立つ」は、動作の始まりに緊張を解くような予備的な動きがなく、スムースに「座る」動きが始まっていく。動きの方向は立ち上がりとは逆に「真下」へ。上体はそのまま、膝はやわらかく。何気ない手の動きの役目も大事なこと

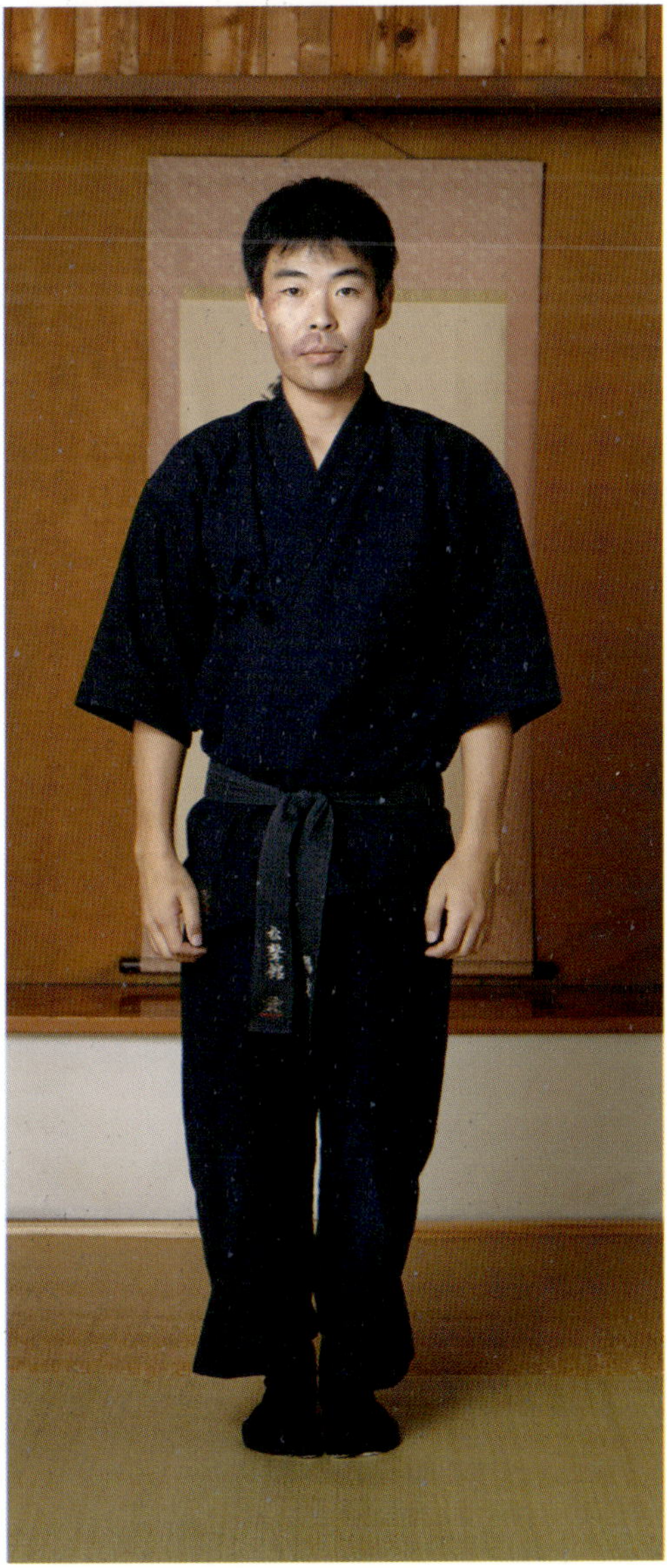

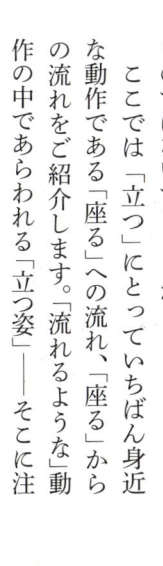

ですから、わたしたちがある人の立ち姿を見て自然だなあ、とか、美しいなあと感じるときとは、その静止したように見える立ち姿の中に、何か動きのようなものを感じとっているときのような気がします。

団体で行進するときのような「胸を張って立つ姿」もときどき見かけますが、他の動作との関連が途絶え、そこで完結している「立つ」の姿勢は、特殊な場面で求められるものです。そこに美しさを感ずる見方もあるのかもしれませんが、多彩な動きがさまざまな場面で求められる日常生活では、他の動作とのつながりをつねに予感させる「立つ」という身のこなしこそ、求められるものではないでしょうか。

ここでは「立つ」にとっていちばん身近な動作である「座る」への流れ、「座る」からの流れをご紹介します。「流れるような」動作の中であらわれる「立つ姿」――そこに注目をしてみてください。

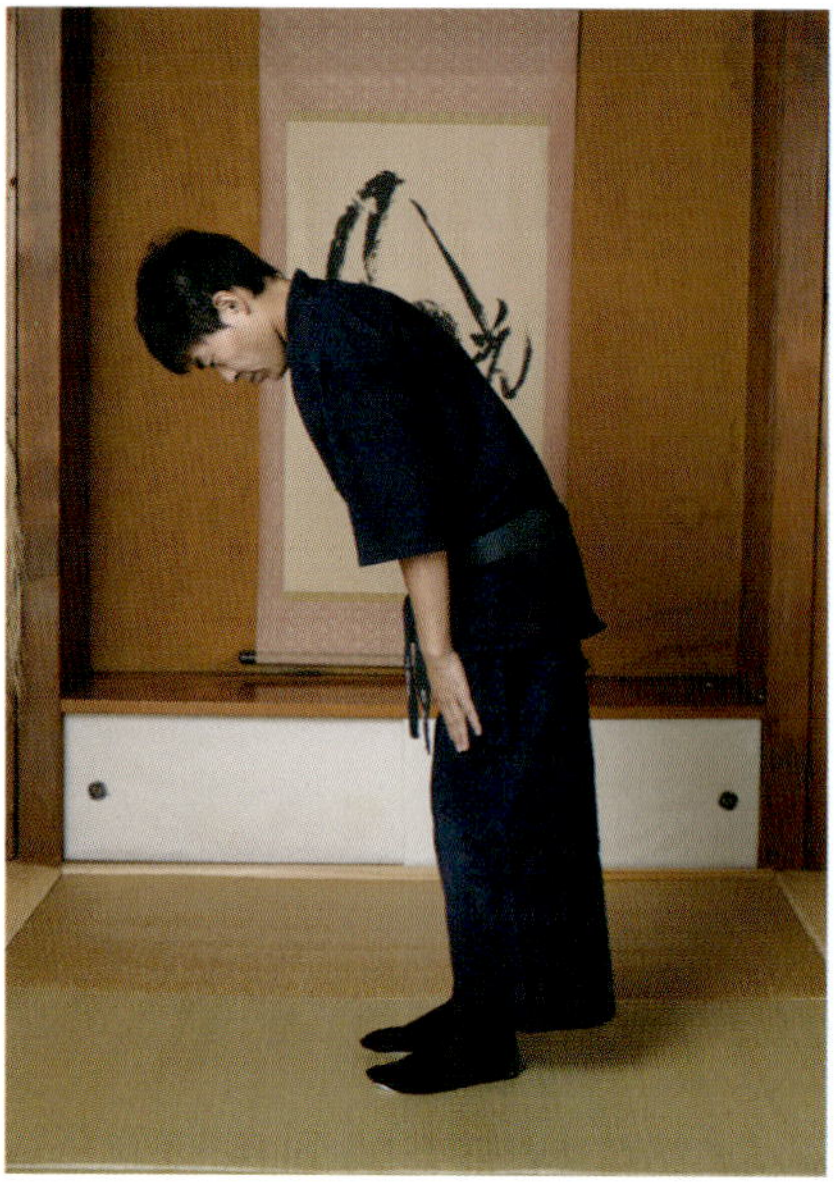
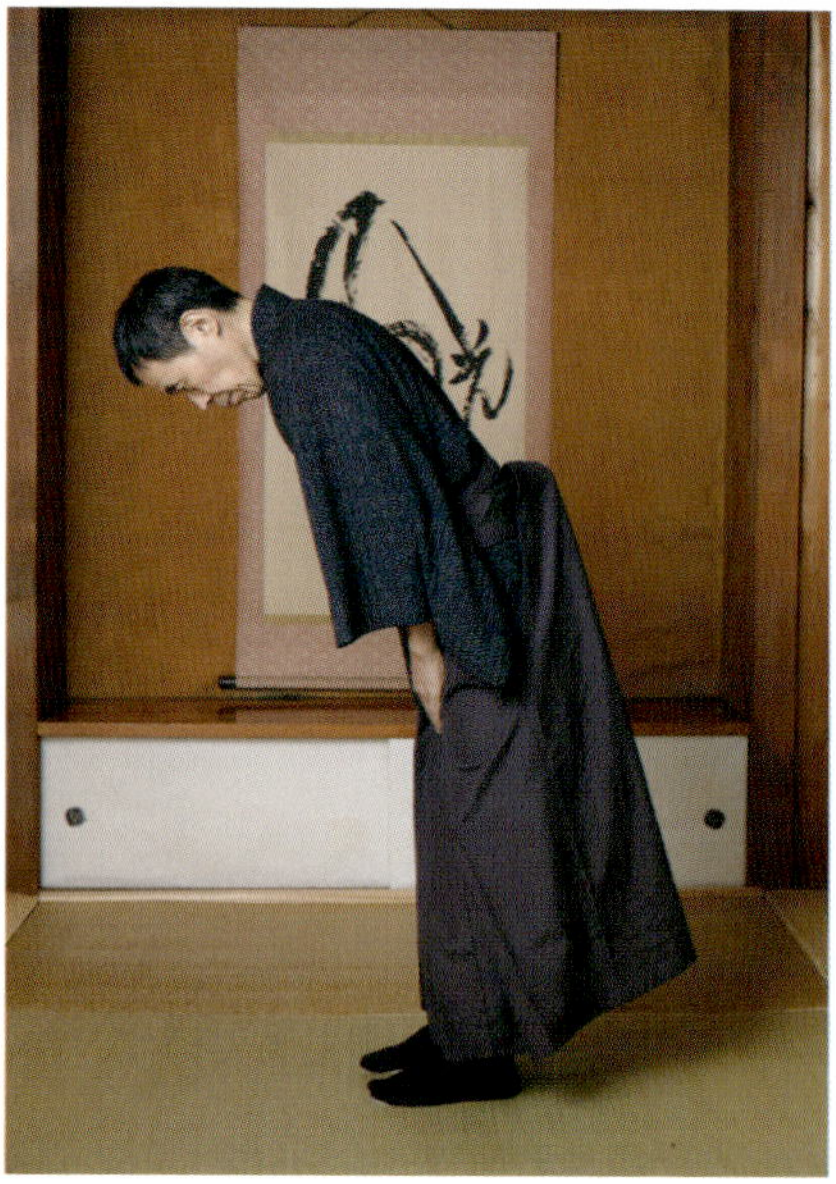

深々とする、軽く会釈するなど、お辞儀にはさまざまな形があるが、
カラダに無理のない動きは見た目にも優しい

立ち姿勢からのお辞儀。「カラダの自然」が見えてくる

期せずして同じになる、というのは、興味深いことです。立ち姿勢からのお辞儀。打ち合わせもなく、ひとりずつ動いてみたら、上の写真のように、区切りとなるポイントがぴたりと合いました。

上体は軽く傾き、それに沿って頭は垂れているものの、立ち姿勢である印象は変わりません。さらに深くお辞儀をすることももちろんできますが、そうなると腰から折れるように動くか、お尻を後ろにずらす動きが必要になり「立ち姿勢」からは遠のきます。

心がけた動作が期せずして同じになるということは、それが人間本来の動き、つまり「カラダの自然」だからでしょう。「カラダの自然」に沿った動きには無理がありません。それは見た目にも好感を誘う動きのようにも思えます。

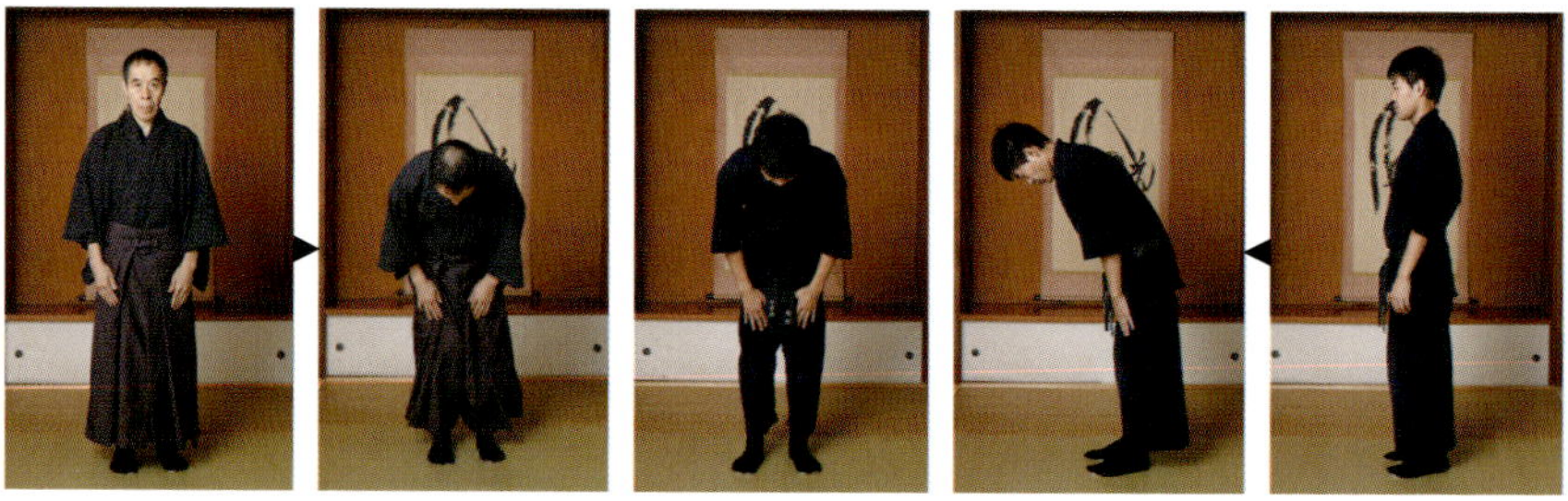

上体の動きをサポートする手の動きにも隠れた役目がある（第二章で解説）。
手を腿に添えることにも意味があり、この動きによってカラダの「まとまり」が生まれる

みなさんの悩みにお答えします!
こんなときはどうしたら…? その1

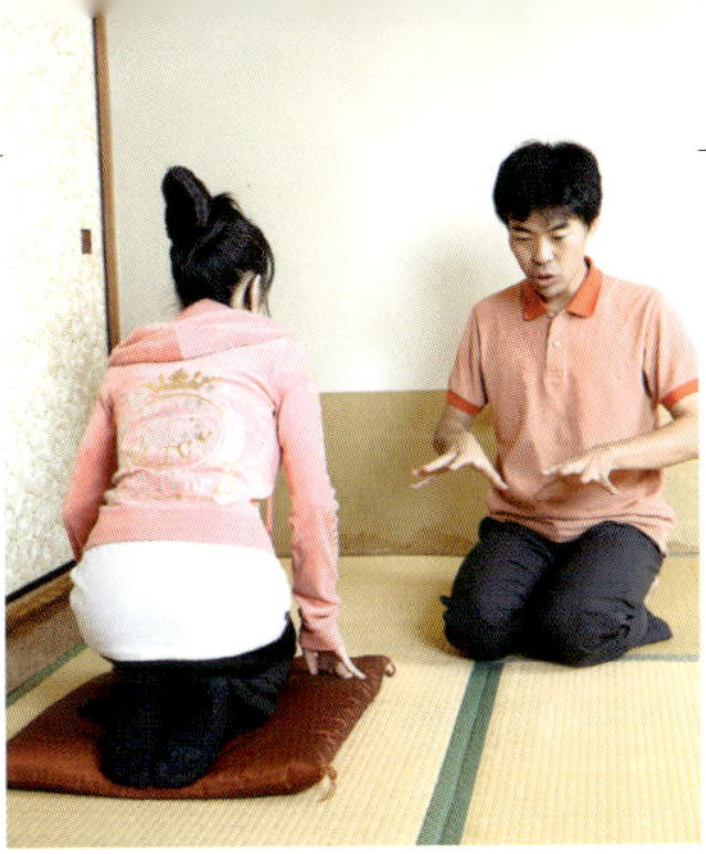

手と足のつながりをつくるため、大きな瓶の蓋を開けるようなつもりで手の指を開いていく

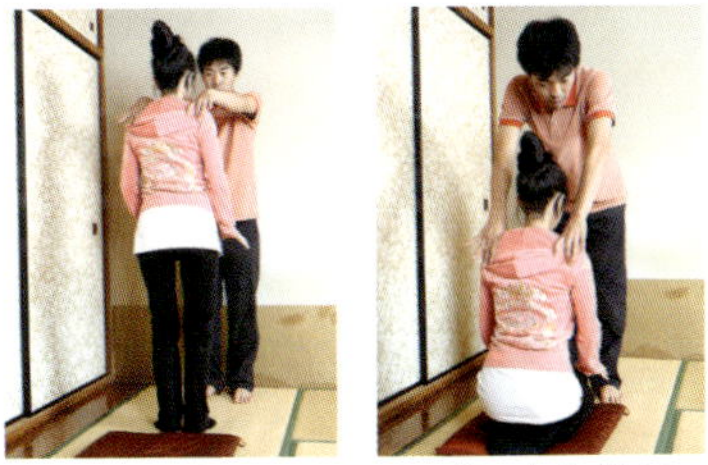

(右上)この状態のときのカラダの安定感は? 肩を押さえられたまま立ち上がることができるかどうか? (左上)結果はこの通り。足と手が連動すると、自ずとカラダ全体がしっかりしてくる

Q. 長い時間、正座をするのが苦痛なのですが…

A 「座る」の項(24ページ～)でも触れますが、正座をして足がしびれるのは上体の体重をすべて足で受けてしまうから。それなら、足だけではなく、カラダ全体で負担を分担し合えば?ということになりますよね?方法のひとつは手の力を引き出すこと。大きな瓶の蓋を開けるようなつもりで手を開く。そうすると手と足は本来連動し合うものなので、両者につながりができて、足の負担が減り、カラダ全体の力を引き出すきっかけにもなります。

Q. 正座するとしびれることがありますが、そんなときでもすぐに立ち上がれる良い方法はありますか?

A まずはQ1で紹介したように、足だけではなく全身を使って正座をすること。しびれの度合いを軽減することができます。しびれた状態でゆっくり立ち上がろうとすると当然、足がもつれてしまいます。こんなときは、写真のように一気に両足をはねあげるようにしてしゃがみ込みの姿勢をとると、しびれが早くとれます。このときに、足の指先から少しだけ丸めるようにして、その末端を気にかけ続けることも大事です。

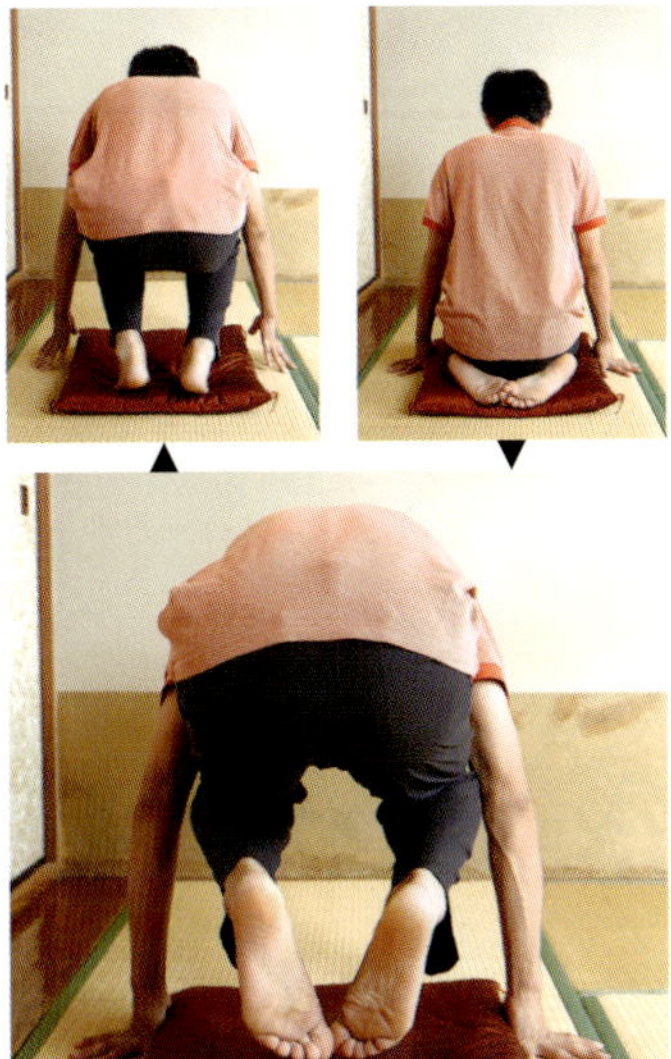

両手をやや前について、ポンとジャンプするようにしてしゃがみ込みの姿勢までもってくる。つま先を支えにかかとを少し浮かせた状態で、様子を見て立ち上がるとよい

Chapter 2

甲野 陽紀＝文

正座は全身運動である

畳の上でゴロゴロするのは気持ちがいいものです。そのまま眠ってしまいそうな、ふっと全身の力が抜ける感じがしてきます。それでは、正座の場合は？「身体が引き締まる感じ」という表現が思い浮かびますが、どうでしょうか。

足を折り曲げて座る正座という姿勢。痺れて大変だという印象がある方が多いと思います。実際、慣れない方が正座をすると、曲げた足の上に上半身が足を押しつぶすように座るという感じになりがちですし、そうなると上半身を支える足は時間の経過とともにどんどん辛くなってきてしまいます。そこで、発想の転換をしてみます。

足の運動として見ていた正座を全身運動の視点で考えてみたらどうなるか？という視点の移動です。もう少し具体的にいうと、「足に集中している緊張を腕にも分散してみる」という考え方への転換です。

足と腕とどんな関係にあるの？と疑問に思われるかもしれませんが、本来、「腕が緊張を感じているときは、同じ緊張感を足も感じている。それが足と腕との本来の姿」ということです。

ところが、正座をし慣れない方の場合、「足を折り曲げて座ること」、つまり足ばかりを気にかけてしまいがちです。そうなると、せっかくつながっていた腕と足の関係性が途切れ、足にだけ大きな負担がかかることになります。もし、そんな辛い正座になってしまったときは、ぜひ「正座は全身運動である」ことを思い出してください。

腕にも緊張感を持ってもらうために、正座の姿勢のまま、大きな瓶の蓋をあけるときのように指先から指を広げるようにしてみると…どうでしょうか？足にかかっていた緊張が全身に行き渡るような、そんな感じがやってきたら、「足と腕がつながった」証拠。指先から手を開いていくことで、腕の担う役割が戻ったのです。感覚でいうと、冒頭で記したような「身体全体が引き締まる感じ」が近いと思います。

これは、外見は同じように見える姿勢や動作も、身体の使い方によって内側の感覚は実はいろいろに変化する、という例のひとつともいえますね。このあたりに、身体の使い方を技法としてとらえることのおもしろさがあるようにも思います。

正座がしっかりできると、自然に気持ちと動作がひとつになる感じが生まれてきます。そこから気持ちに余裕が生まれ、家事でも仕事でも新しいことに挑戦する意欲が生まれてくるはずです。

正座は、和室があるなら、ぜひ畳の上で。フローリングとひと味違う、畳ならではの心地よさが味わえるはずです！

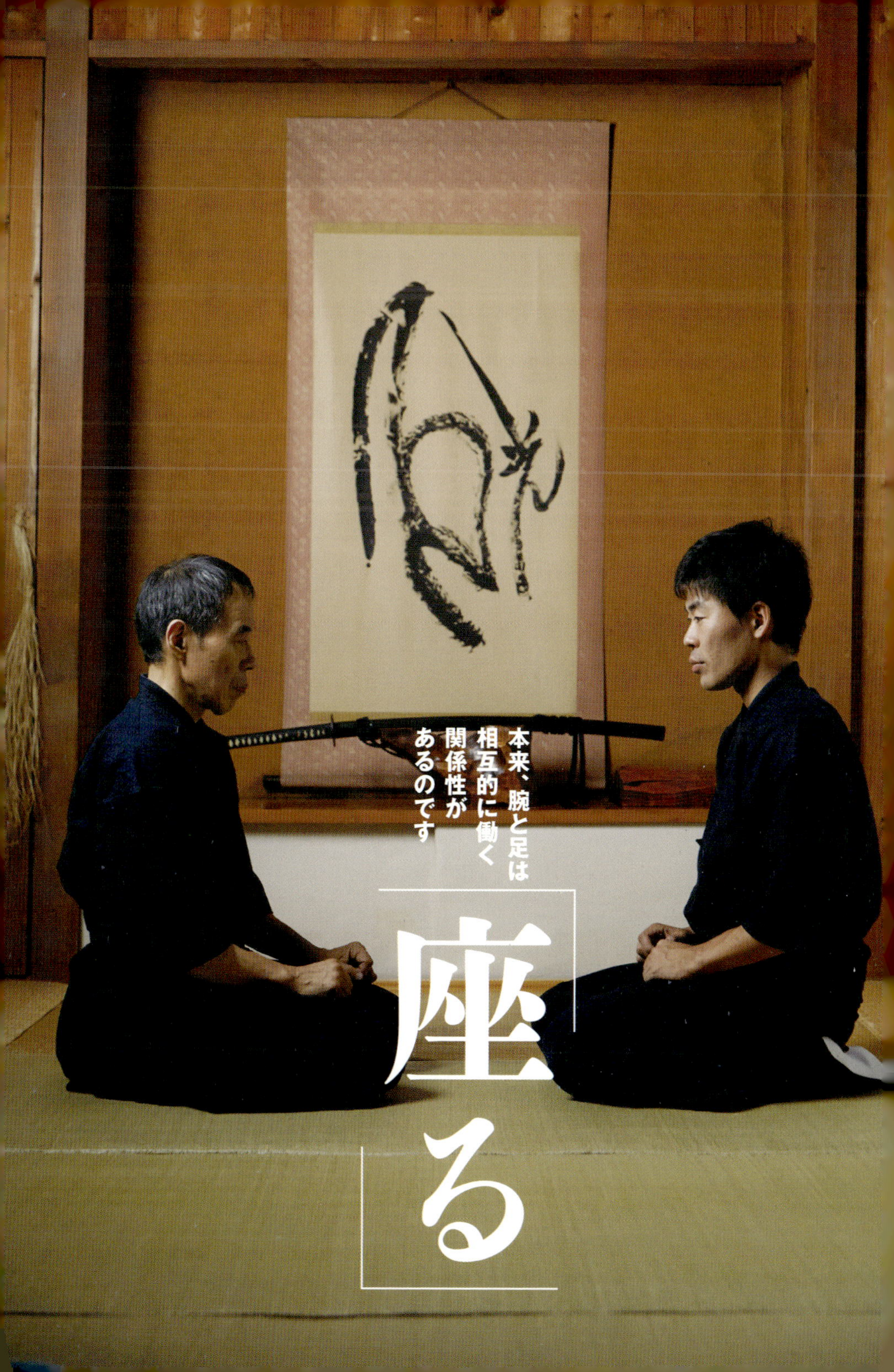

「座る」

本来、腕と足は相互的に働く関係性があるのです

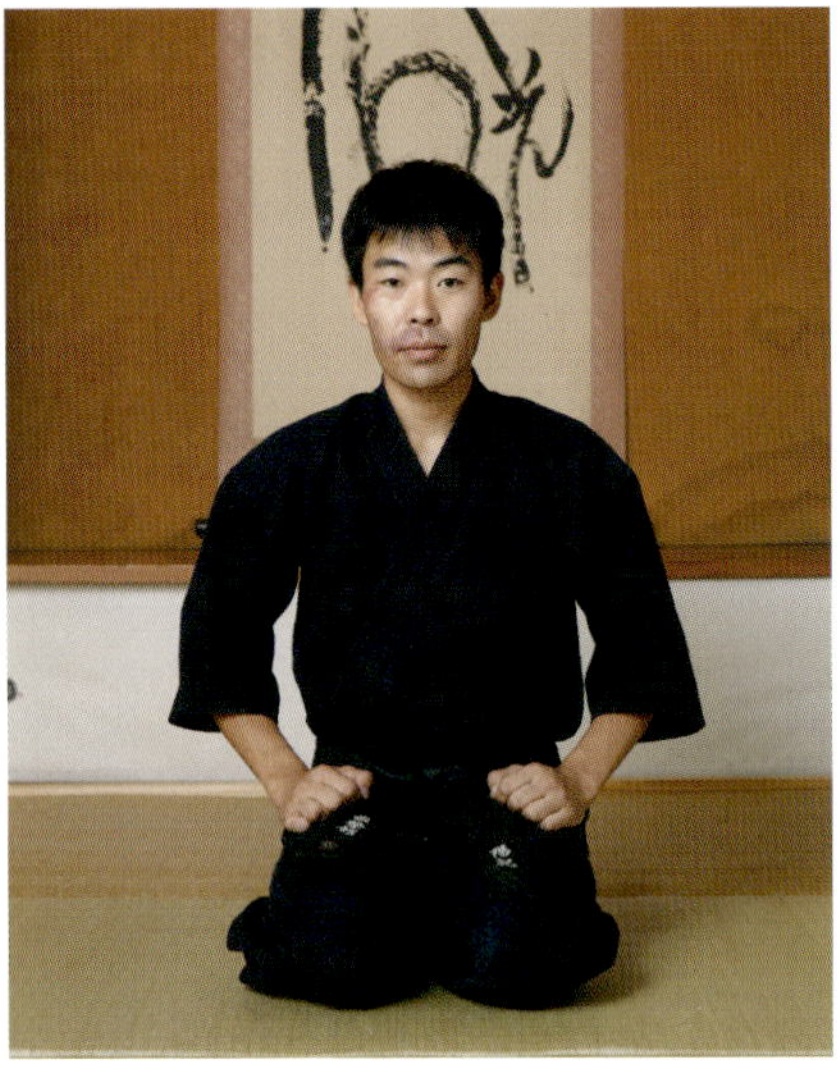

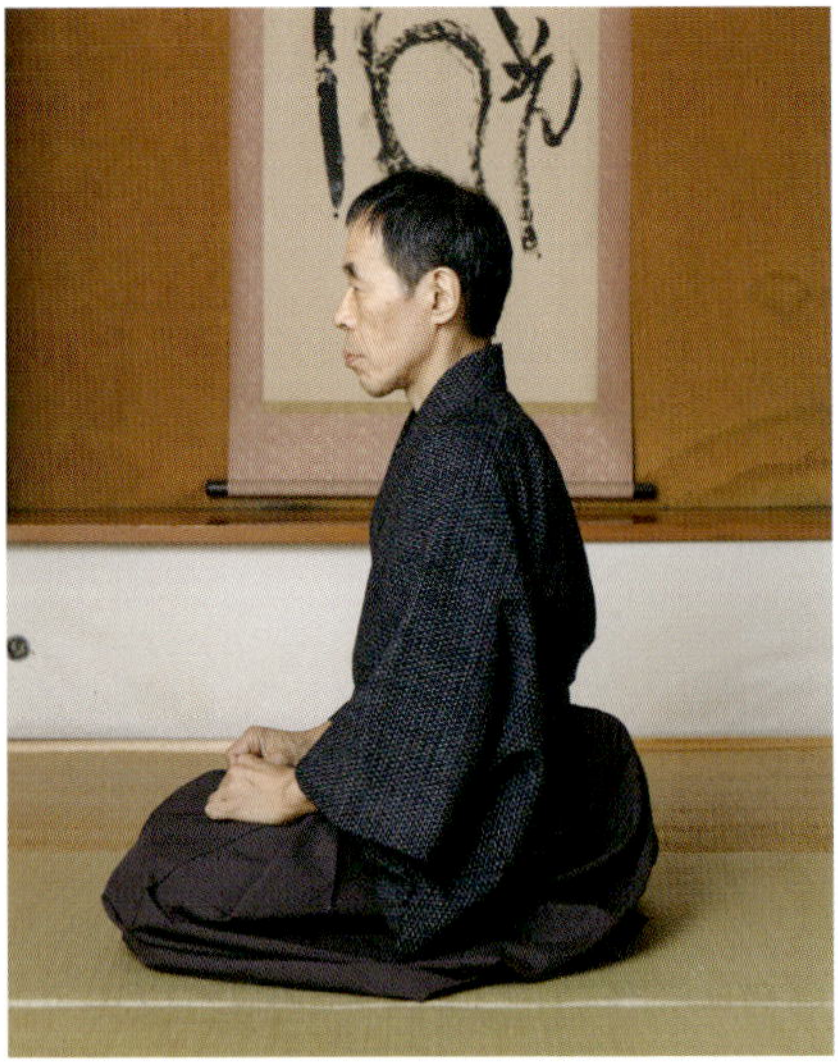

正座ではなんとなく「姿勢の良さ」も気になるもの。思わず背筋を伸ばしたり、胸を張ってみたり。でも、緊張という力は長続きはしない…大事なことは、カラダ全体が働きあっている感覚。それは見た目には、やわらかさとして感じられる

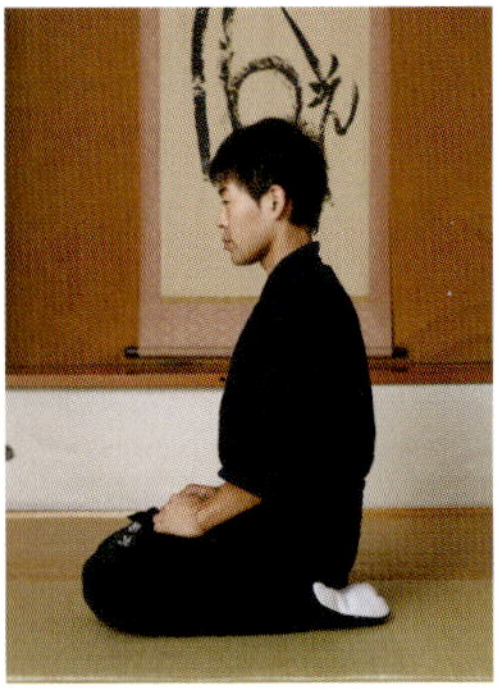

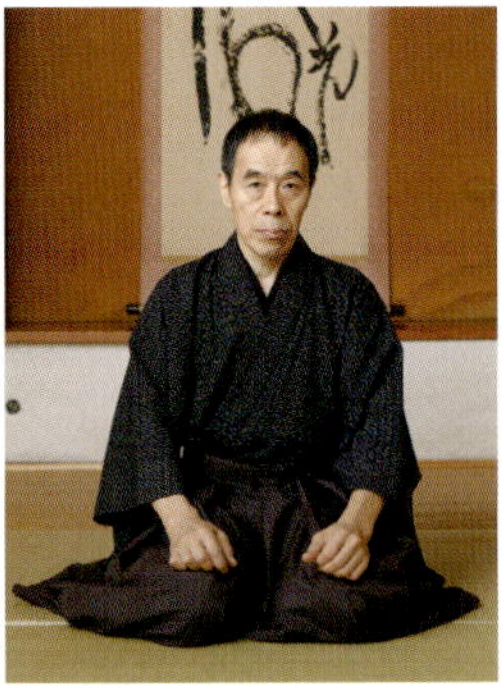

「座りながらの時間」が
日々の充実に
つながっている

「座る」を心地よく味わう

「座る」には「立つ」以上に連動する動作がたくさんあります。

お茶をいただく、書きものをする、話を聞く…日常の楽しみにつながる動作の多くが「座る」につながっています。言い換えると、「座る」はそれ自体に心地よさがないと、他の動作に悪い影響を与えてしまうということ。「カラダの自然に沿っていること」が求められる所以です。

ここでは「正座」に注目してみましたが、イスに座る場合も同様です。他の動作との流れの中で生まれてくる「座る」には、「背筋をピンと伸ばす」「胸を張る」といった表情はなく、足だけで正座する（24ページ参照）ということもありません。

「どこに強く力がかかっているというわけでもなく、カラダ全体が働きあっている」――そんなイメージでとらえていただけたら、これからもっと「座りながらの時間」を楽しんでいただけるのでは、と思います。

Challenge

イザというとき、しゃがんだ姿勢から パッと立つことができる

人間鞠（にんげんまり）に 挑戦してみよう！

Challenge

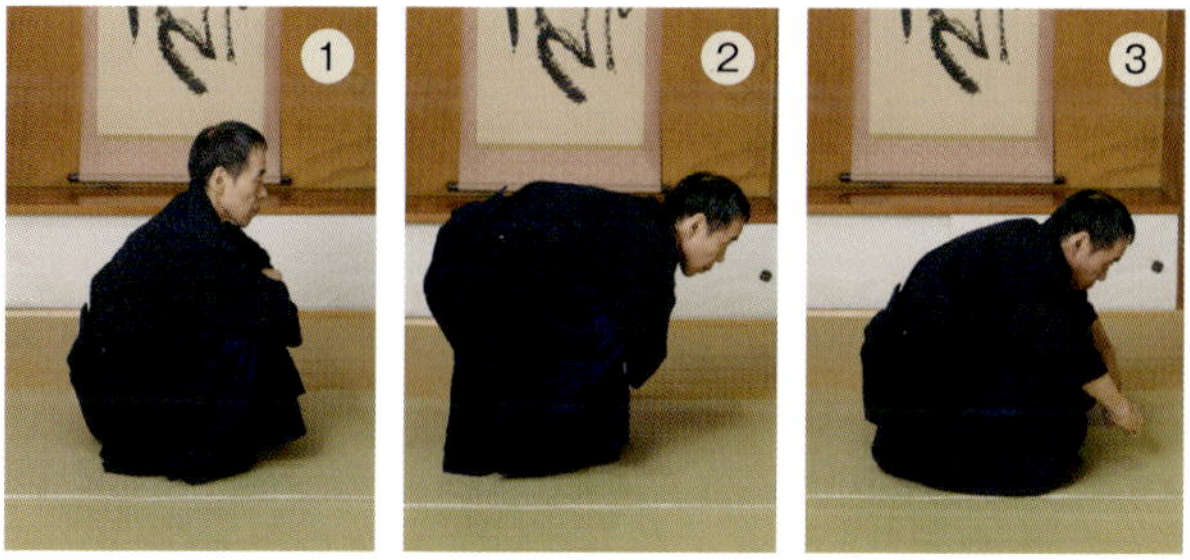
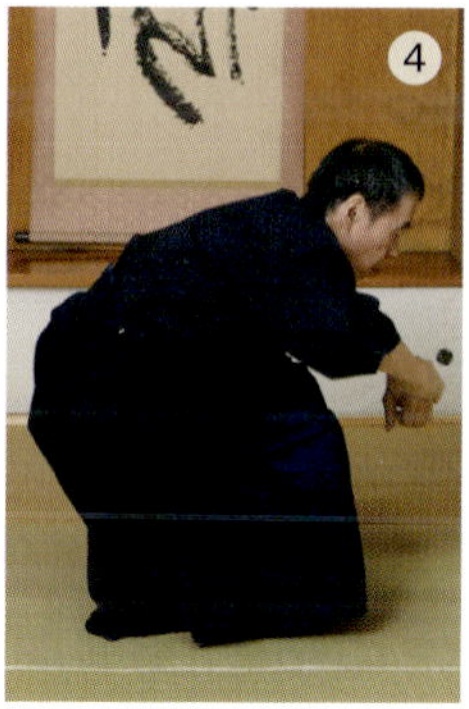

しゃがんだ姿勢から腰を上げ、腰高の姿勢に。そこから思い切って腰を落とすと、足裏がふわっと浮いた状態になる。足が落ちてくる動きとは反対に、カラダの中ではバネが元に戻ろうとするような力が生まれ、それが立ち上がりの力になる

武術由来のカラダの使い方には、「虎拉ぎ」のように要領さえ飲み込めばだれでもできるものもあれば、簡単そうなのに意外に難しいというものもあります。そこがワザたる所以ですが、しゃがんだ姿勢からポーンと弾むように立ち上がるところから「人間鞠」と命名したこのワザは、後者の部類に入るでしょう。

このワザは、しゃがんだ姿勢から楽に立ち上がるために開発したもので、ただ、しゃがんだ姿勢から三十センチほど腰を浮かして、それをストンと落とすだけのことですが、ストンと腰を落としたとき、フッと足裏が自然に上がる人がほとんど見当たらないため、なぜか難度の高いワザになってしまいました。

写真❺のような、自然に跳ね上がる感じを目指して、一度取り組んでみてください。

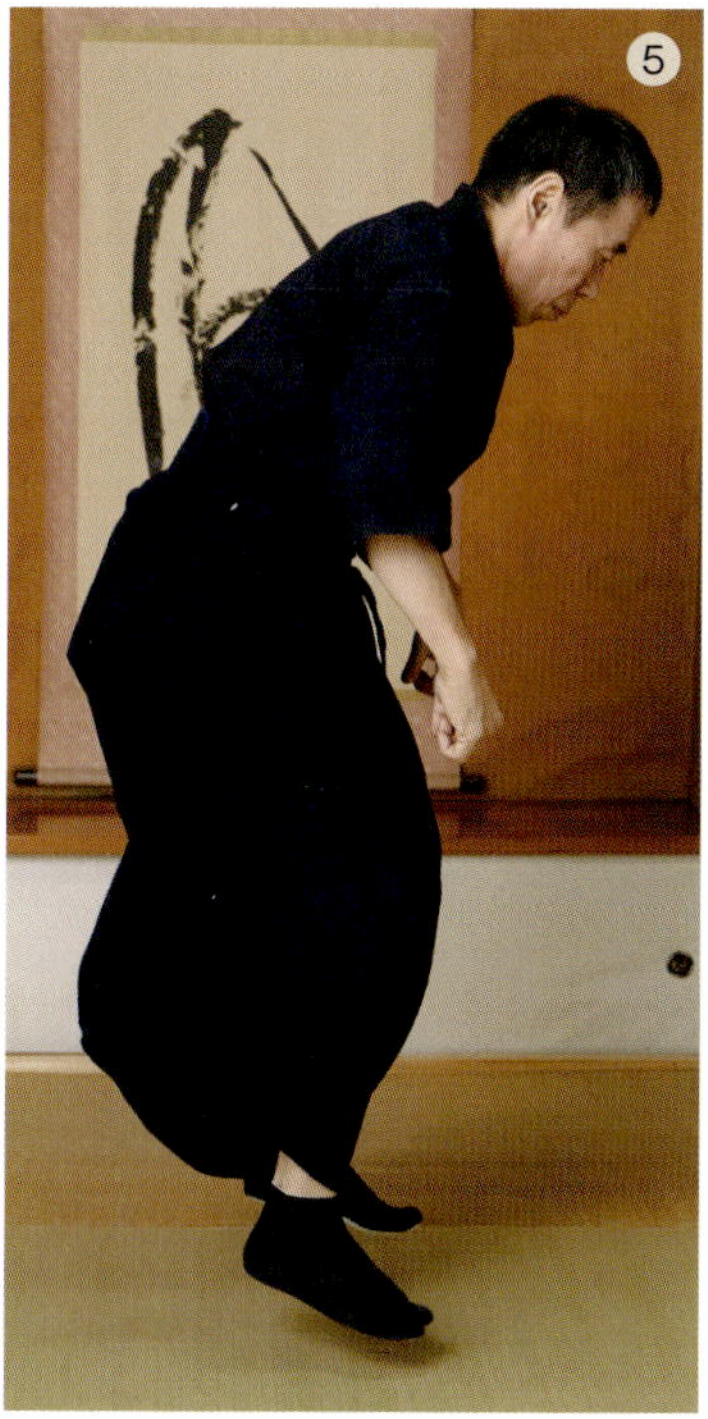

うまくできたときにはトランポリンの上で跳ねているような感じになる。ただ、自分の意思で立ち上がってしまう人が多い。しかし、できたときはひとりでに立った感じがするので、その差は明瞭

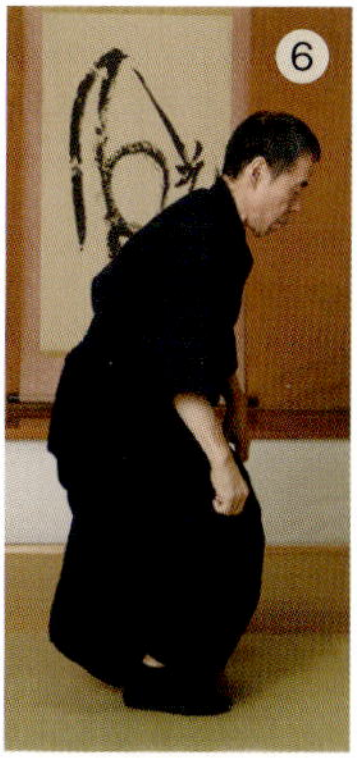

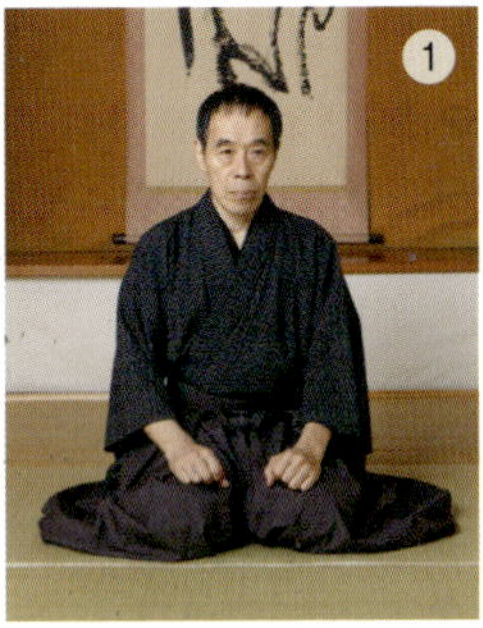

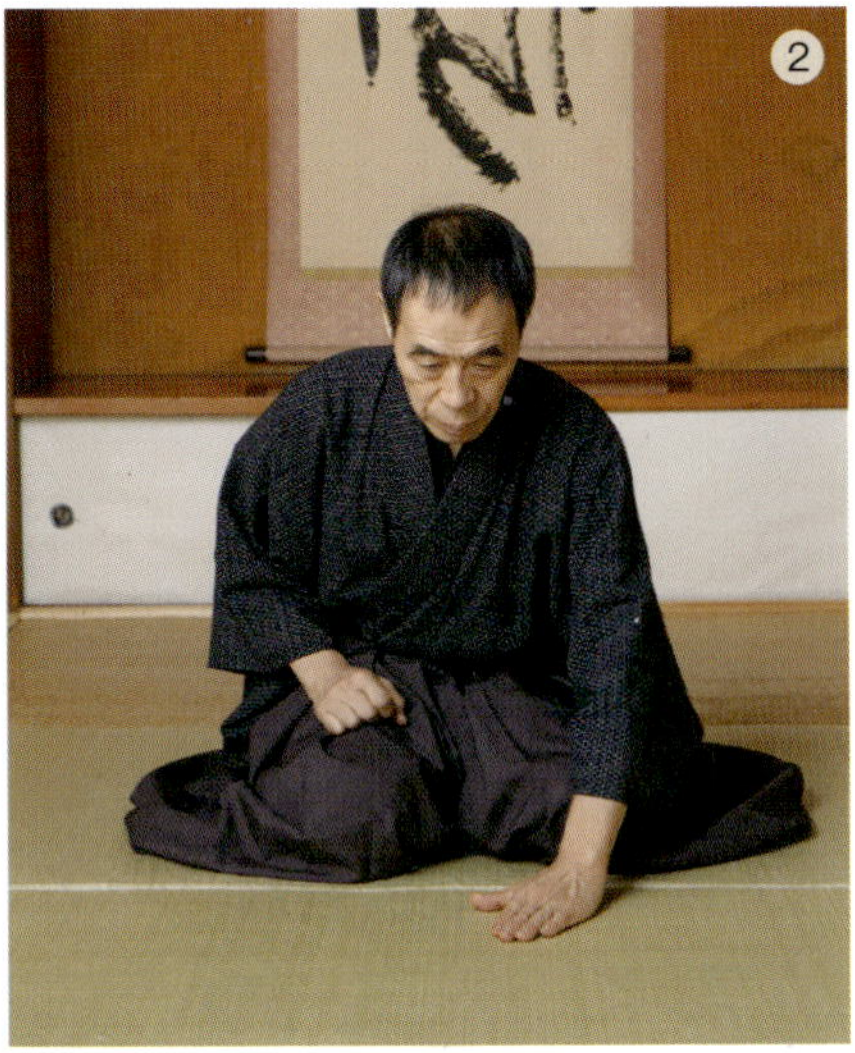

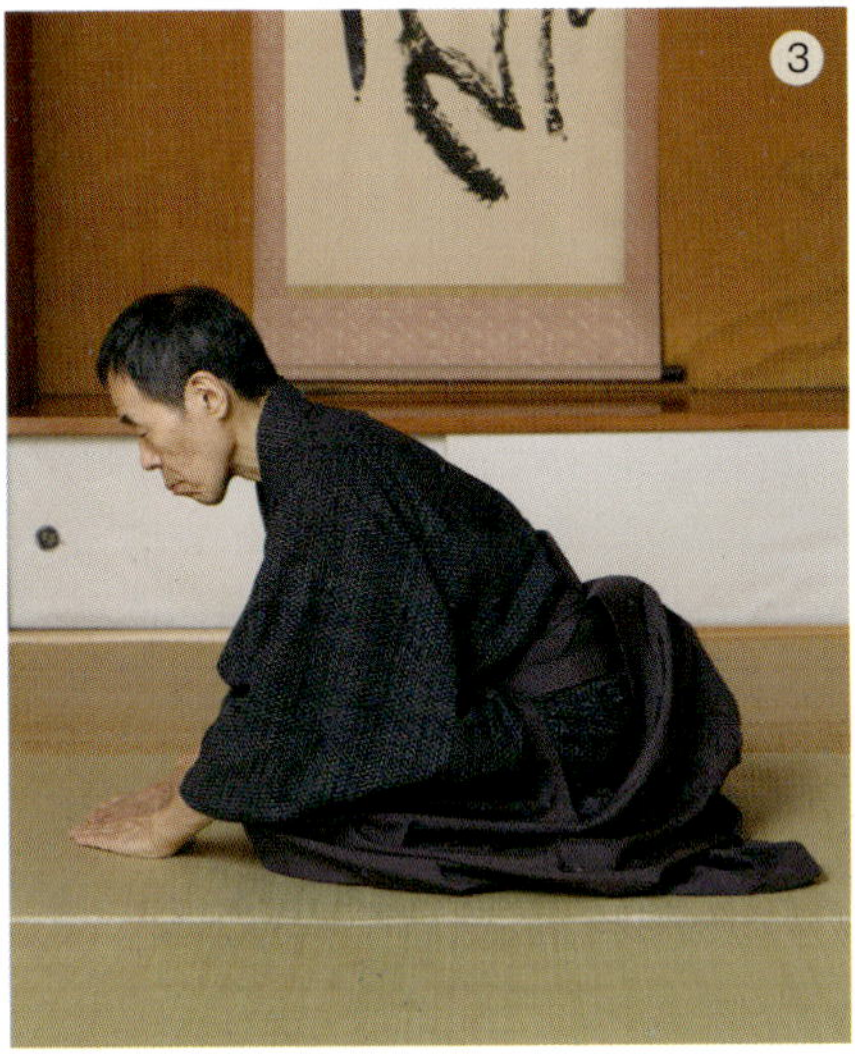

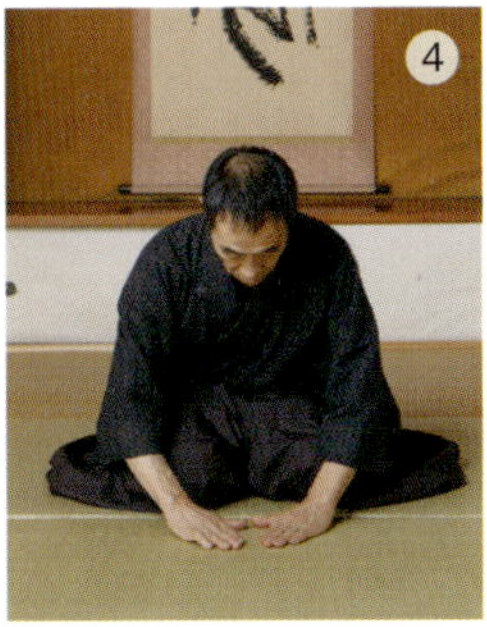

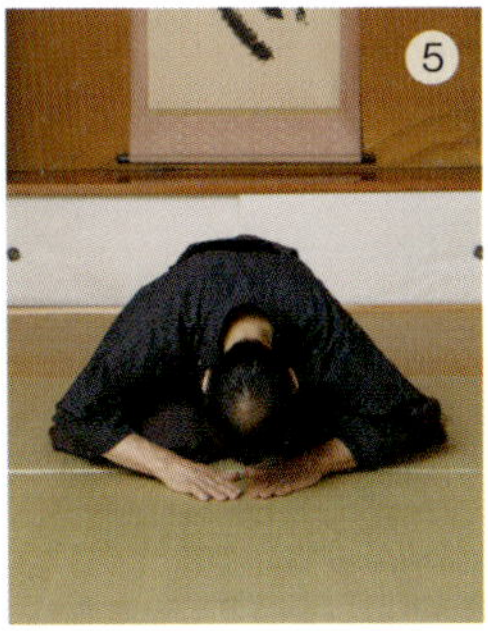

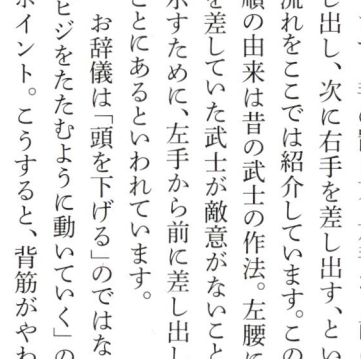

正座からのお辞儀。まず左手を差し出し(写真❷)、次に右手を差し出し揃える(写真❸)。このとき頭は背中の傾きの延長線上にある。お辞儀への入り方は頭を下げるのではなく、ヒジをたたむように。(頭を下げていくと懐が狭く苦しくなり、見た目にも小さな動作になる)。カラダに苦しさのないお辞儀は見た目にも良い印象になる

日常の節目節目、大事な場だからこそゆったりと

正座からお辞儀をするとき

正座からお辞儀をする――日常の節目節目、大事なときにこそ求められる動作です。

多くの人に囲まれながら、ふだんし慣れない動きをする――というだけでも緊張はするものですが、動作に集中してみれば、それは「立つ」や「座る」と変わるところはありません。

まず、手の置き方。左手から前に差し出し、次に右手を差し出す、という流れをここでは紹介しています。この手順の由来は昔の武士の作法。左腰に刀を差していた武士が敵意がないことを示すために、左手から前に差し出したことにあるといわれています。

お辞儀は「頭を下げる」のではなく、「ヒジをたたむように動いていく」のがポイント。こうすると、背筋がやわら

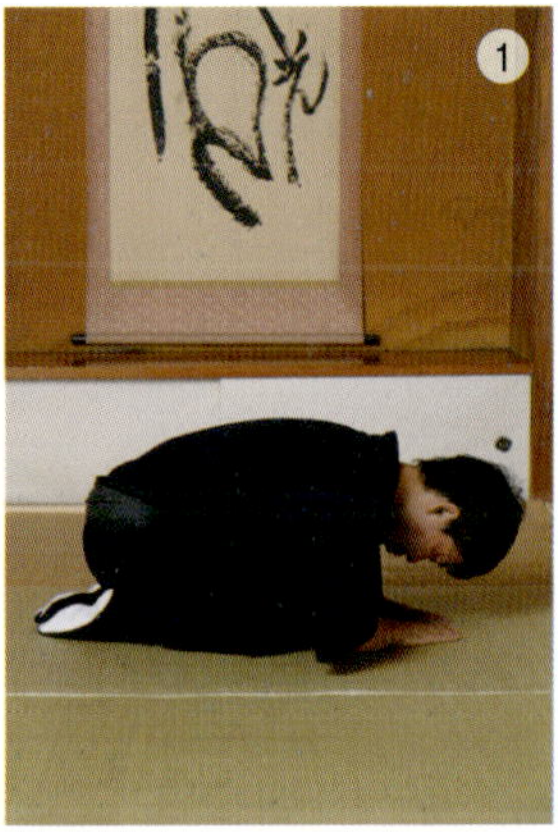

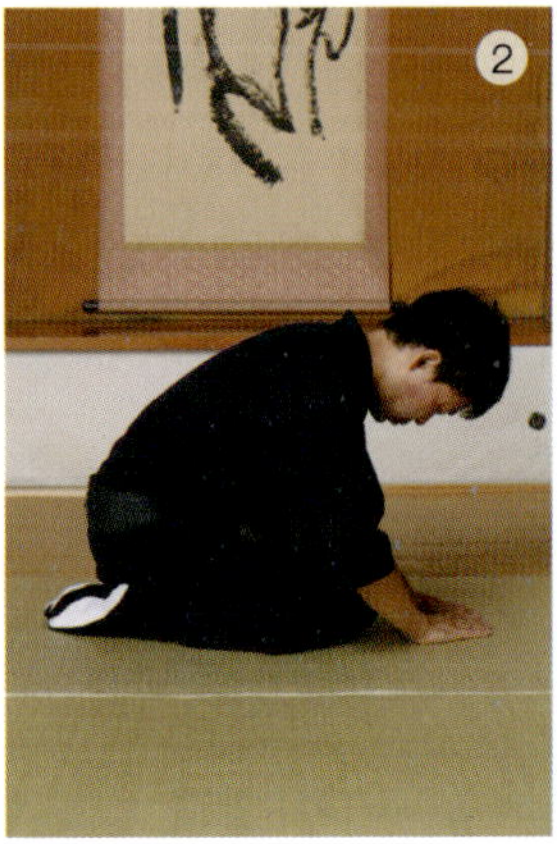

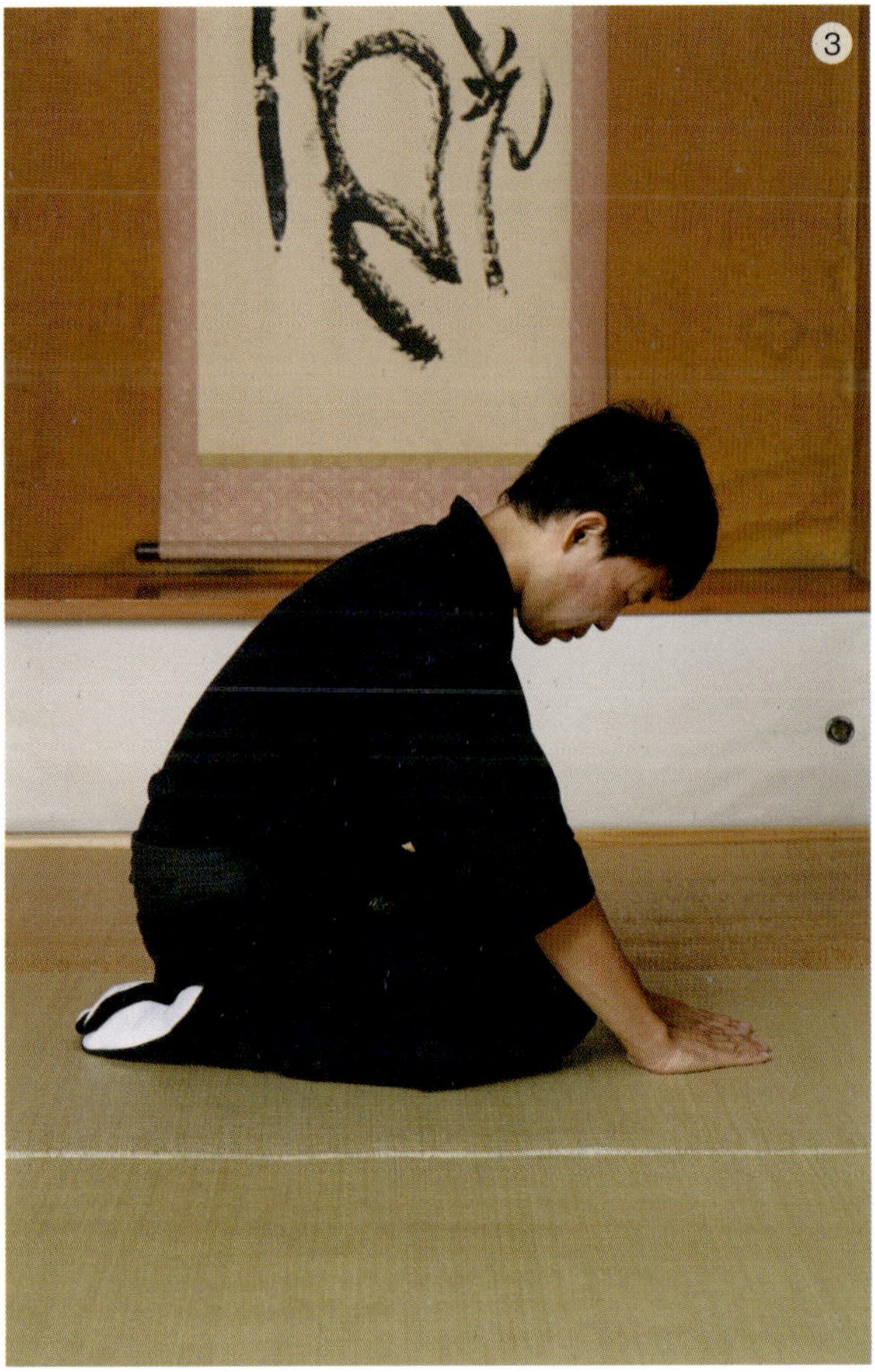

かくすっと伸び、深いお辞儀をするときにも、懐に苦しさを感じません。動作にゆとりがあるので自ずと緊張も解け、気持ちにも余裕ができるでしょう。

動作と気持ちがひとつになったお辞儀は、場の空気を和やかにしてくれます。された方が思わずお辞儀を返したくなる――そんなお辞儀ができるようになりたいものですね。

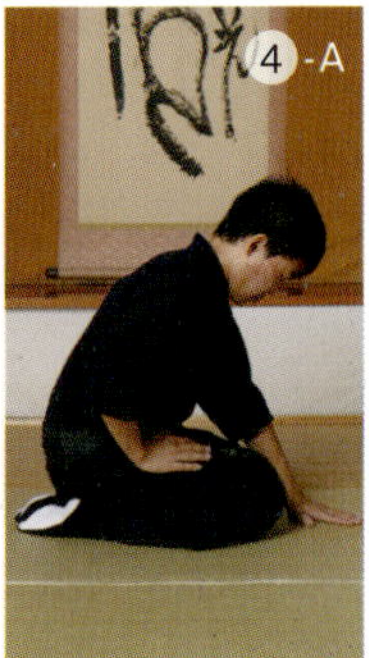

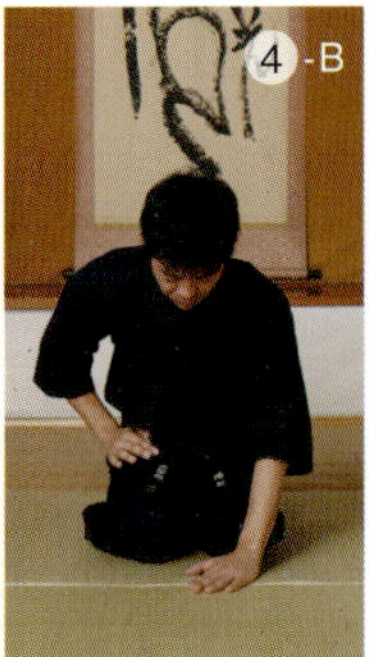

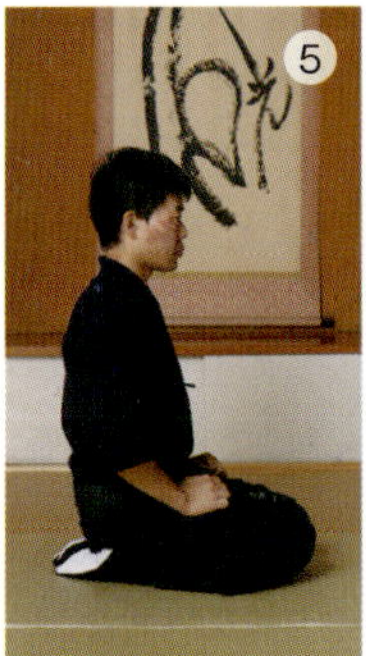

お辞儀からの戻りの動作。まず、深くお辞儀をしたところから、ヒジを戻してくる（写真❶・❷・❸）。手は、逆の手順で戻してくる。右手から戻し、次に左手を戻す（写真❹A）。前から見るとヒジにゆとりがあるのがわかる（写真❹B）。戻した手を腿の上に置くと、カラダのまとまりもよい状態で維持される。全体を通じて、背中の丸みがほぼ同じぐらいであること、頭は背中の傾きの延長線上にいつもあることが大切。頭から動くお辞儀は、動き自体が小さくなってしまい、こぢんまりとした印象になってしまう

簡単な動作ほど奥が深い！

「座る」をもっと「美しく強く」するコツ

美しい立ち上がり方とは…？

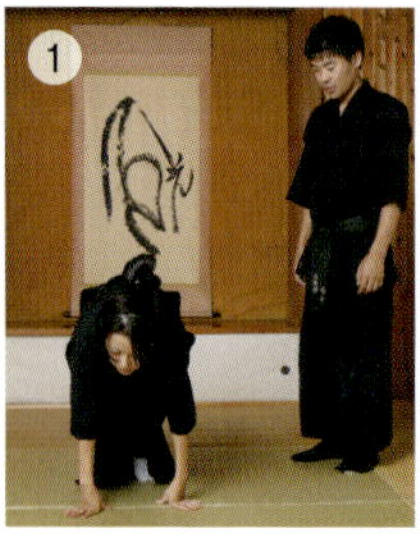

カラダのまとまりが弱いと、始動のときつい手を前についてしまい、ぎくしゃくしてしまうことに

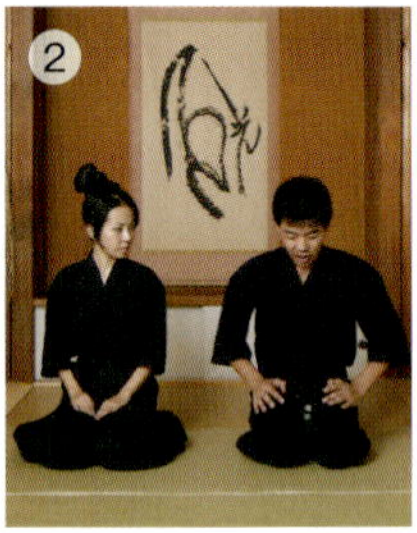

カラダのまとまりをつくるため、手を腿の上に置く。これだけでもカラダのつながりができる

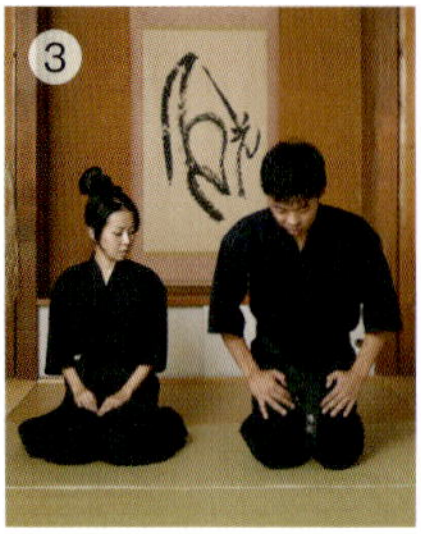

始動は足から。かかとを上げ、跪座（つま先で支える姿勢）に。手のひらは腿の上に置いたまま

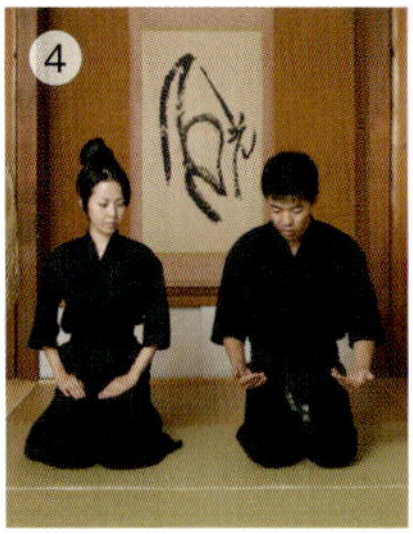

この姿勢からポンと立ち上がりの動作へ。頭と上体は前に倒さず、真上に向かう気持ちで

「見た目の美しさ」。動作にとってこれは案外あなどれないポイントです。美しさを感じさせる動きには、よどみのない流れがあり、同時に全身のつながりが活きた安定感も感じられるものだからです。

立ち上がり動作の場合、難しい場面はまず始動のとき。動き出すきっかけを得ようとして手をつくなど、ついぎくしゃくしてしまいがちなのですが（写真❶）、大切なことは手の力を借りて全身のまとまりをつくること（❷〜❹）。しっかりとカラダがまとまると、動き出しがずいぶん楽になるはずです。

次のポイントは真上に動くこと（❺〜❼）。上体が前後せず、安定感もさらに引き出すことができます。何より慌てず、ひとつひとつの動作を丁寧に。これもカラダと良い関係を築く大事なコツです。

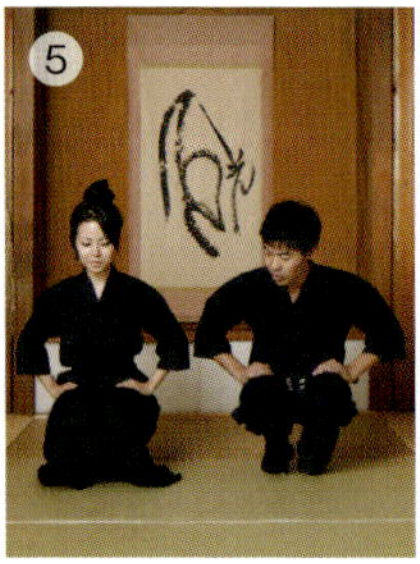

跪座の姿勢から、そのまま真上に立ち上がる。そのとき、腰を後ろに落とさないこと。腰が落ちると上体が前のめりになり、ぎくしゃくする。手は腿の上に置いたままにすると安定する

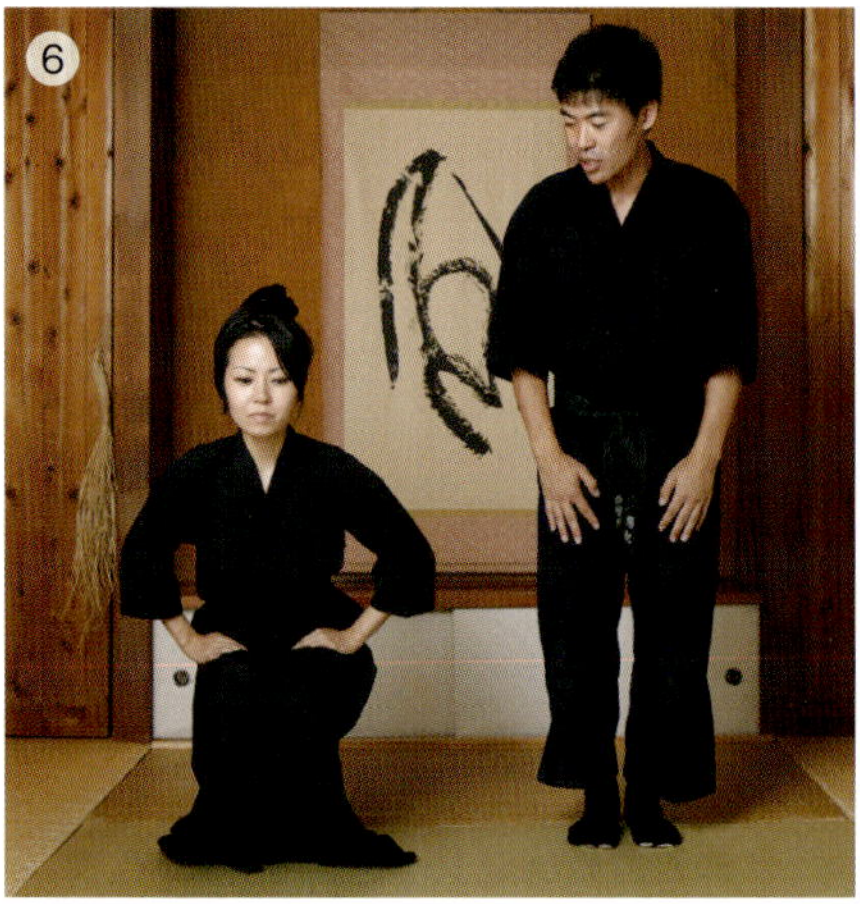

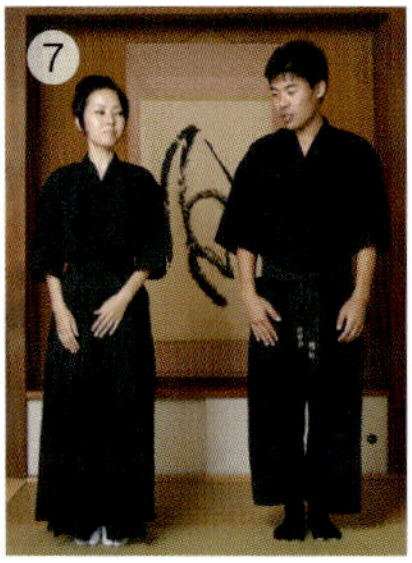

大事なポイントは、動く方向とカラダのまとまりを維持すること。真上に動いていく意識があれば、立ち上がりの動作に無駄がなくなり、美しい動作へと洗練されていくはず

お辞儀に力はいらないのです！

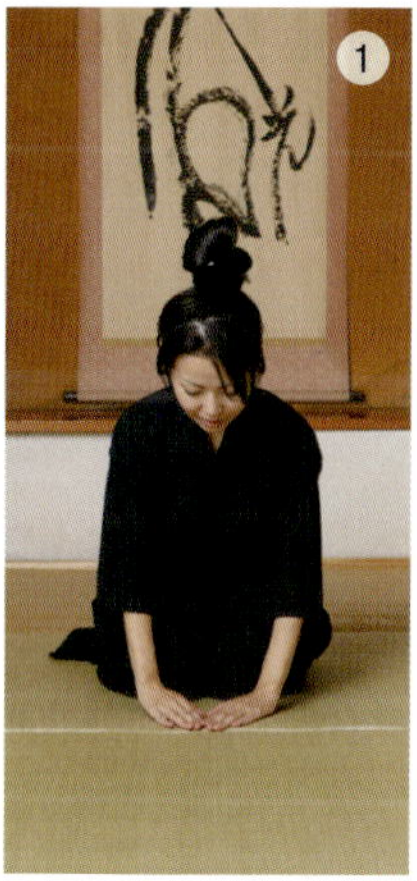

両手を揃える意識が強いせいか、ヒジにゆとりがなくなり、肩に力が入ってしまったように見える

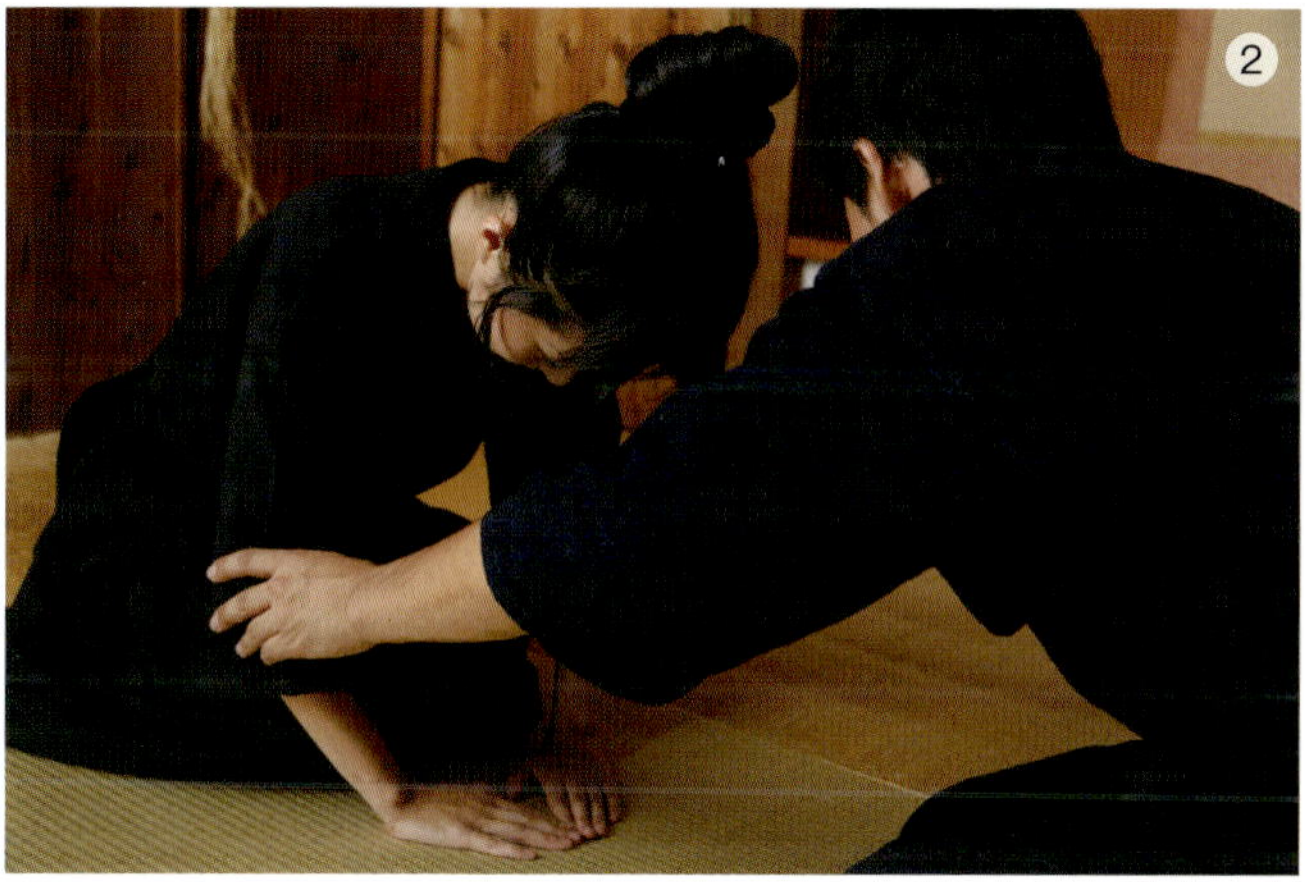

お辞儀は頭を下げるのではなく、ヒジをたたむような気持ちで。頭を下げると懐が苦しくなって美しい動きから遠くなる。ヒジにゆとりをもたせておくと、たたむ動作もスムースになる

お辞儀は、頭を下げるのではなく、ヒジをたたむ感覚を大切に（写真❷）――これは「正座からのお辞儀」の項でも触れたことですが、うまく要領がつかめない方は、はじまりの動き――「両手を前に差し出す」に戻ってみるとよいかもしれません。

「美しく」を意識しすぎて両手を揃えることに気がとられたり、体重をかけるように「手をついて」しまうと、ヒジが伸びてしまい（❶）、腕に力が入って「ヒジをたたむ」というやわらかい動作を引き出せなくなることがあるのです。

ポイントは手を差し出すときの感覚です。手は「つく」のではなく「置く」。「置いた手」には力が入りませんから、ヒジもピンと伸びる必要がありません。自ずと「ゆとり」が確保され、美しいお辞儀が生まれる、というわけです（❸〜❺）。

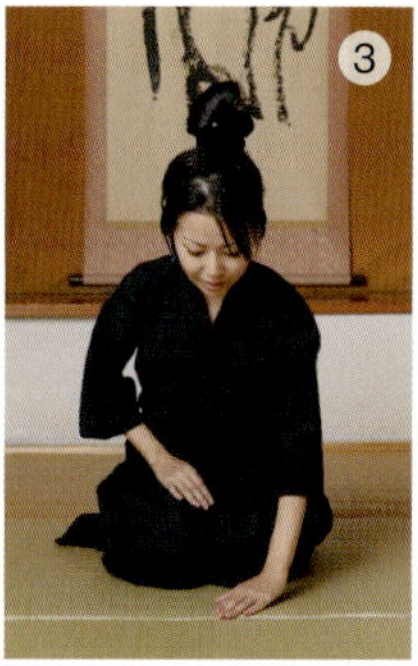

手を差し出すときは左手から。背中は丸めず、懐の深い姿勢を保つ

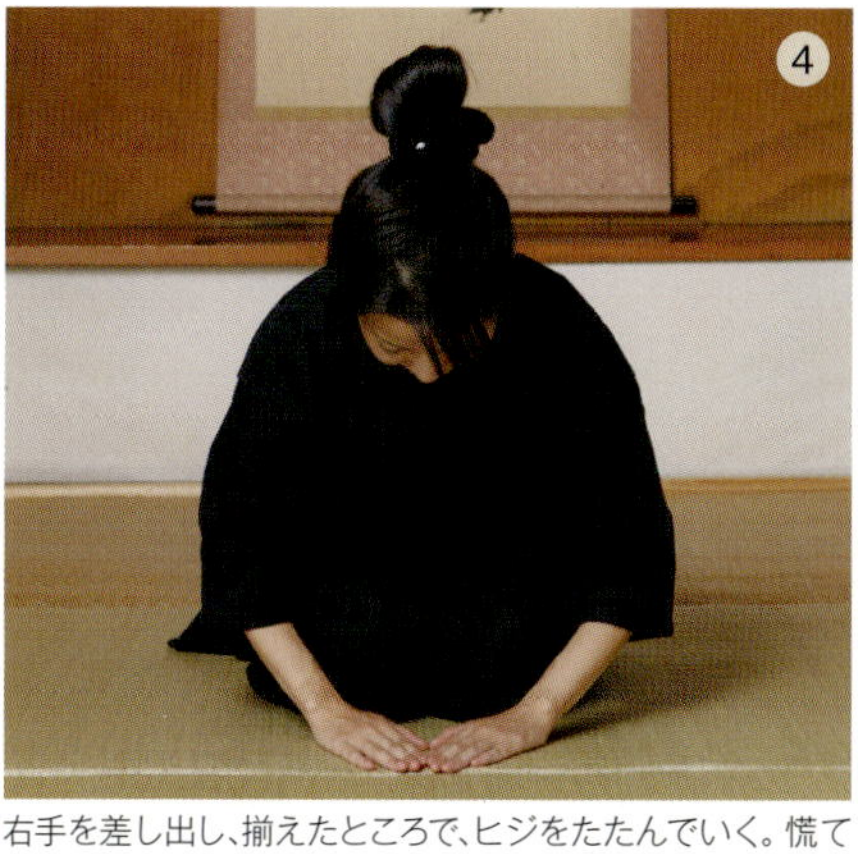

右手を差し出し、揃えたところで、ヒジをたたんでいく。慌てず、カラダの動きに気持ちも沿わせると心地よさにつながる

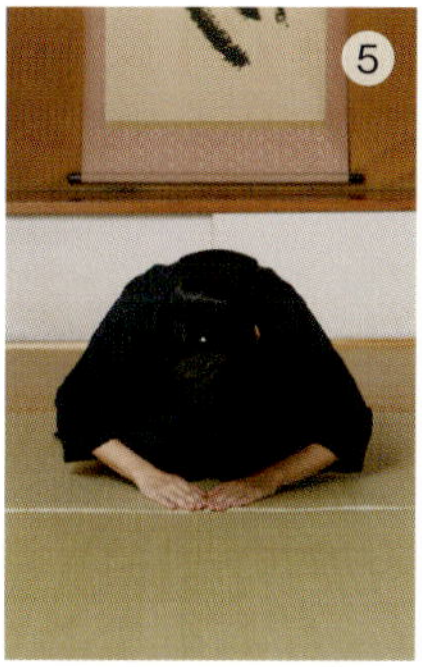

深いお辞儀も、ヒジをたたむ動作を使うと、苦しさがない。見た目にも魅力的なお辞儀になるはず

飛行機、車…

乗りものの座席の「座りこなし方」を教えます！

足を揃えて座ったときは、揺れに弱いのですが…

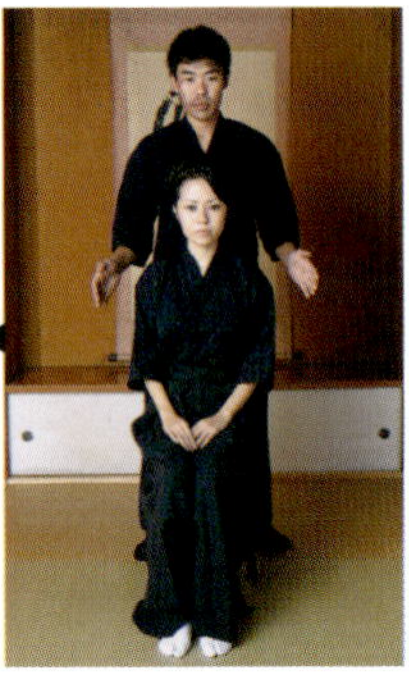

腰掛けているときの安定感の検証から。まず足を揃えて座ったときの場合

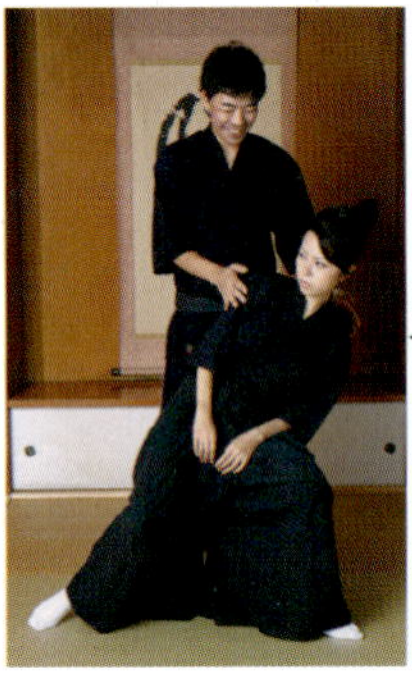

肩を横に軽く押しただけで、上体が崩れてしまう。これはカラダのつながりが弱い状態

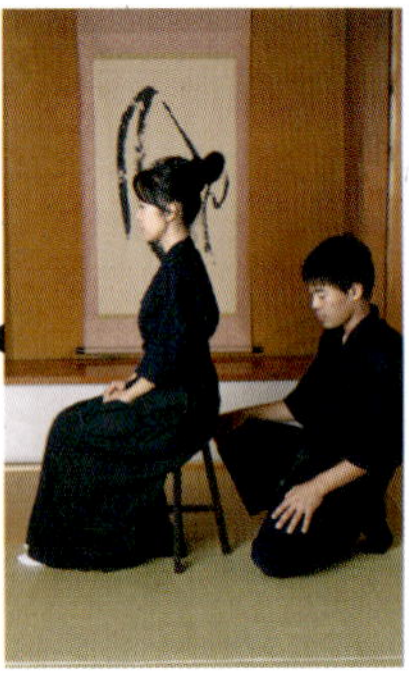

同じ姿勢でイスが揺れた場合を想定してみると、はたしてどうなるか…

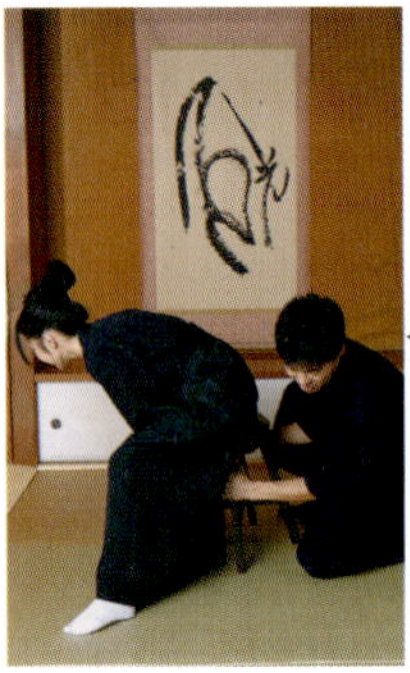

やはり、グラリときてしまう。飛行機が乱気流に入ったときなどは耐えられないはず

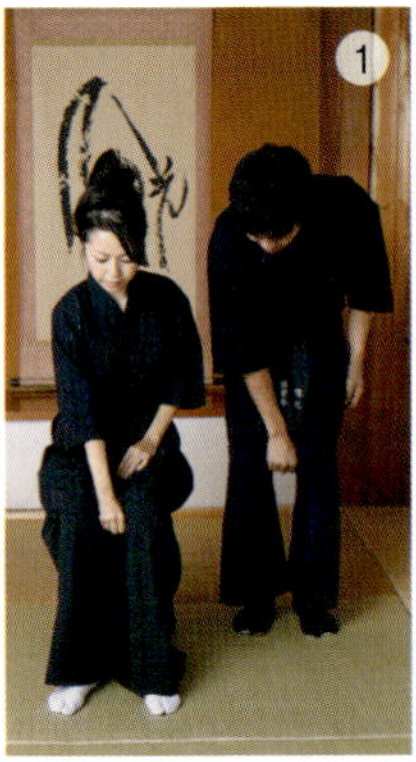

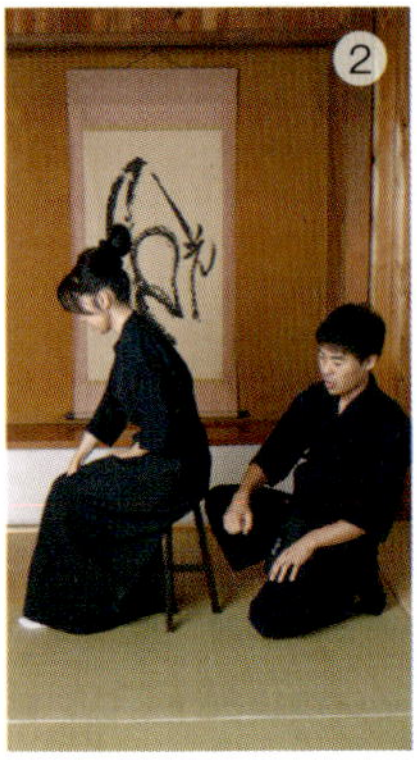

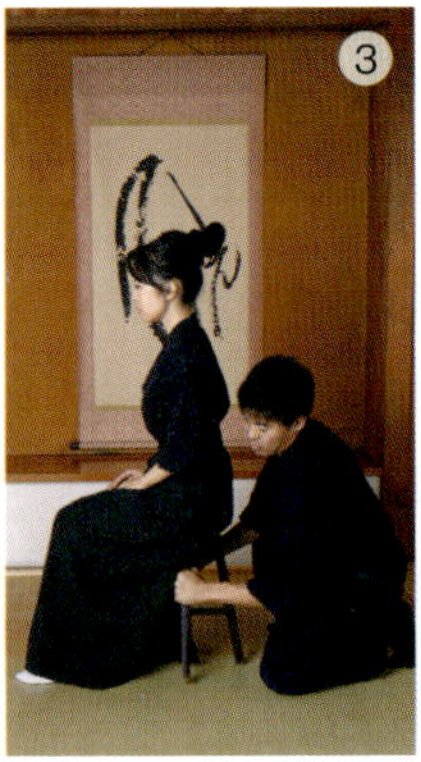

❶ここでひと工夫。こぶしをつくり、それを膝と膝の間に置き、挟んだ後にこぶしを外す

❷こぶしの大きさ分だけ膝を開いた状態を維持するように。腰掛けている人のイスを揺らしてみると…

❸実にしっかりとした安定感があり崩れない。こぶしを挟んだことによる効果があらわれた

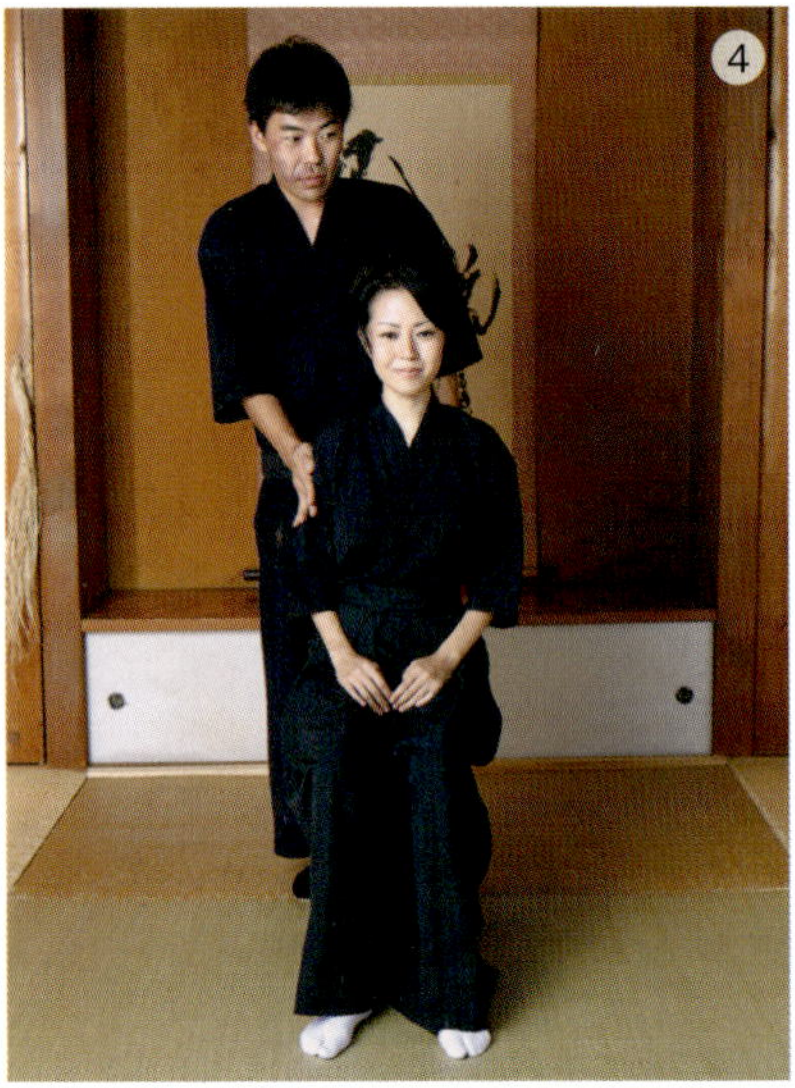

こぶしを挟む動作がカラダ全体のつながりを回復させたということ。もう、肩を押されても崩れない

でも、足を手のこぶし分開いて座ると見違えるようにカラダがしっかりしました！

Experience

丹田に力が自然と集まってくる
最強の正座作法!

Experience

大和座り（やまとずわり）の効果を体感してみよう！

丹田（たんでん）はカラダの力の集約点といわれますが、世の中の多くの人は、丹田に力を入れるということをキバルことと勘違いをして、よほど鍛錬した人でないと任意に丹田に力を集めることは難しいものです。ところが、身体教育研究所の野口裕之先生から勧められた「大和座り」と呼ばれる正座法をとると、意識せずともだれでも簡単に丹田に力が集まる感覚を体感することができます。

ふつうの正座と異なる点は、足の裏を平行かハの字に近い形にして座ること。この姿勢をとると（写真❷）、ヘソ下に位置する臍下丹田にきゅっと力が集まっている感覚を自覚でき、ふつうの正座時とは別人になったかのような安定感を得ることができます。だれでも実感できる丹田の力、ぜひ体感していただきたいと思います。

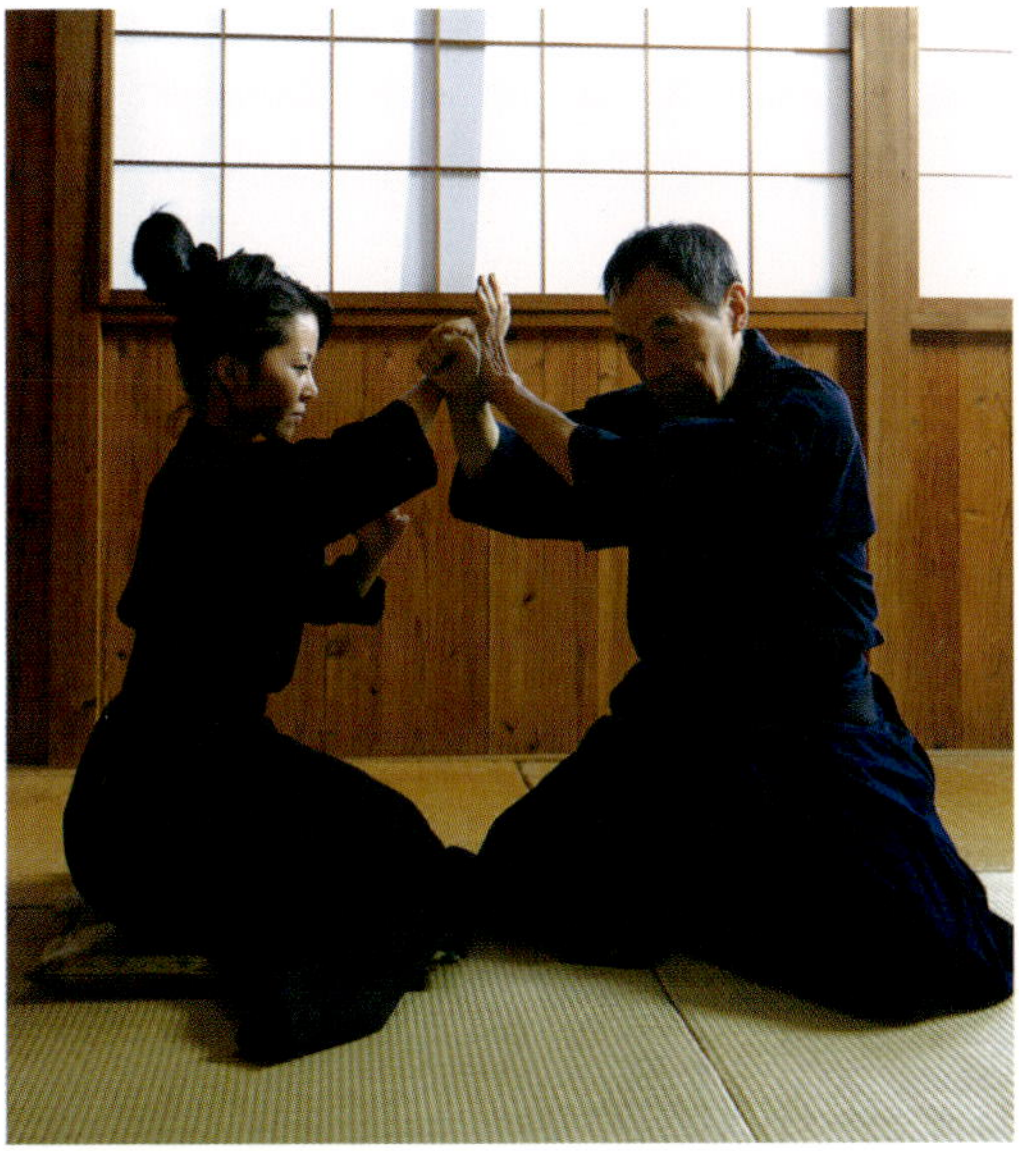

丹田は力を集める場所というより、力がそこに集まるようにする場所。大和座りをすると意識しなくてもそのことが実感できる。ふつうの正座から大和座りにした途端、体格差を感じさせない強さが生まれてくる。下腹に力が集まることの効果も体感できる

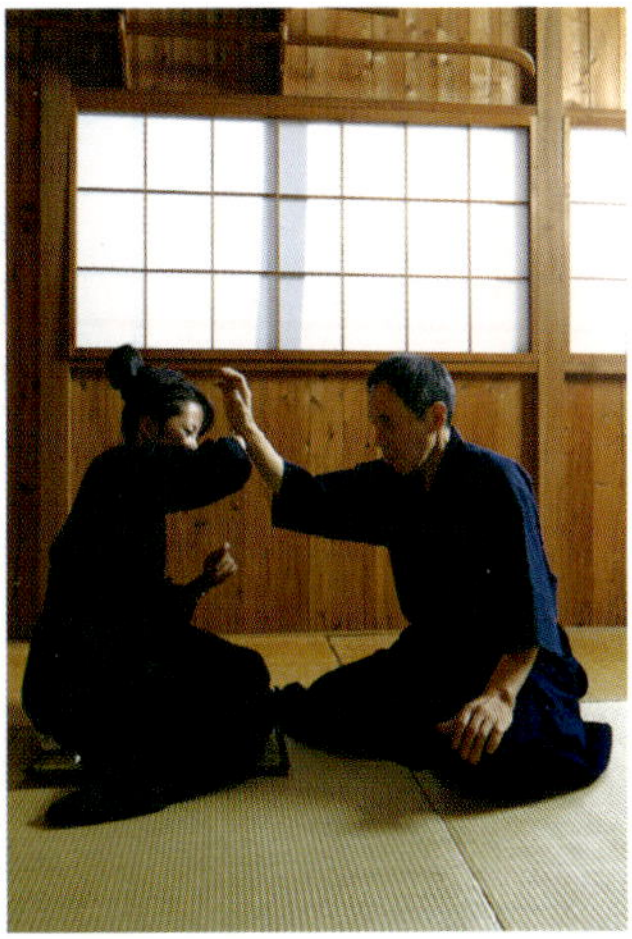

手で押し合ったとき、ふつうの正座姿勢では体格差がそのままあらわれてしまう

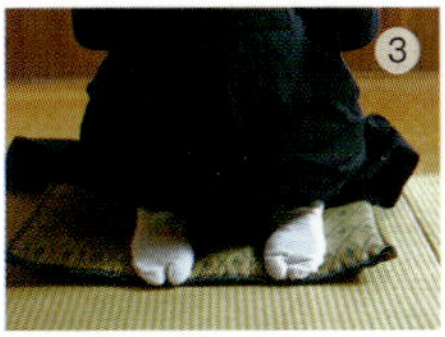

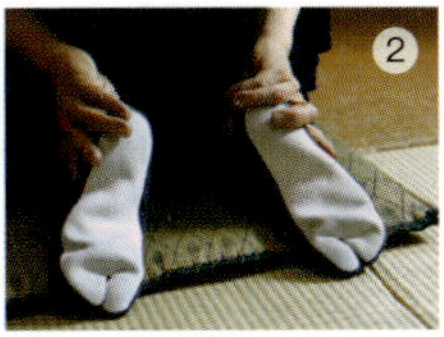

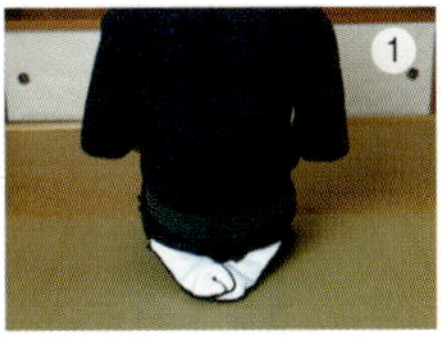

ふつうの正座では足指が内側に向く（写真❶）。大和座りでは、足の裏が平行かハの字になるようにする。❶と位べてみると違いがよくわかる（写真❸）

Chapter 3

甲野 陽紀＝文

足で歩く
身体で歩く

本来、身体はなにをするにも全身をうまく協調させながら動いています。

ところが、疲れたり、気持ちがあちこちに散ったりしていると、身体の協調性が弱くなって、ある部分に大きな負荷がかかってしまうことがあります。

そのことがよく表れる動作のひとつが「歩く」です。「歩く」といえば「足で歩く」。これがあたりまえのようにわたしたちは思っていますが、実際はどうでしょうか？

目をつむり、手も動かさず、上体を固く動かないようにして、「足だけで」歩いたとしたら？――と考えてみれば、「歩く」にも、足以外の身体、つまり全身が影響しているということはすぐにわかります。にもかかわらず、なぜかわたしたちはふだんはそうは考えず、「足で歩いているんだ」と思い込み、他の身体が協調していることに気がつかないのです。

そんな思い込みがあるために、足に思いのほか強い負荷がかかってしまうことがよくあります。

たとえばハイキングや登山に出かけたとき。帰り道、足の運びを重く感じはじめると、足のことばかりが気にかかるようになり、「歩くのは足」という思い込みがさらに強化されたりするのですが、当然ながら実際に疲れているのは足だけではありません。そんなときは、最初は足と連動して元気に動いていた手もだらんとして、全身が操り手のいない人形のようになっていることが多いのです。そのことが、足により大きな負担をかけてしまう原因にもなってしまうのです。これが「身体の協調性が弱くなった」状態です。身体の内側の会話が途絶えてしまい、「あとは足だけでよろしく」という状態になってしまった、ともいえます。

さて、こうして、みんなの負担を一手に引き受けてしまった足の負担をなんとかしてあげたい、と思うのですが、どうしたらいいのでしょうか？

こういうときに、わたしがよくイメージするのは、「荷物をたくさん積んだトラック」です。車体も足回りも手入れされているトラックなら、荷物がしっかり結わえられていれば問題はありません。スピードも出せるし、悪路もだいじょうぶでしょう。でも、もし荷物を結わえてある縄が緩かったら、積んだ荷物がガタガタと動いてしまい、とても運転しにくい状態になってしまうでしょう。

トラックと荷物のすべてがひとつにまとまっているほうが、バラバラしているよりも良いことは、こんなイメー

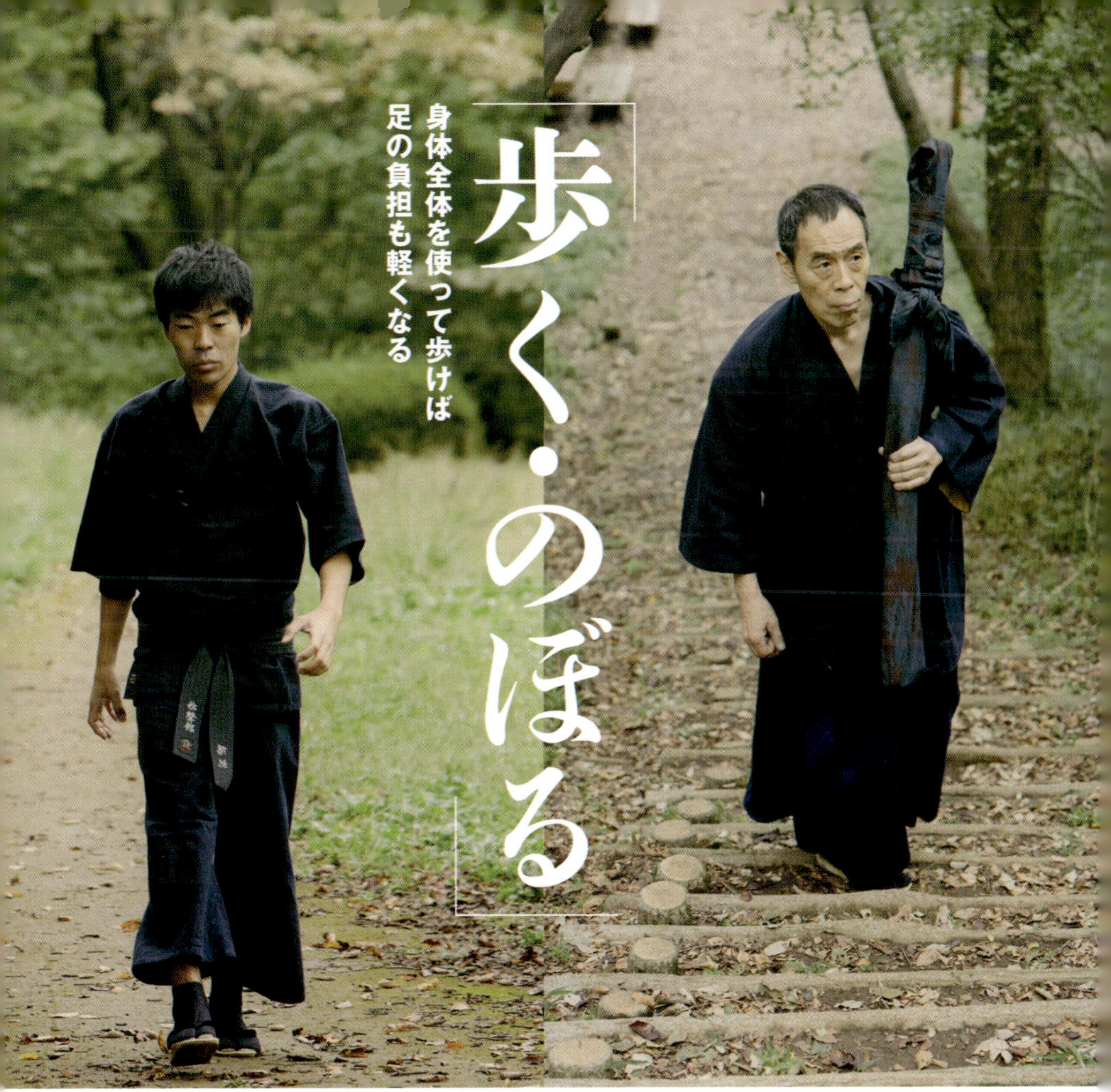

「歩く・のぼる」

身体全体を使って歩けば
足の負担も軽くなる

ジからも明らかです。

これはわたしたち人間も同じだと思うのです。胴体と足が車体だとしたら、腕や頭や手は積み荷のようなもの。車体と積み荷がしっかりつながっていれば、元気いっぱい、どんどん動けますが、逆にそのつながりが緩くなったり、消えてしまったら、車体（胴体と足）にかかる負担は大きくなります。とくに足にかかる負担は激増するでしょう。

つまり、「車体と積み荷は、しっかり結わえて、つながっている状態にしておけばいい」のです。それを身体でやってみればいい、ということになります。

これが「身体で歩く」ということ。わたしはそう考えています。

身体がバラバラになり、「足で歩く」になってしまったとき、「身体で歩く」に戻すにはどうしたらいいのか？　そのための手がかりは、手の指やかかとの先など、身体の末端にあるのですが、それはまた次の項で詳しく検討してみたいと思います。

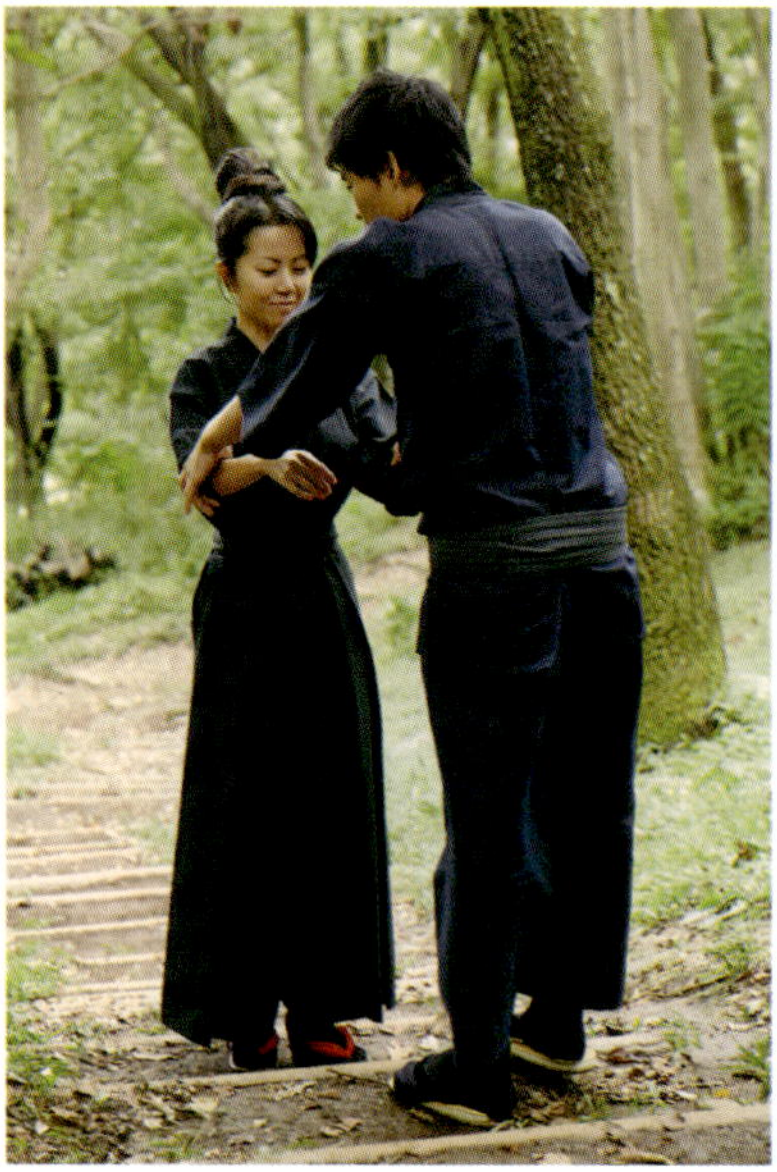

カラダが安定すると
しっかりと踏み出せる

「足で歩く」から「身体で歩く」へ

「踏み出す足」より
「残る足のかかと先」に
気持ちを残しながら

「残る足のかかと先」だけを気にかけたとき

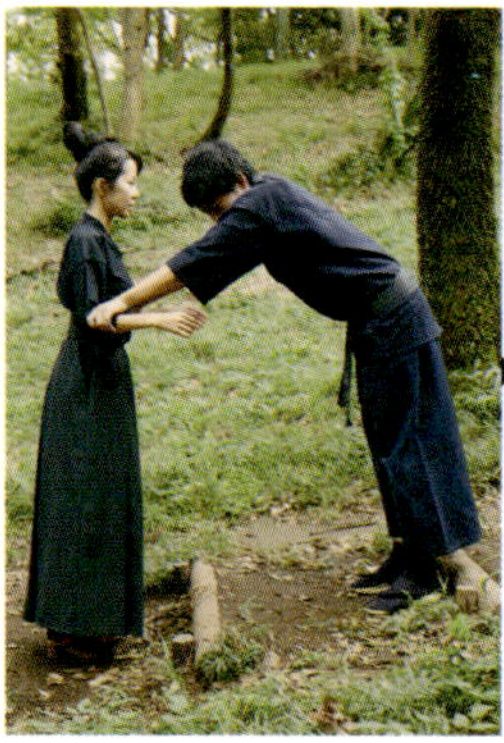

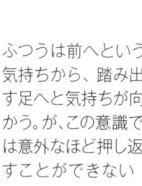

足への意識でカラダの安定度がどう変わるのか？ まずは上方から腕を押さえてもらう

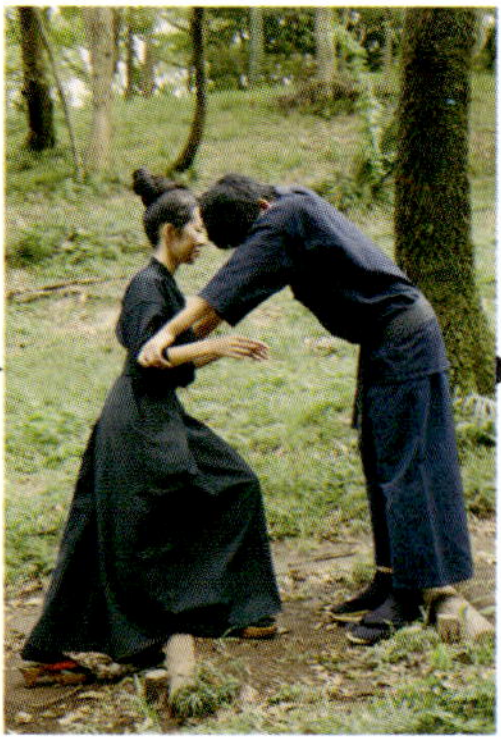

この状態で踏み出せたら、相当にカラダがしっかりしている証拠ですが…

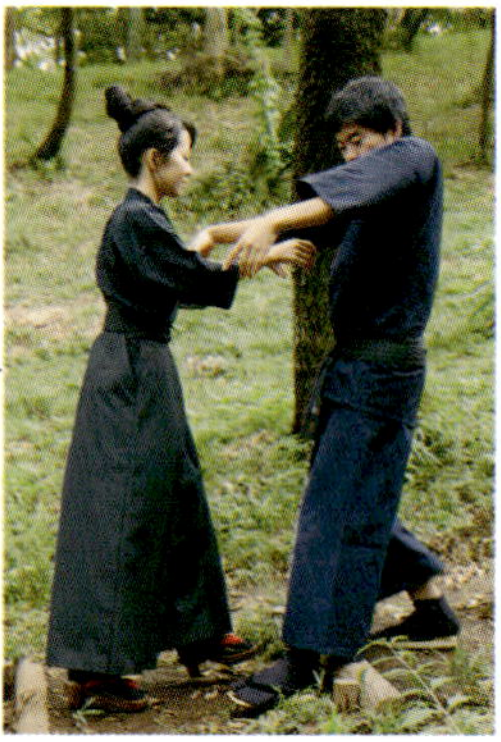

結果は期待通り。足への意識でここまでカラダの安定感が変わってくるということ

「踏み出す足」も気にかけたとき

ふつうは前へという気持ちから、踏み出す足へと気持ちが向かう。が、この意識では意外なほど押し返すことができない

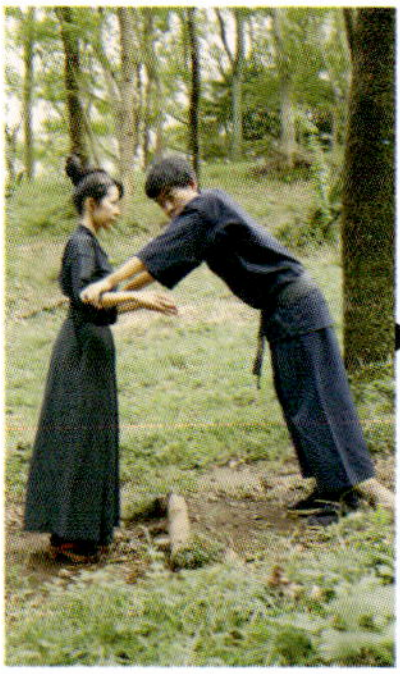

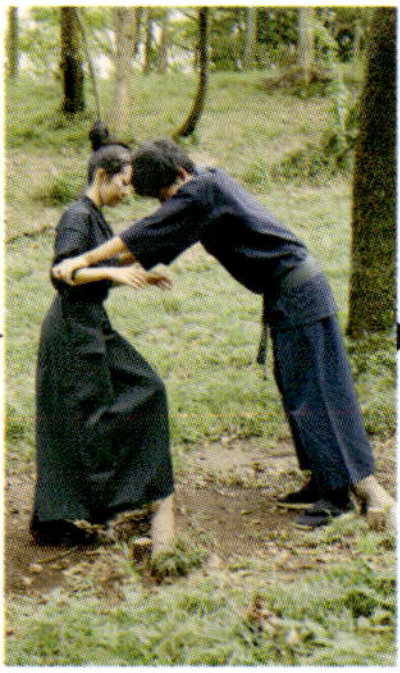

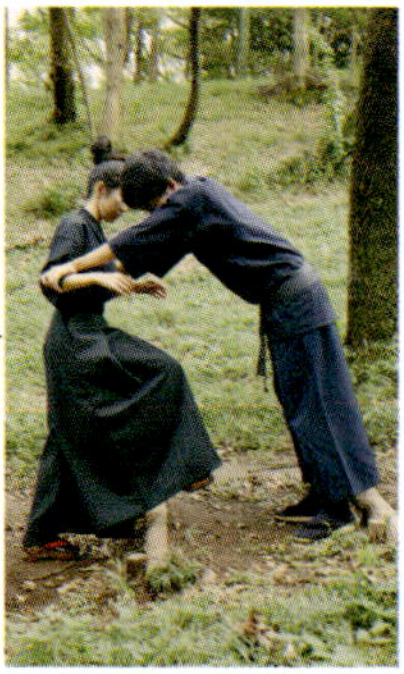

「残る足のかかと先」だけを気にかけたとき

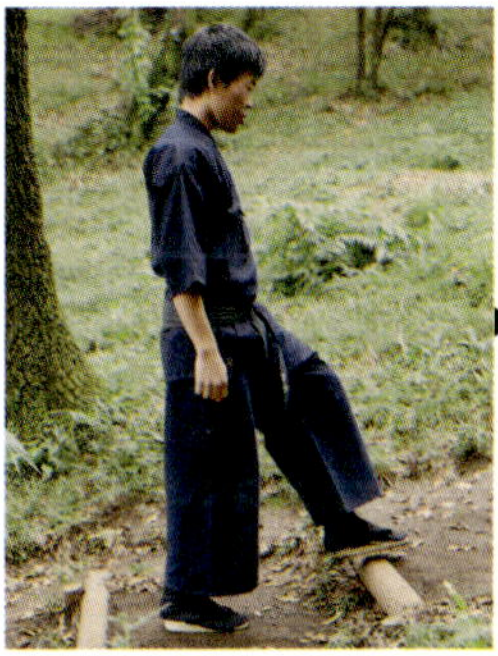
足を踏み出しながらも、残る足のとくに「かかと先」を気にかけておく

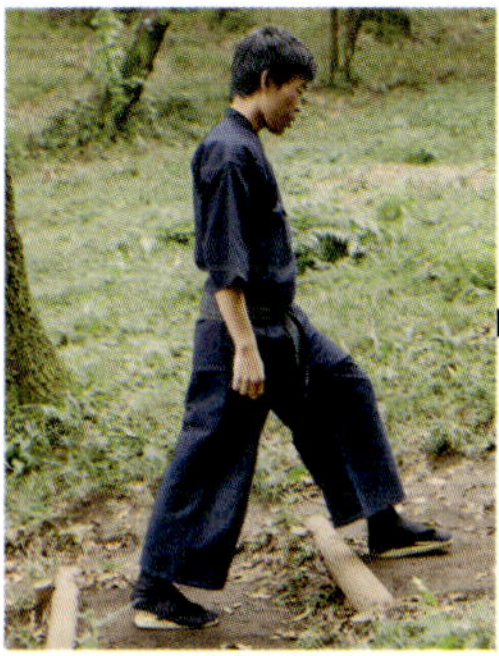
残る足が「そろそろ限界か」と思ったらポンと移動。カラダの軸がぶれないのが特徴

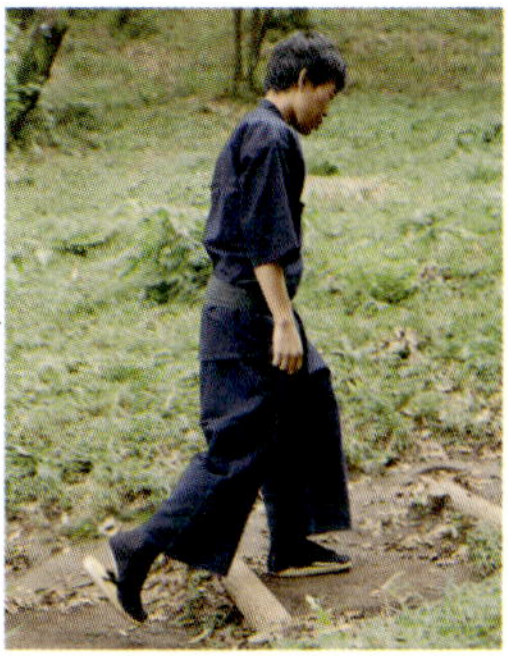
残る足はカラダに勝手についてくる感じ。足の回収という動作がなく軽快な足運びに

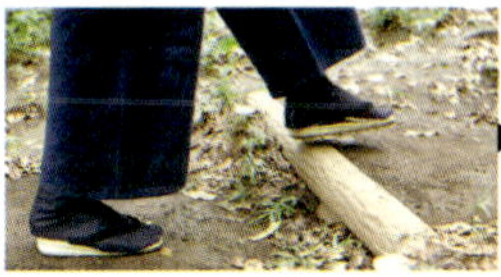
残る足のかかとが接地している時間が長い

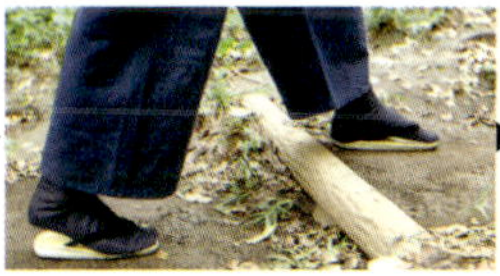
残る足は自然に持ち上がっていく感じ

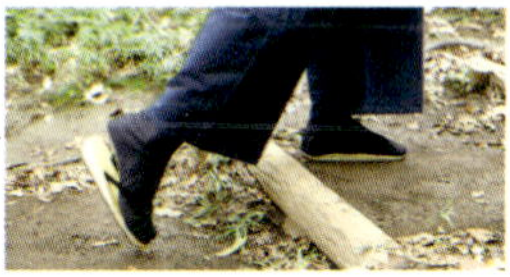
残る足のかかと裏が見えるのは体重移動する瞬間だけ

「歩く」とき、カラダに安定感が加わると、でこぼこ道でも安心感が増します。そのための方法のひとつとして、ここでは「足と気持ち」の関係に注目してみます。

ふだんわたしたちが「歩く」とき、気持ちは「前へ前へ」です。当然、関心は「残る足」より「踏み出す足」へ。カラダも自然に前のめりに。

ところが。「残る足」と「踏み出す足」、どちらを気にかけていたときがよりカラダがしっかりしたのか、というと。さまざまな検証の結果ははっきりと「残る足」に軍配が。「残る足」の中でもとくに「かかと先(かかとの面ではなく、湾曲しはじめた部分)」を気にかけたときの安定感、強さは注目に値します。坂道、山道でも効果は検証済み。この効果だけで、今日から「歩く」の「しっかり感」ががらりと変わるはずですよ。(60ページでも「かかと先の力」にふれています)。

「踏み出す足」も気にかけたとき

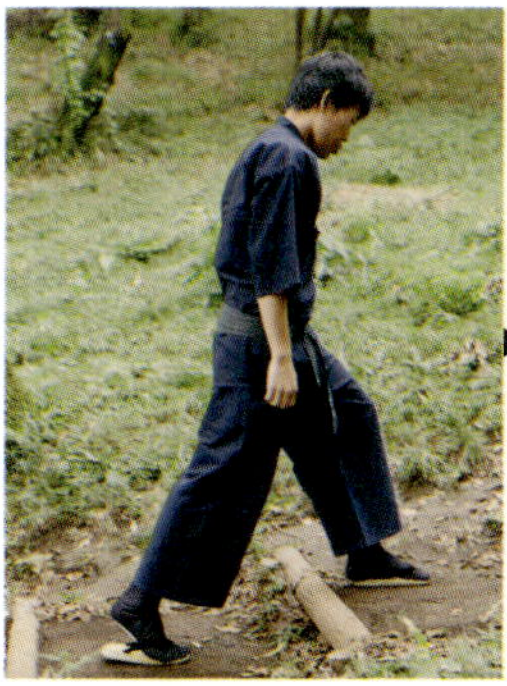
踏み出す足につれてカラダが前のめりに。同時に残る足もすぐに動き始める

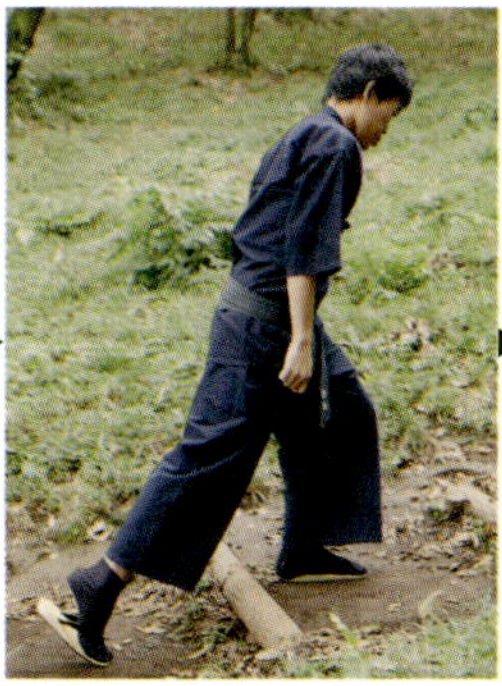
踏み出した足裏は接地しても、まだ体重は残る足にも。だから足の回収が必要になる

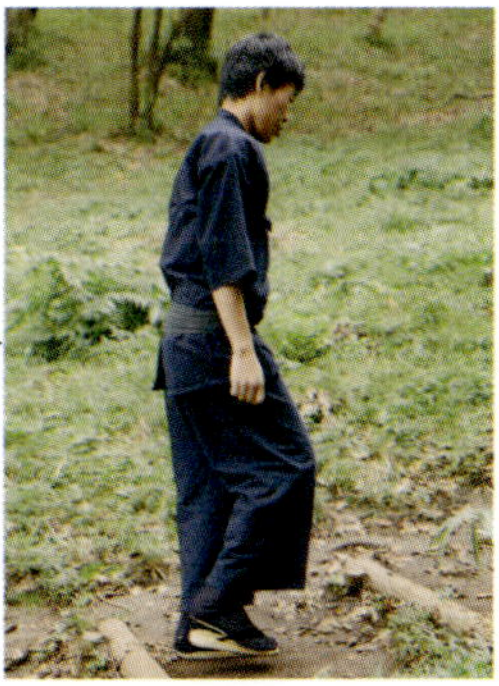
ようやく残る足を回収。残る足だけを気にかけたときより、動きが多くなり、疲れも増す

「大手を振る」とカラダに活き活き感が戻ってくる!

「歩く」も疲れてくると、カラダが左右に揺れ始め、小さな起伏につまずいたりするもの。そんなときに頼りになるのはやはり「手の力」。手と足は連動している——これは「座る」でも触れたように、カラダが持っている自然の法則。次の項で紹介する虎拉ぎという武術ワザも効果的ですが、歩きのリズムを変えるにはこの「大手を振る」方法がおすすめ。振り方は、できるだけ大きく、大げさなぐらいに。手の元気さが連動する足に伝わって、カラダに活き活き感が戻ってきます。

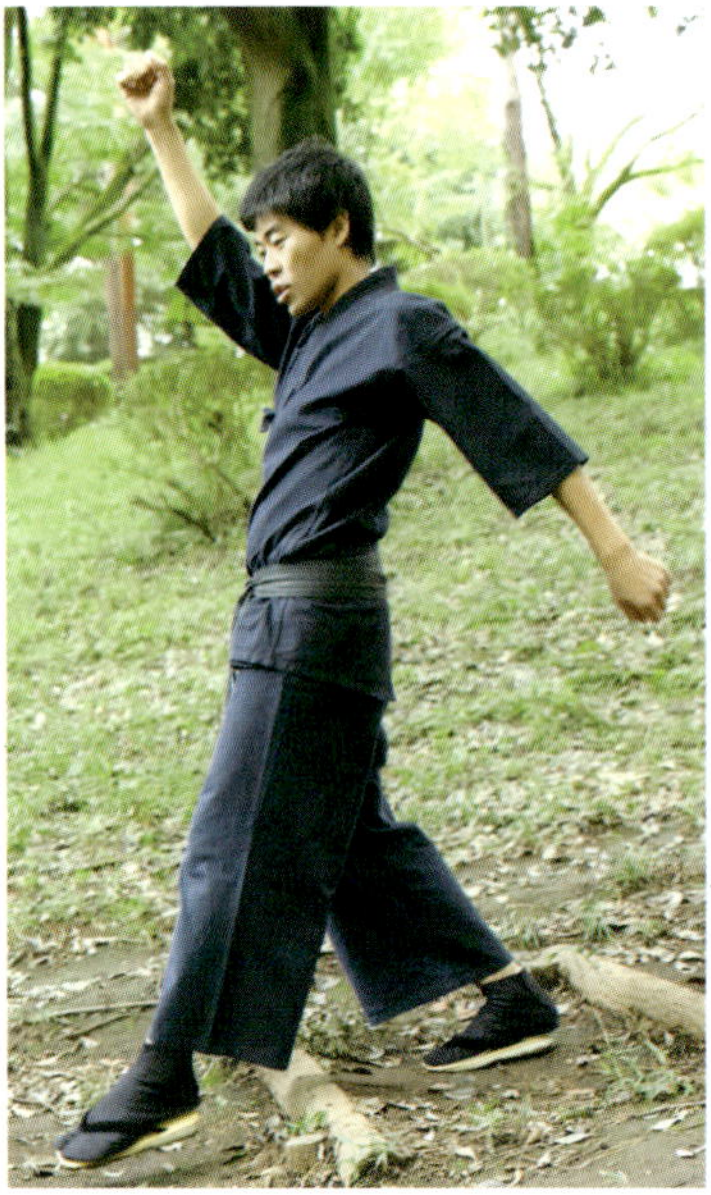

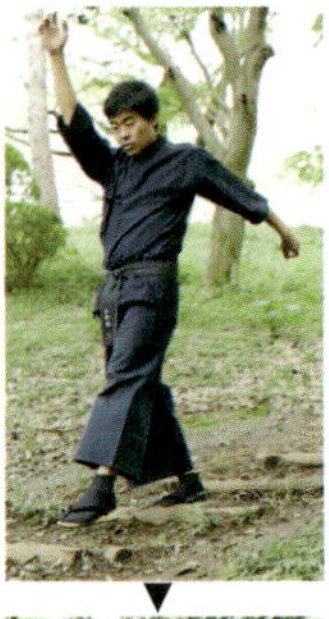

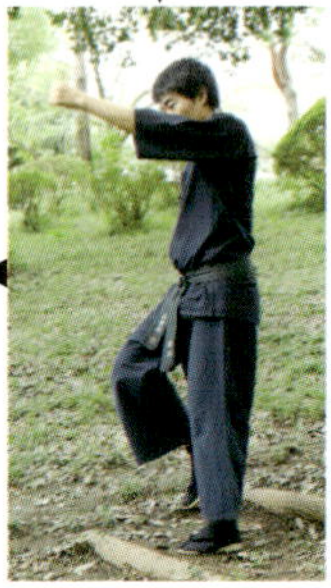

指先の力もリズミカルに使えば「歩く」力に変わってくれる

手と足の連動の応用編、その二。次章で解説する「指先の力」を利用する方法がこれ。指先にはかかと先と同じように、カラダのつながり感を増す力があります。要領は、指先を、歩く際に自由に閉じたり開いたりするだけ。それだけでカラダには安定感が、足の運びにも軽さが加わってきます。「大手を振る」ことで「歩く」をリセットした後は、「指先の力」へとサポート担当を変えてみるのもよいのでは?

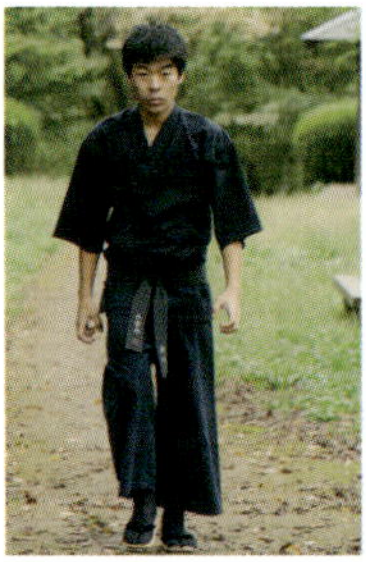

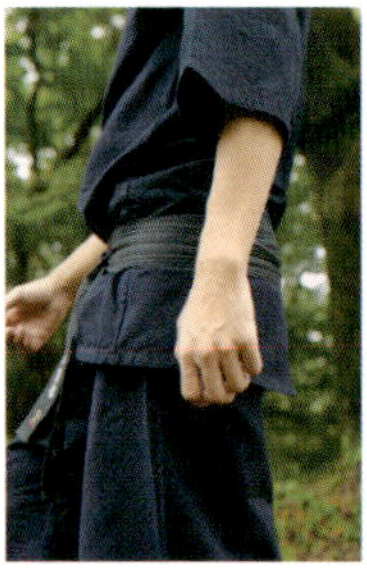

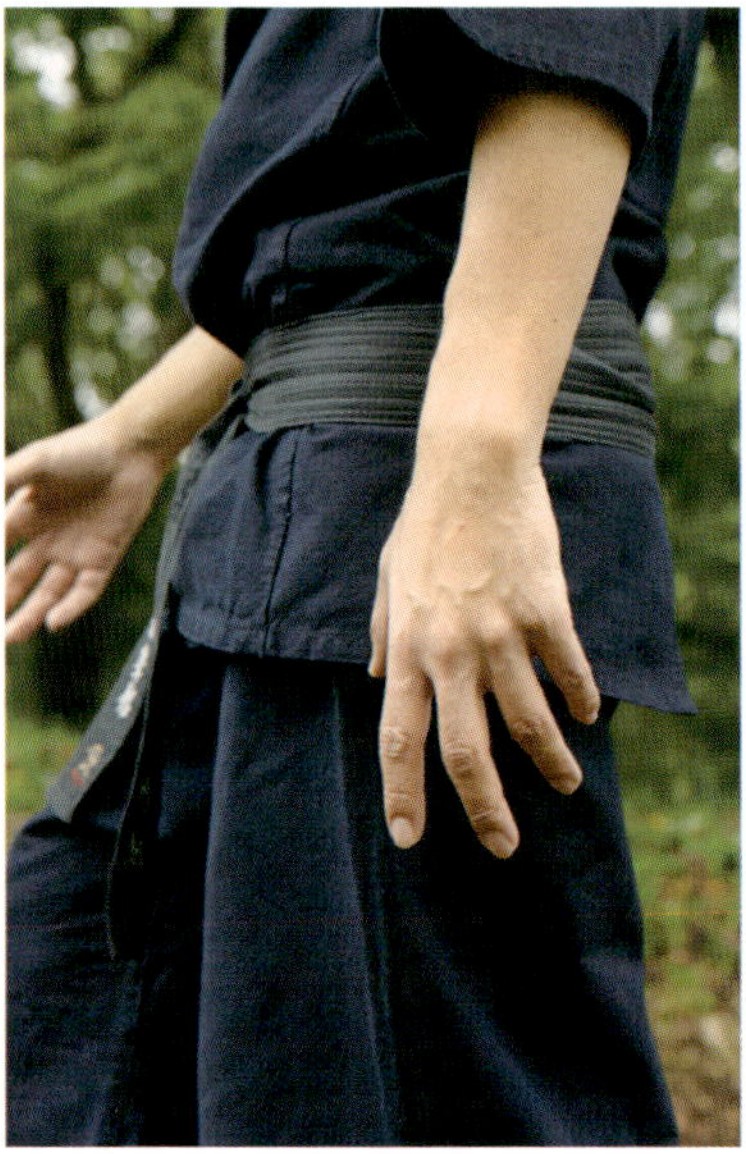

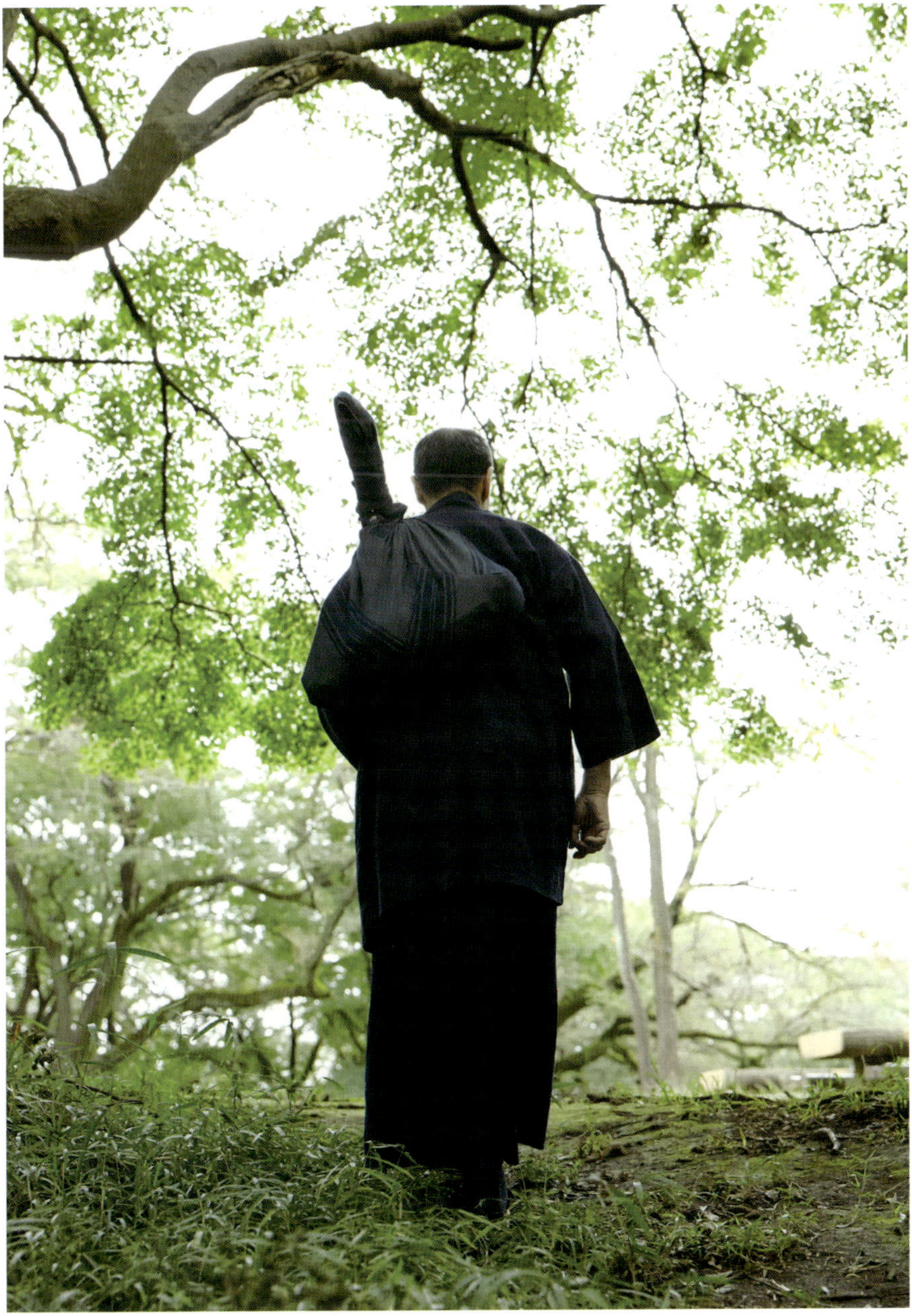

甲野善紀先生の「歩く」後ろ姿。
「指先の力」は陽紀先生の独創の技法のはず——が、
よく見ると善紀先生の右手はまさにそれを応用したかのよう。
足下は登山靴など無縁の和装にもかかわらず、
山道でも悪路でも変わらぬ「歩き」の安定感は、それゆえなのかもしれない…

のぼり・くだりが
一瞬にして楽しくなる！

武術のワザ「虎拉ぎ」(とらひしぎ)の不思議な力

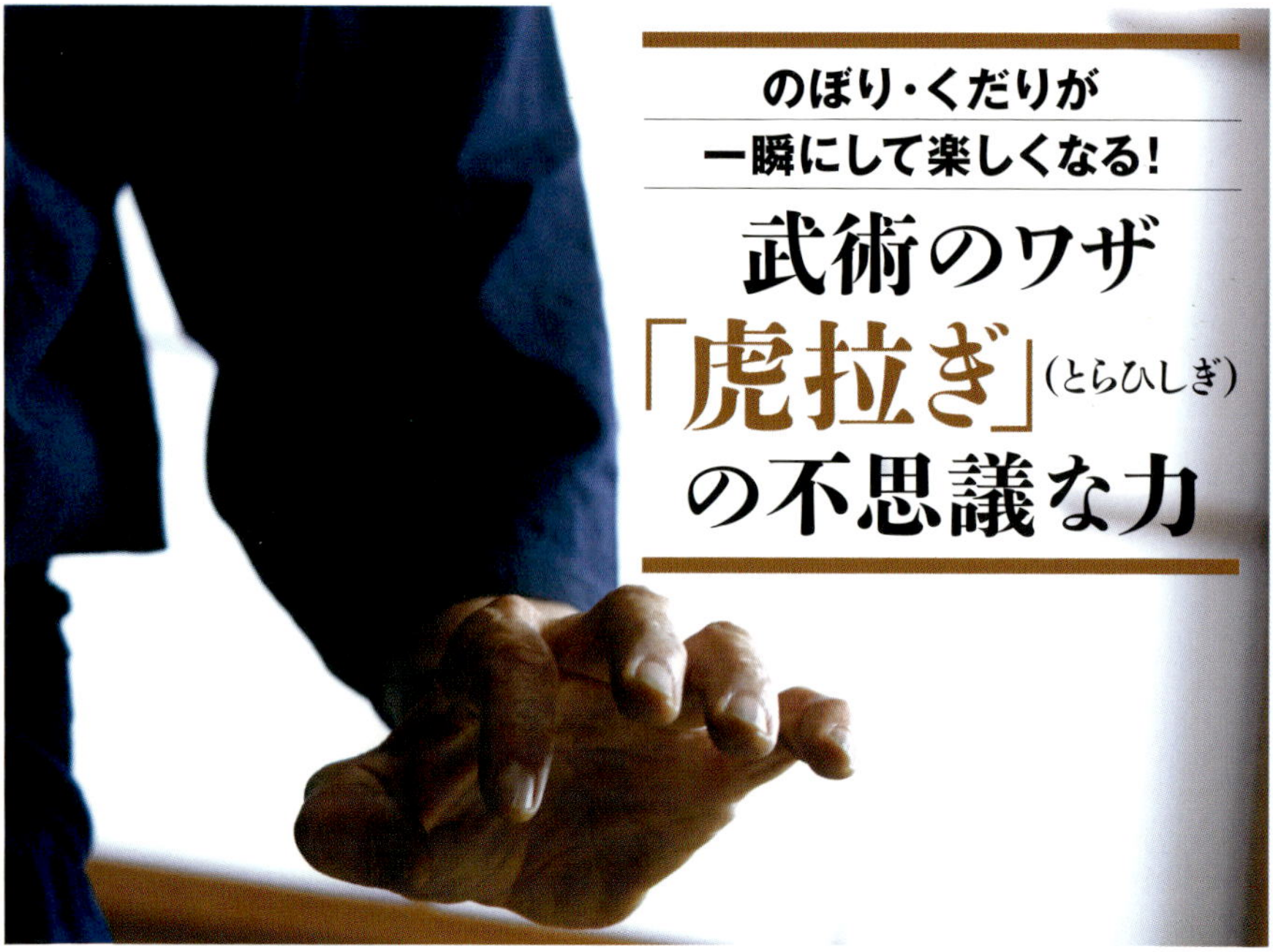

「虎拉ぎ」の元の形は二〇一〇年のフランスでの講習会で気づいたのですが、これによる脚部の強化という意外な働きは、若い武術研究者の北川智久氏の功績です。その意外な応用力を見ると、人間のカラダの不思議さを感じさせます。

親指を内旋し、次いでその動きに対抗するかのように人差し指を外旋させ、親指と人差し指をリーダーとして前腕から上腕に及ぶ腕の内部に拮抗状態をつくり出す。それが「虎拉ぎ」の手の形です。

その「不思議な力」の一端があらわれるのは、手のワザでありながらその威力が脚部にあらわれるということ。この「虎拉ぎ」を行なったときの安定感は圧倒的です。

もうひとつは、驚くほど威力のあるワザであるにもかかわらず、武術を知らない方でもすぐに習得でき、その効果が体感できるということ。階段や段差ののぼり・くだりといった、日常生活の中ではとくに安定感や慎重さが求められる場面でこそ、「虎拉ぎ」の本領は発揮されます。武術由来のワザの奥深さを実感してください。

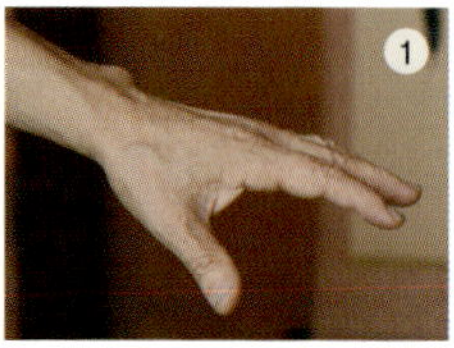

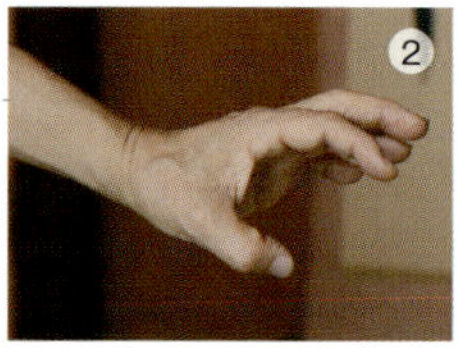

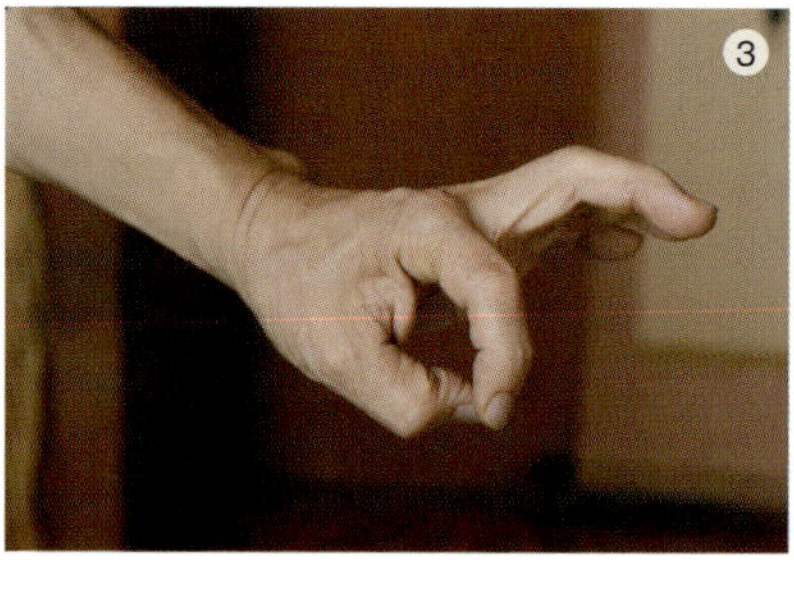

「虎拉ぎ」の手形 ❶手の甲を上にし、手のひらを開いた状態に ❷次に親指を手の内側へ絞るように回転させる ❸一方で人差し指はその反対方向へ回転。親指と人差し指の力が拮抗して、食い違う丸い輪のような形ができたら準備OK

「足で歩く」から「身体で歩く」へ

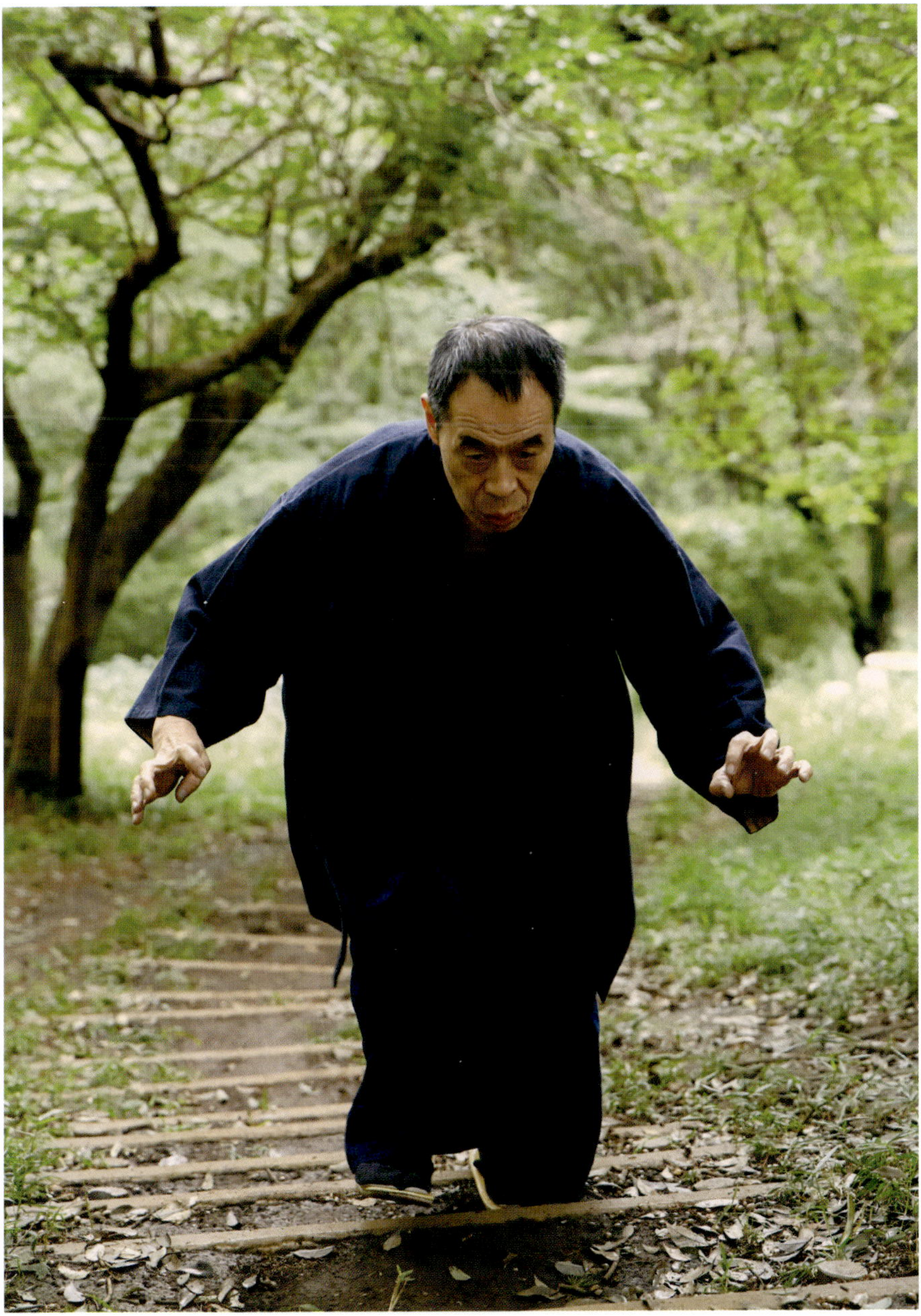

「勢いをくじく、押しつぶす」などの意を持つ
「ひしぐ」のイメージが重ねられたワザ「虎拉ぎ」。
本領発揮は階段や山道でののぼり、くだり。
足下に起伏があっても、カラダは抜群に安定する

くだりが教えてくれる「虎拉ぎ効果」

抜群の安定感！

ぶれない「歩き」は楽しさを生む

「くだりこそ要注意」は坂道歩きの原則。疲れを感じながら、足下の不安定な山道を歩くときは、とくに実感することだと思います。

こうしたくだり道でいちばんに期待できる「虎拉ぎ効果」といえば、「カラダの安定感の回復」。「虎拉ぎ」をかけた途端、停電していた家に電気がぱっと戻るように、カラダの中にもしっかりとした安定感が生まれます。

こうなれば少々の足下の悪さでは、カラダはぶれません。安定感は自ずとスピードにもあらわれますが、カラダは足下から頭まで一本の軸線でつながっているかのような動きをしますから、そこには怖さはなく、むしろ実感するのは「楽しいくだり旅」なのです。

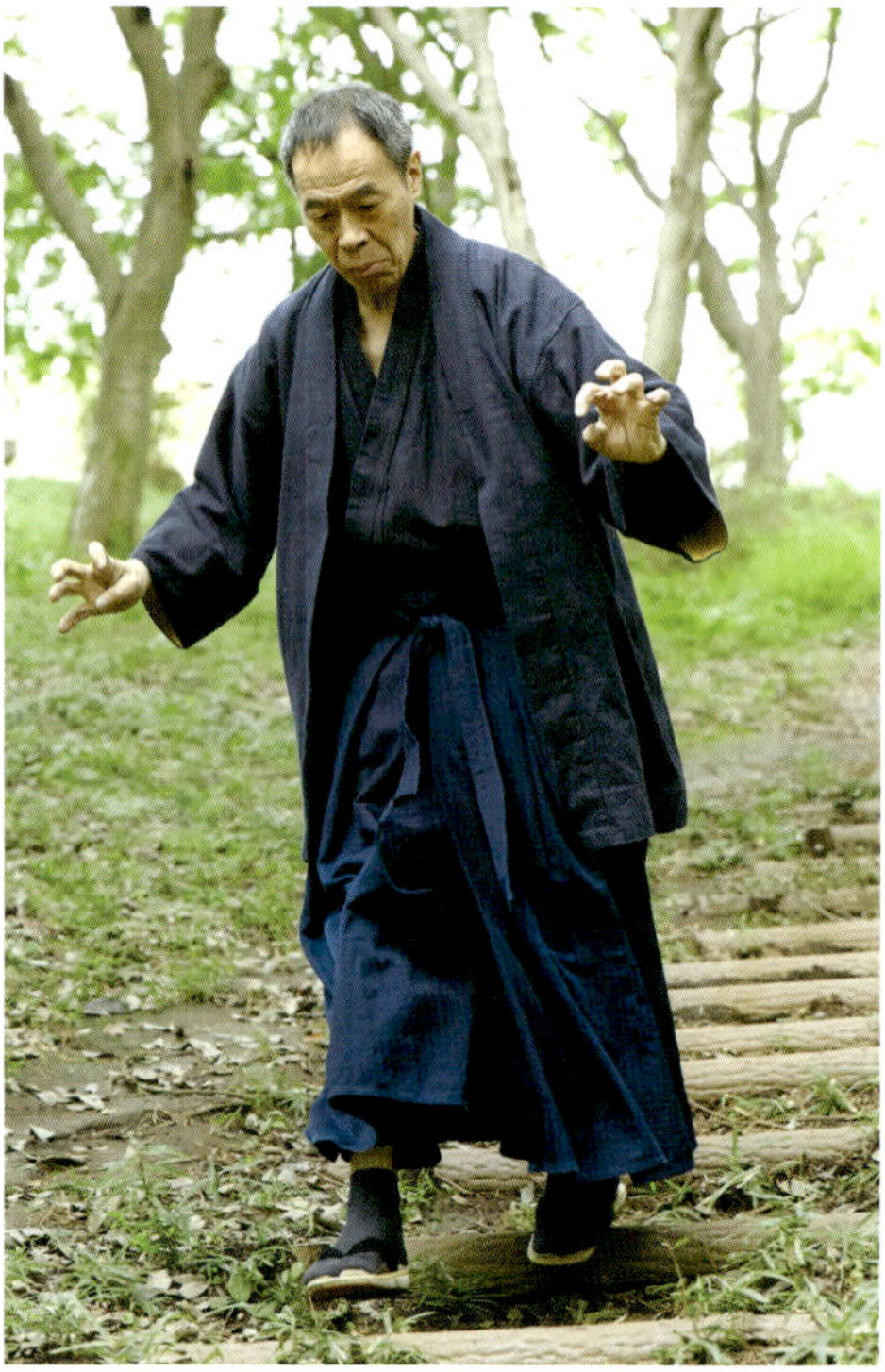

坂のくだりで、やや前のめりにも見える姿勢がとれるのは、「虎拉ぎ効果」のあらわれ。横から見ると足から頭までがほぼ一線の上に。カラダがひとつになって動いているのがよくわかる

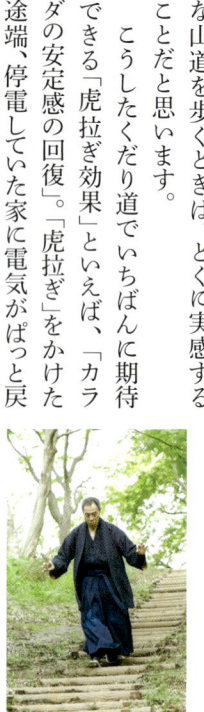

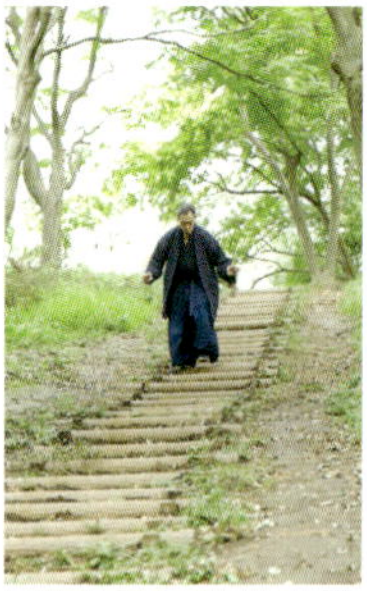

「虎拉ぎ」が生み出す抜群の安定感は、駆けおりるスピードにも反映。善紀先生は二十段以上ある階段を危なげなく、一息で駆けおりている

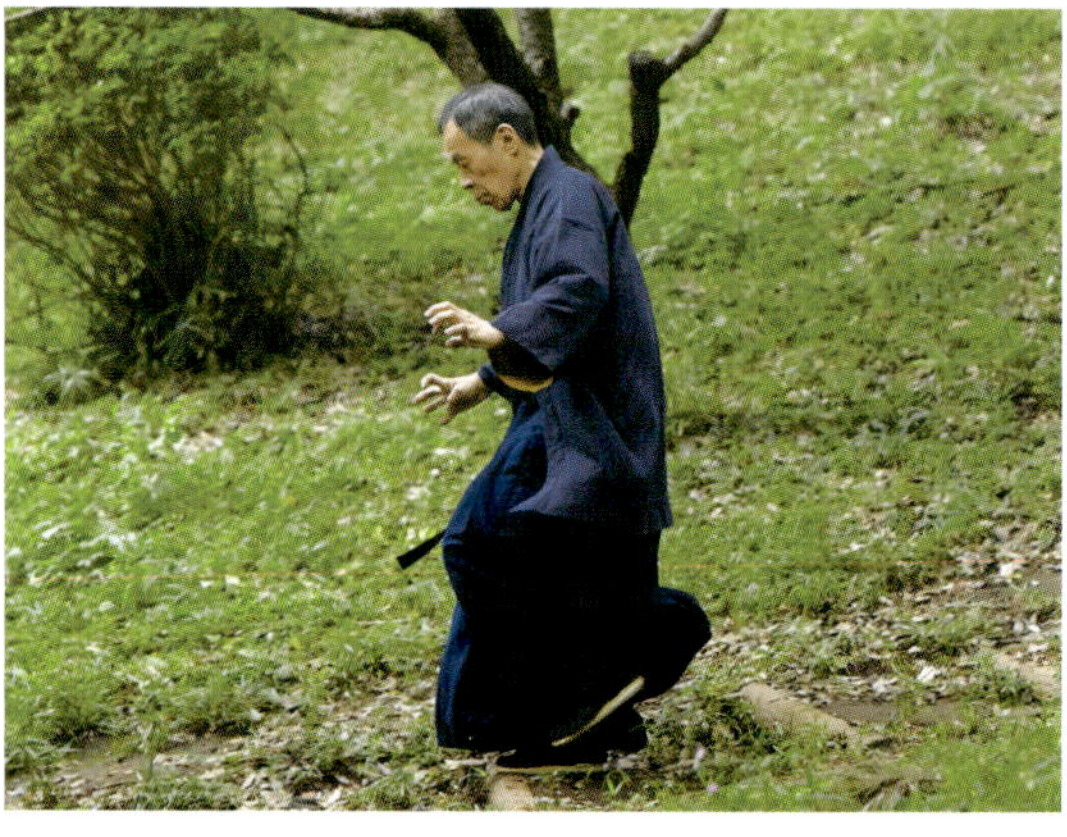

のぼりのときに実感する「虎拉ぎ効果」

速さと軽快さ！

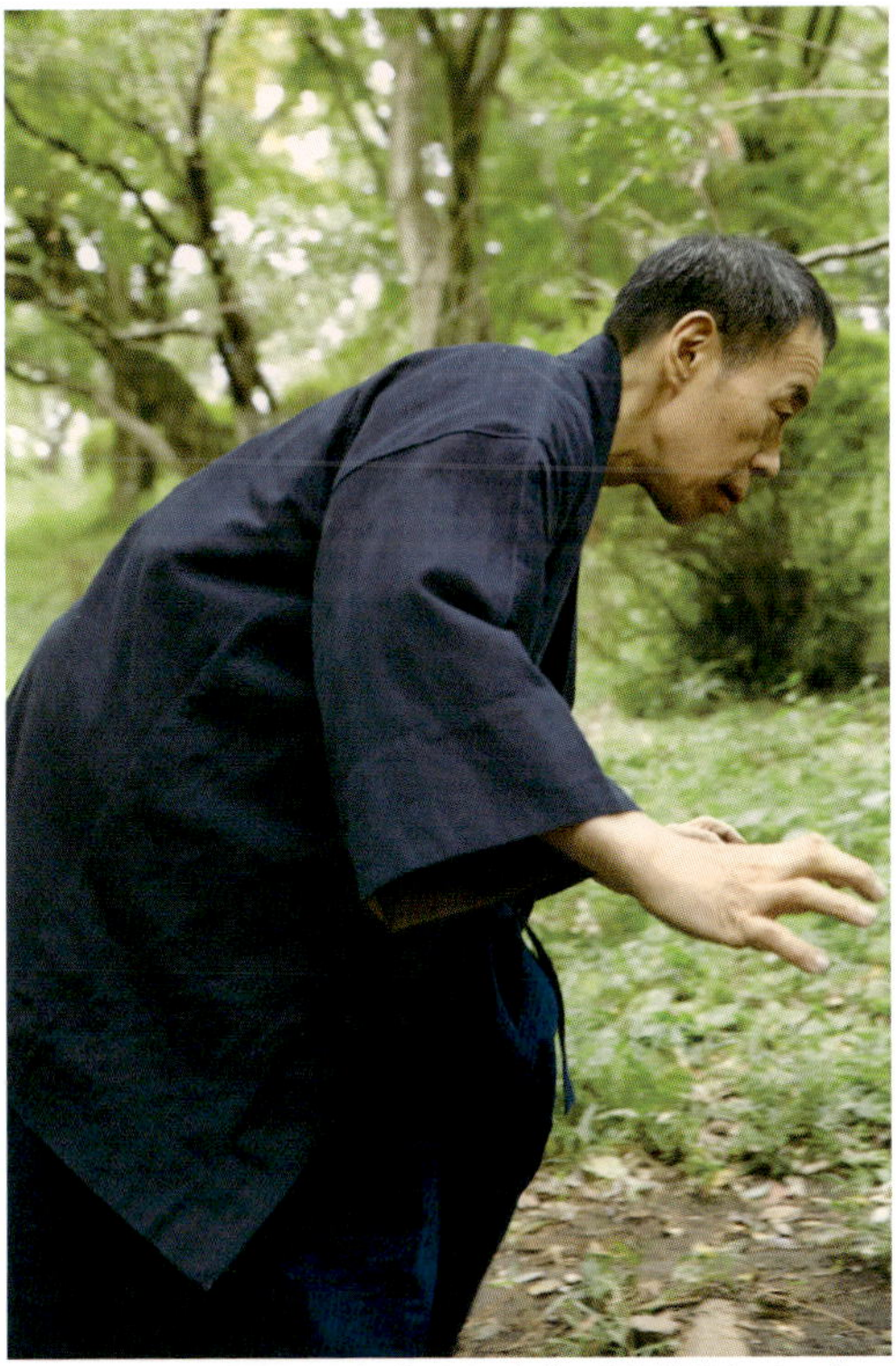

踏み出した足に間髪を入れず、腰、上体、頭が連動していく。残る足は結果として回収される。実にシンプルな動作！

足がひとりでに前へ前へと伸びていく

カラダの中に一本の軸が入っているかのような——「虎拉ぎ」をかけたときのカラダの動きを外側から見たときの印象です。

それは、カラダ全体がひとつになって動こうとしている結果ともいえます。逆にいえば、それが可能なカラダのつながりができている、ということ。

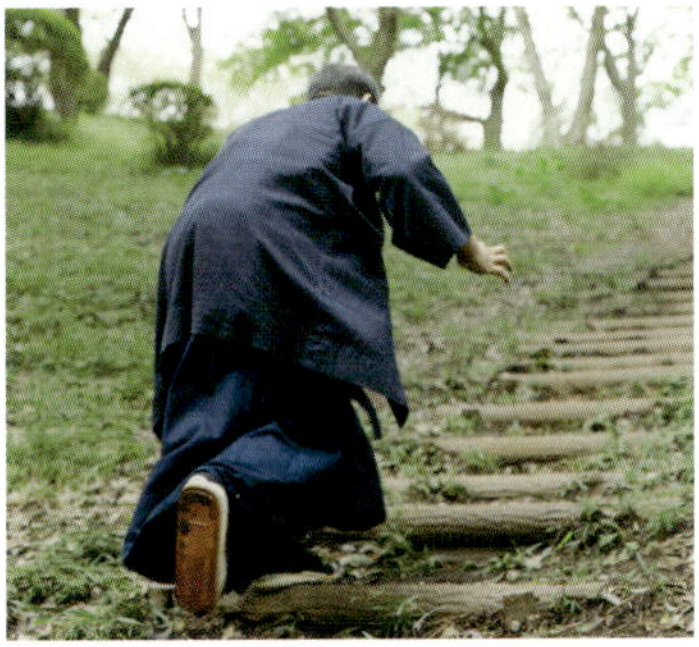

ほとんど駆け上がるかのような速さで、奥行きのある階段を一気に。ふつうの階段なら一、二段飛ばしで

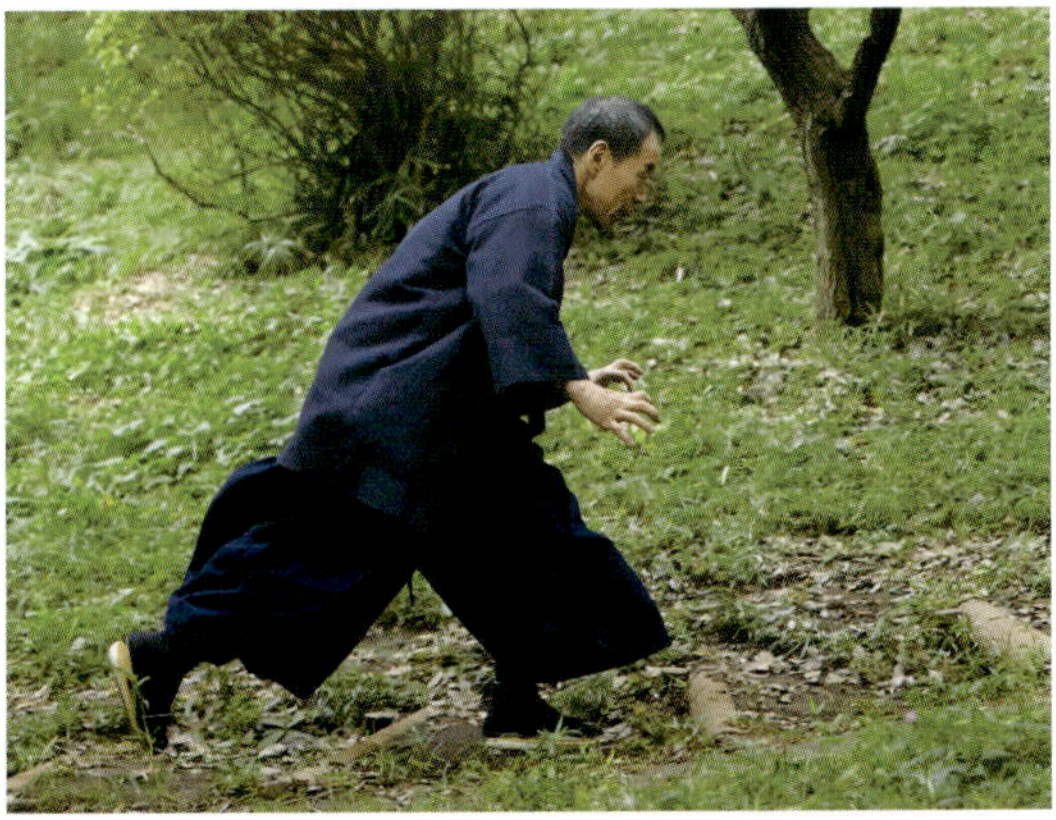

そうした「虎拉ぎ効果」を最大に期待できる場面といえば、「階段や坂道ののぼり」。

「虎拉ぎ」をかけた途端にまるでエスカレーターが内蔵されているかのように足の運びが軽快になります。駆け上がるような速さで、楽々とのぼっていくときの気分はなかなか爽快なものです。

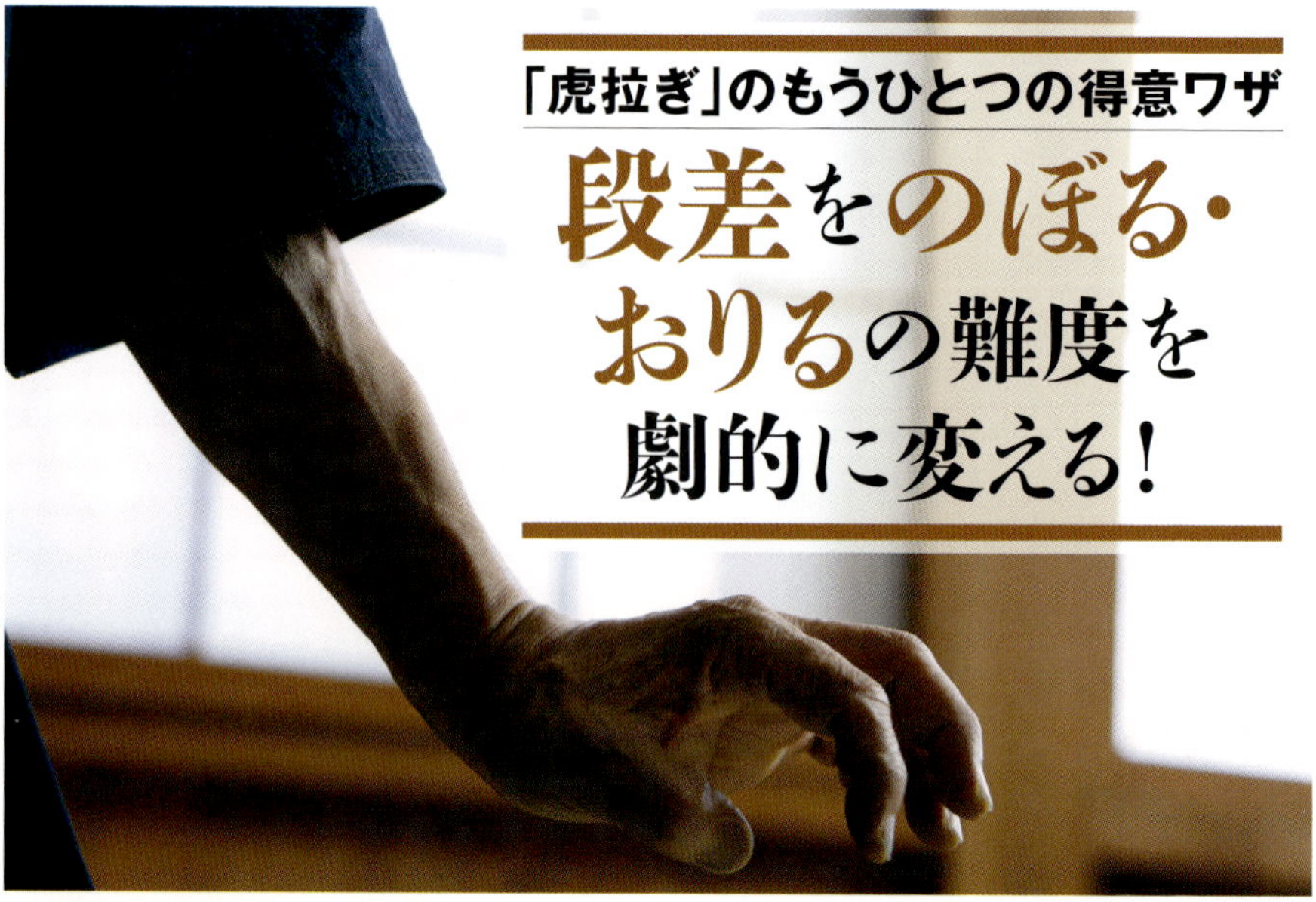

「虎拉ぎ」のもうひとつの得意ワザ

段差をのぼる・おりるの難度を劇的に変える！

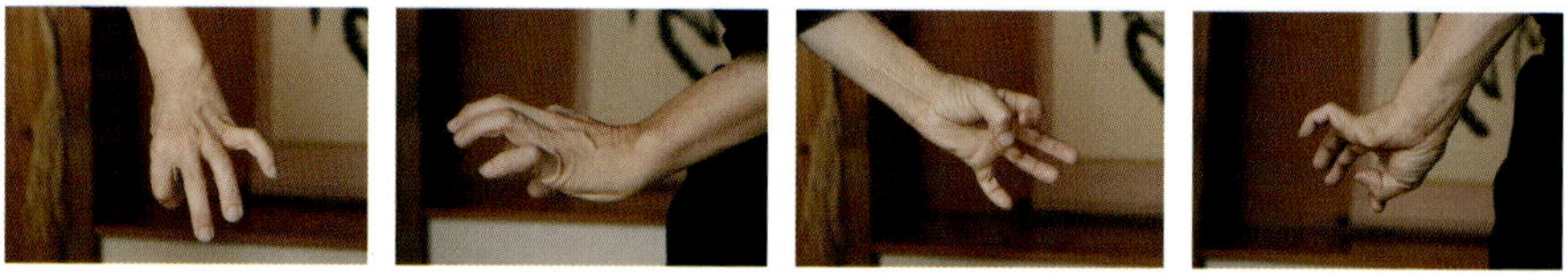

高く足をあげるとき。大きく踏み出すとき。カラダはどうしてもふらついてしまうもの

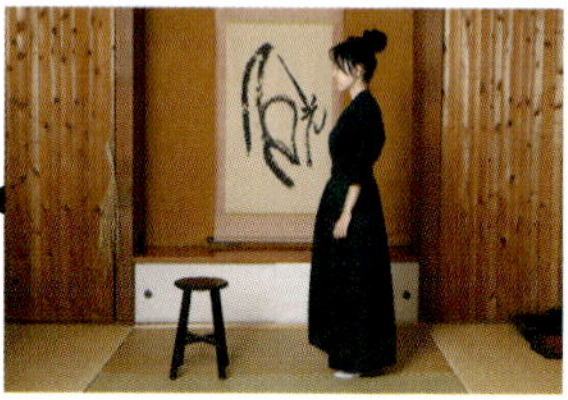

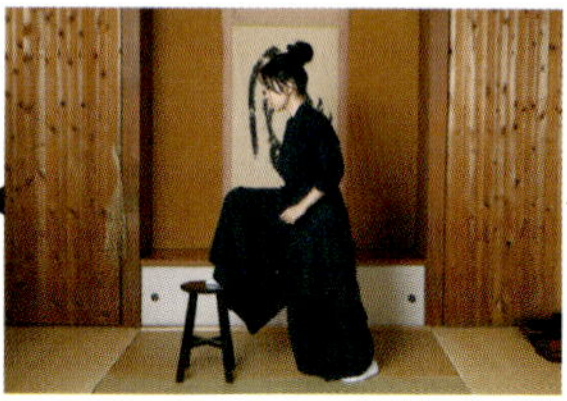

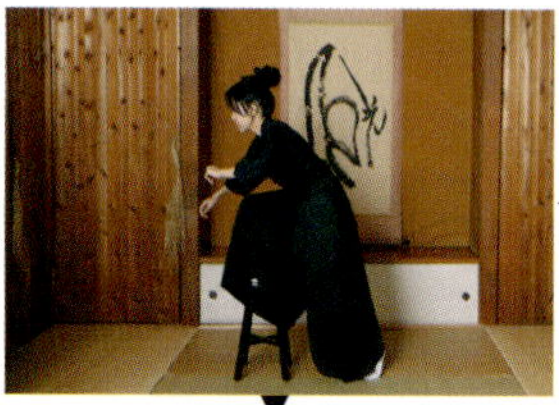

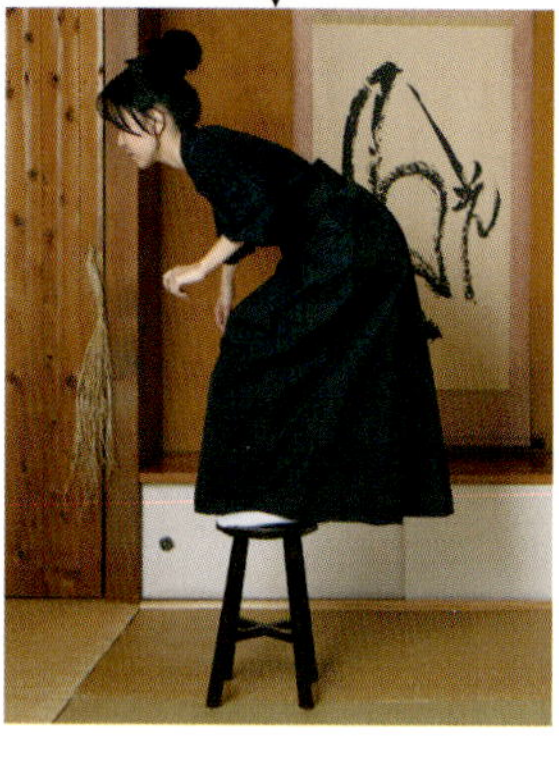

高いところにあるものを取るために、スツールのような踏み台を使うとき。スツールに足をかけようと足を高くあげると、どうしてもカラダは左右にふらついてしまうもの。まして、少し離れたところからのぼるときには、さらに前後が不安定に。スツールの上に立った後も、不安定さは残るので、手でバランスをとらなくてはならず、ものを取るにも一苦労…ということになります。逆にいえば、上体と下半身のつながりがしっかりしていれば、不安定さは消えるということ。ここで「虎拉ぎ」が登場ということに…。

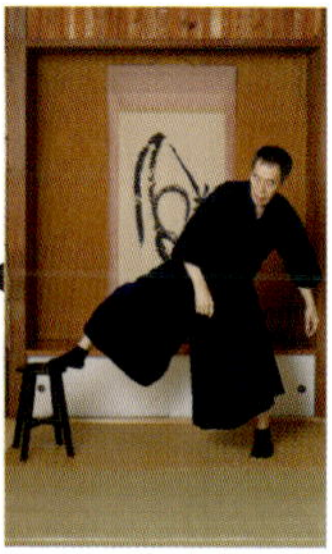
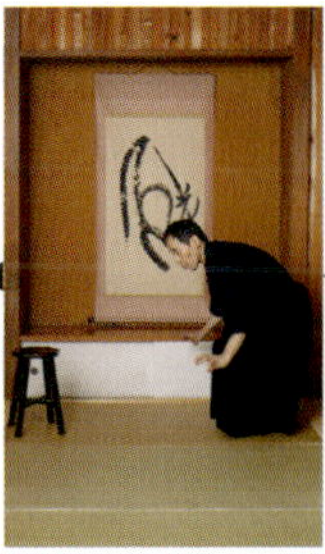
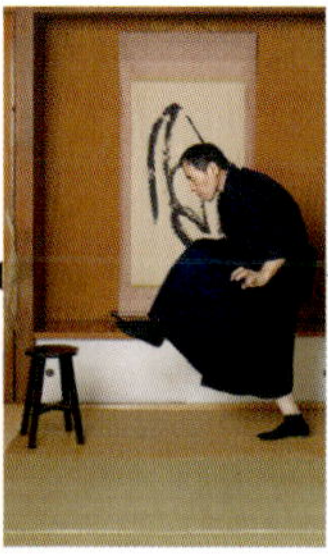
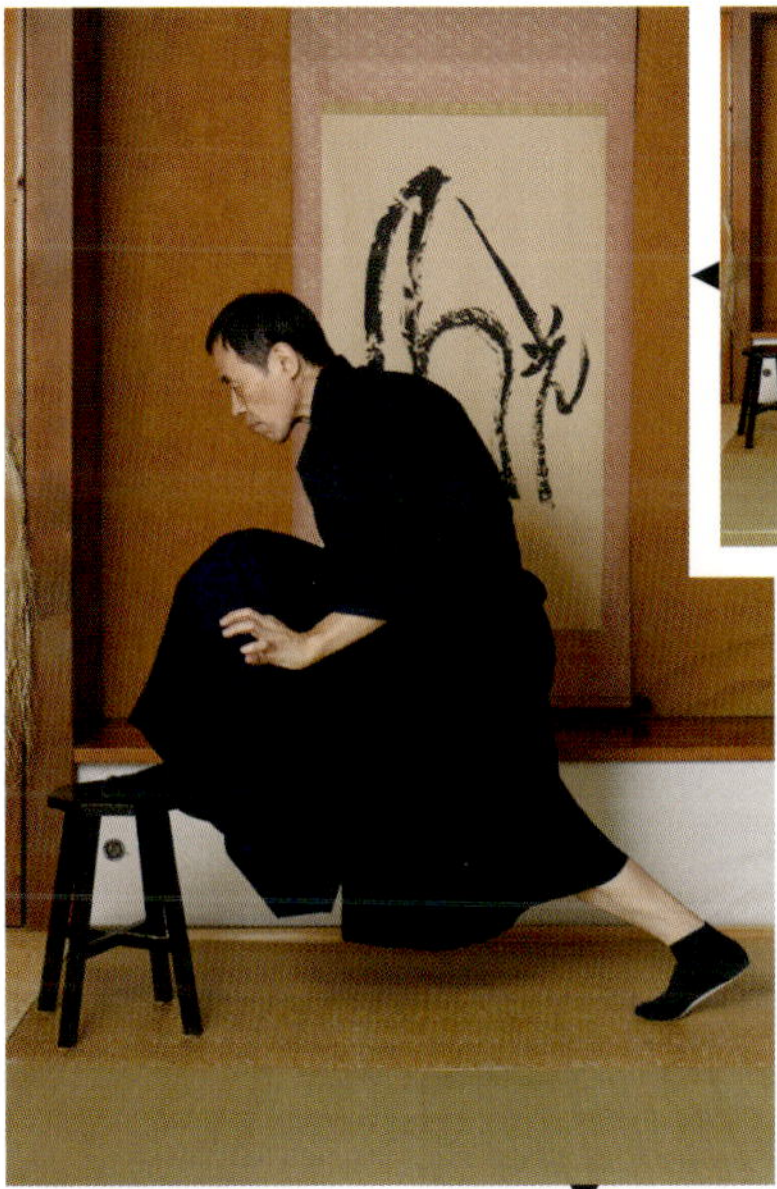

この距離からスツールへというのは無謀かと思いきや、ふつうは後ろ足に体重が残り動けないところに「虎拉ぎ」登場！ 途端に踏み出した足と一緒に腰がついていき…

そんなときは、迷わず「虎拉ぎ」。カラダ全体がしっかりまとまって、なんとも不思議な安定感が自然に生まれます

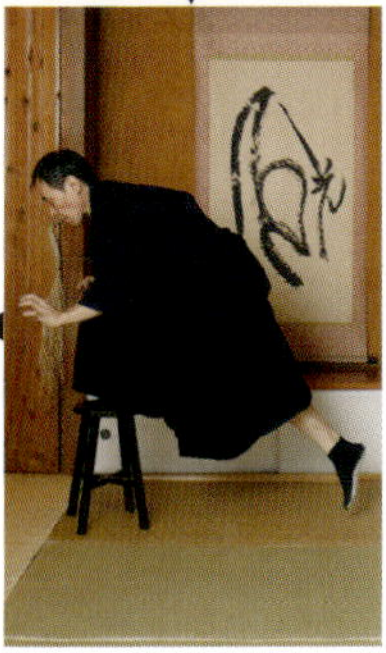
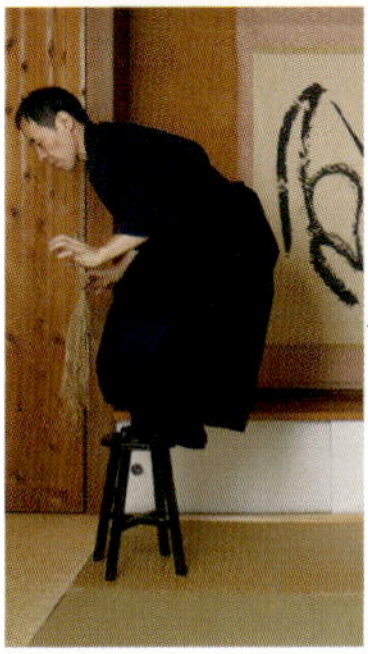

体重移動もスムースに、スツールへの乗り移りに成功！ 途中もまったく、グラグラしないこの安定感はだれでも体感できる「虎拉ぎ効果」

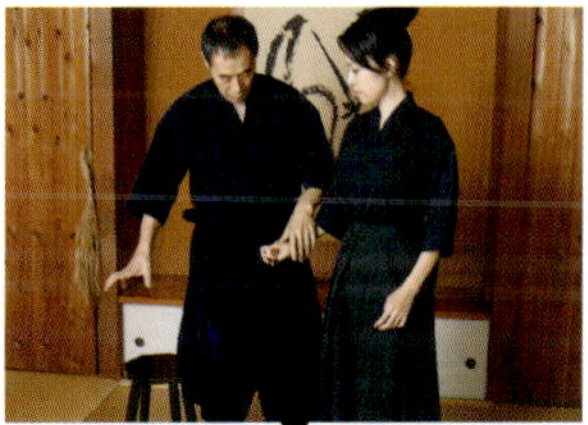
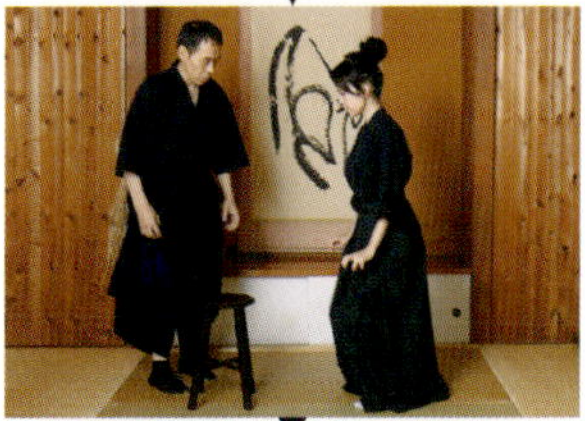
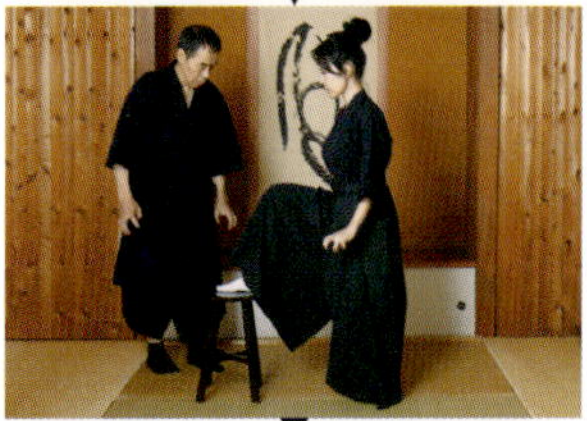
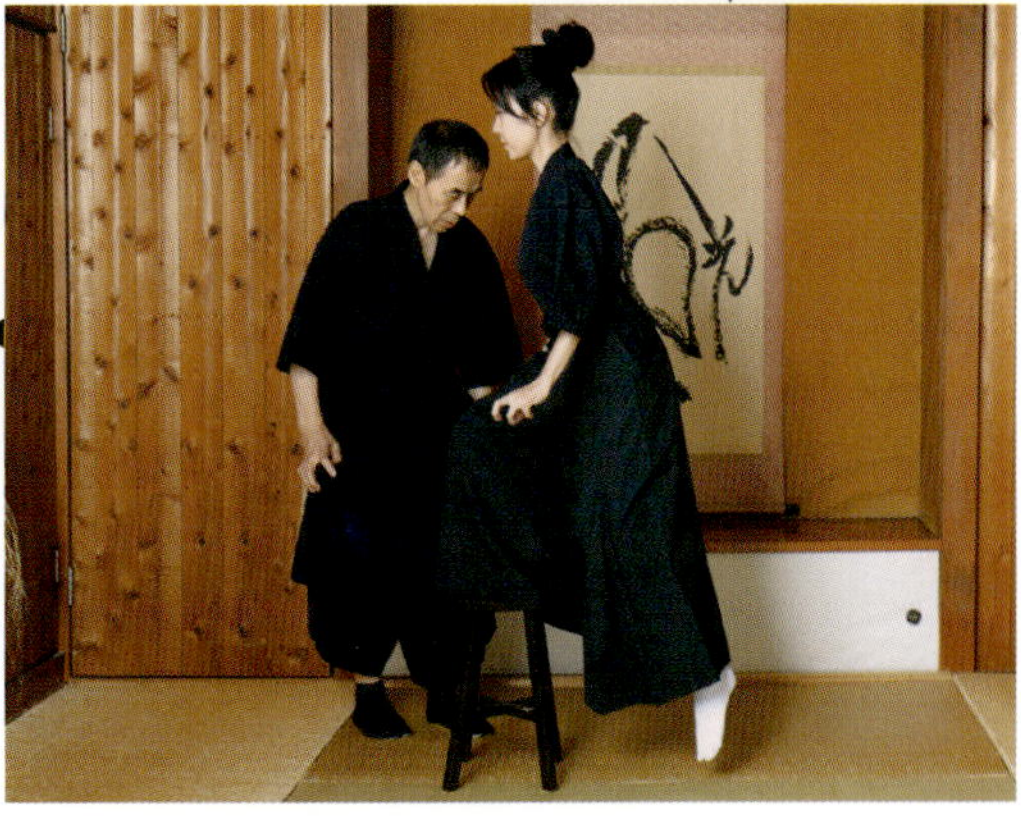
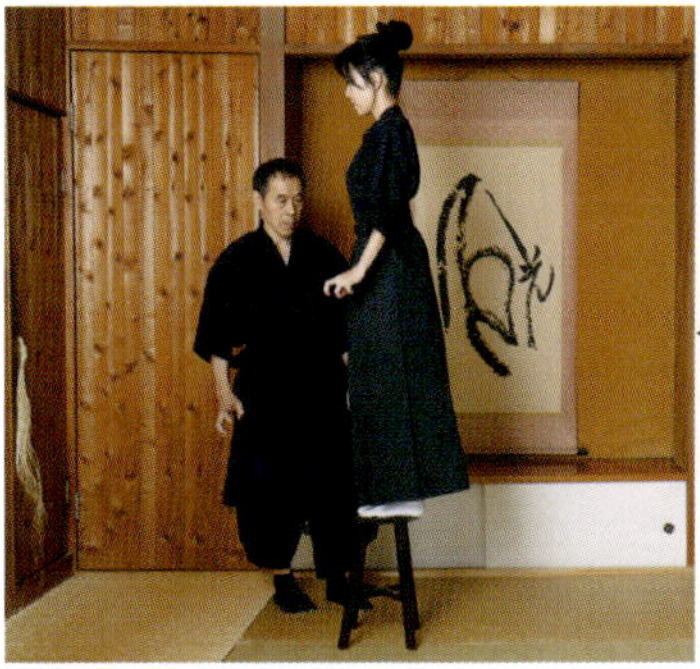

はじめは、無理をせず段差の近くから。踏み出す前に「虎拉ぎ」の手をつくり、一歩ずつ。段差の上でも「虎拉ぎ効果」は持続する

「虎拉ぎ」ありの場合

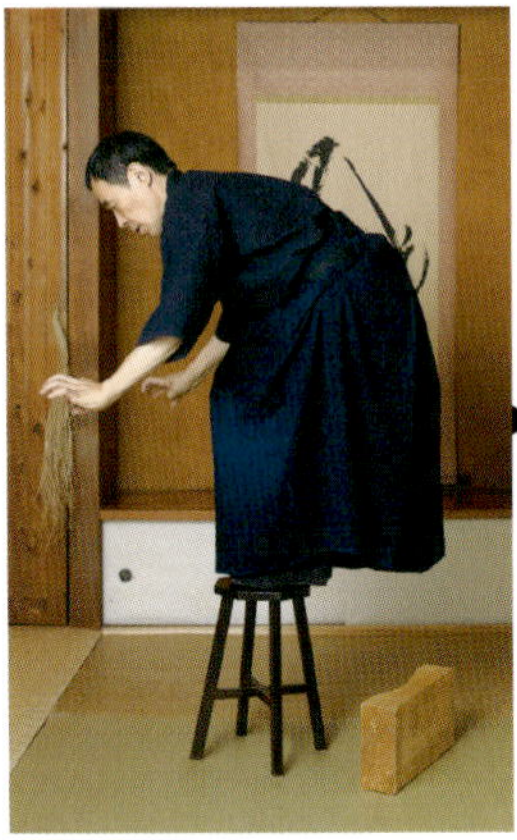

段差の上から後ろ向きにおりるときの「虎拉ぎ効果」を検証しようというのですが…

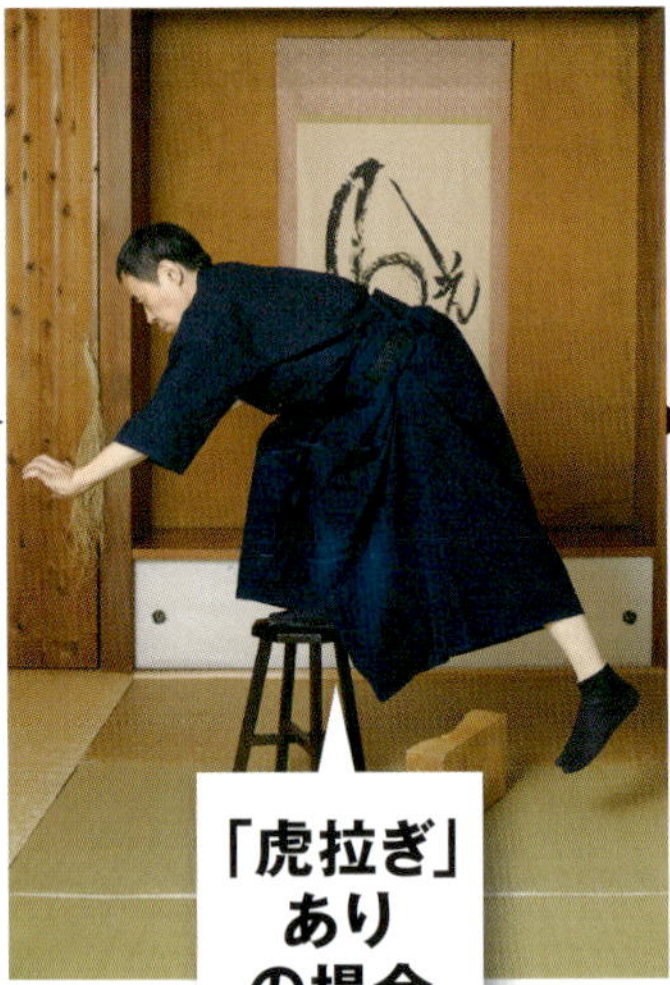

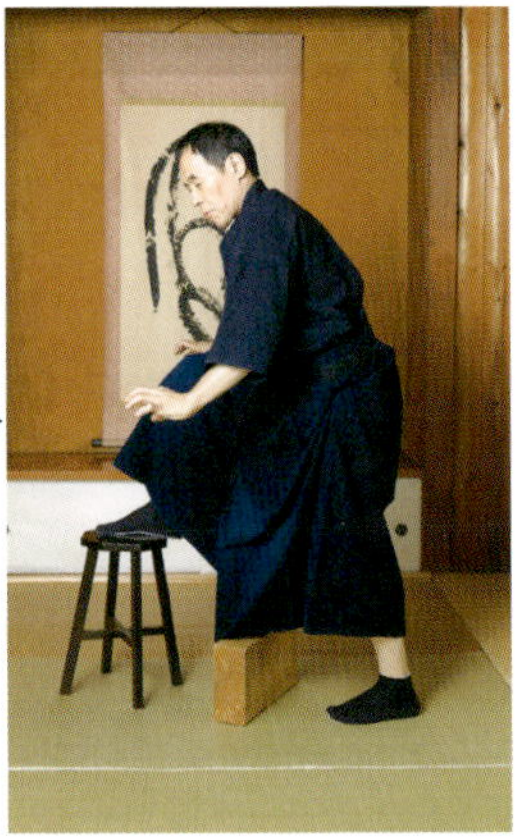

後ろ向きでおりる際に障害物があるのは難関。でも「虎拉ぎあり」の安定感なら心配無用

イスや脚立、高さのある台から後ろ向きにおりなくてはいけないときもよくあります。そんなときの「虎拉ぎ」の効果は？

段差からのくだりが要注意なのは山道と同じです。とりわけ後ろ向きにおりるとなると、不安定さに不安が上乗せされて、格段に気を使うことにもなりますが、そんな場面だからこそ「虎拉ぎ」の効果が実感できるともいえます。

大事なことは、慌てずにまず、台の上で「虎拉ぎ」の手の形をつくること。そして、片足ずつゆっくりと着地点を探していく。途中でカラダが揺れることなく足を運ぶことができれば、「虎拉ぎ効果」が十分に活かされている証拠です。

「虎拉ぎ」なしの場合

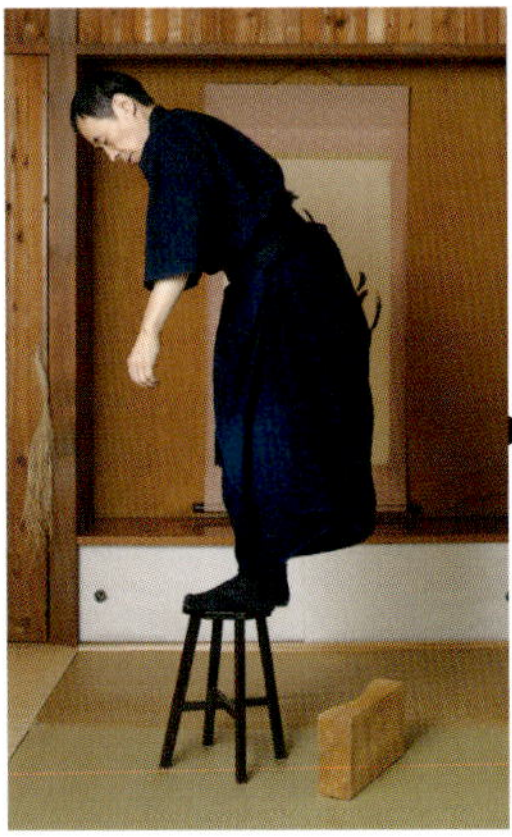

不安定感は見ていてもハラハラするほど。やはり手が動いて足を助けようとしている

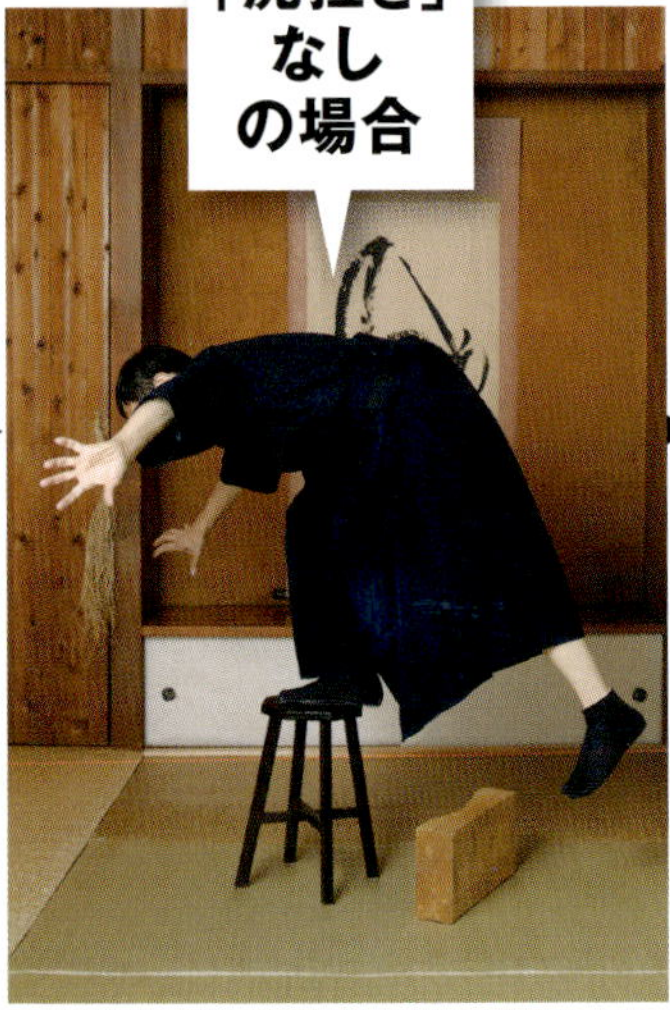

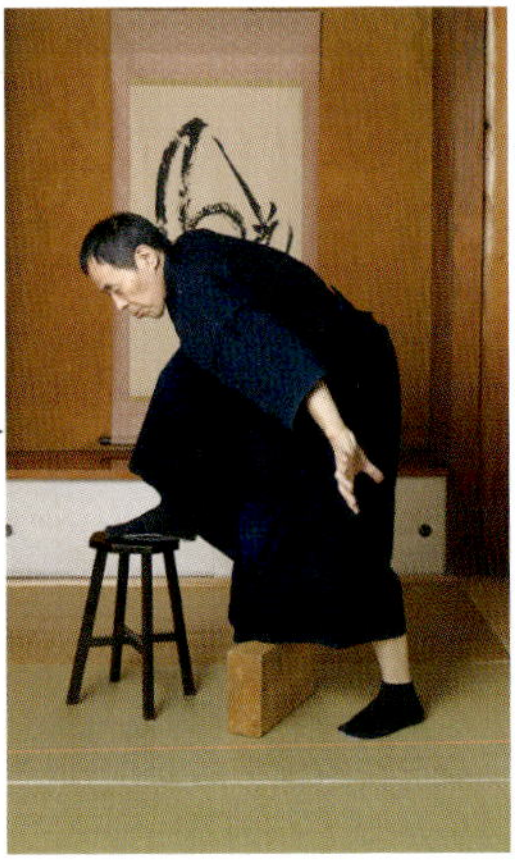

上体が前のめりになったままの着地。スツールにのっている足には体重がまだ残っている

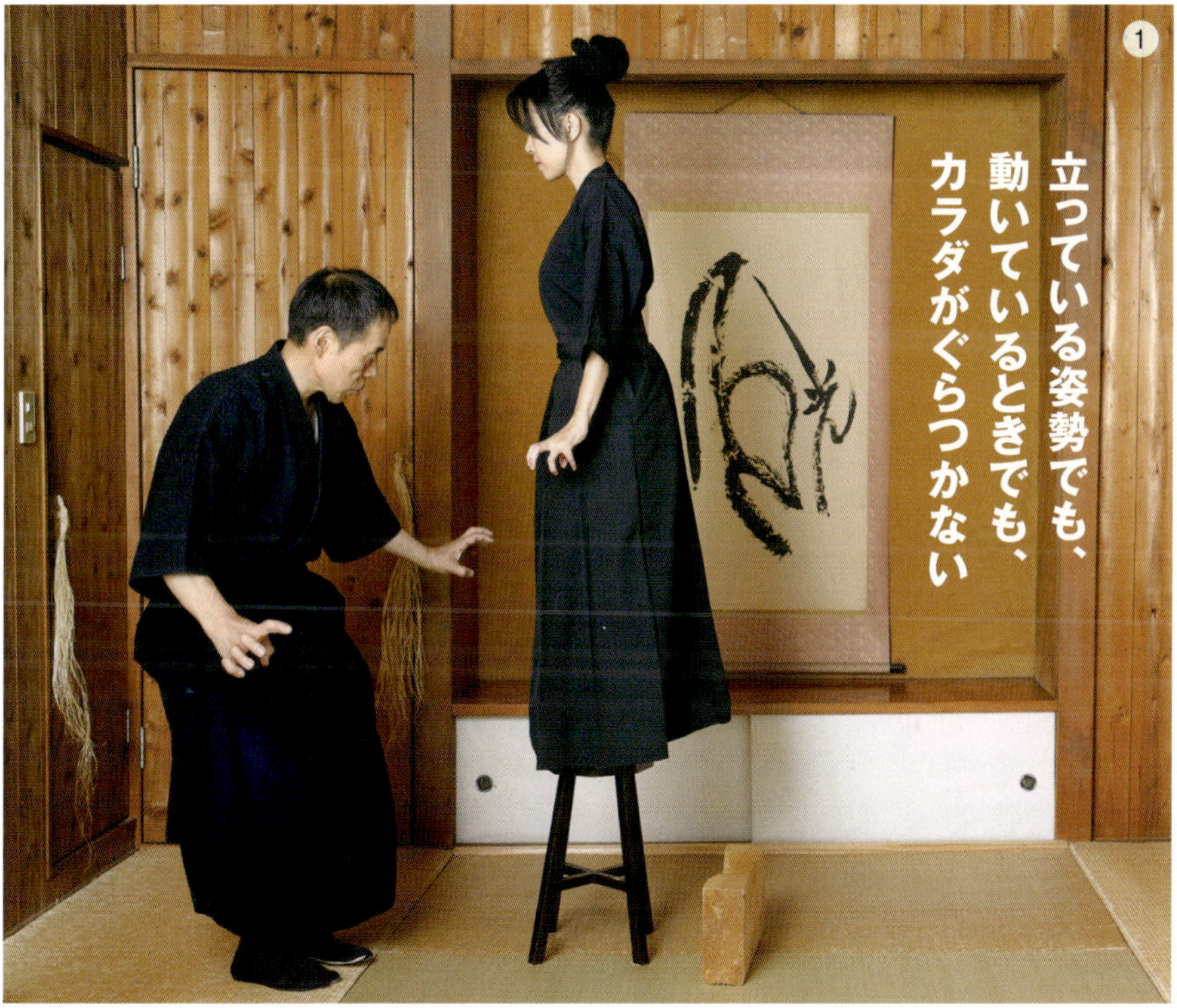

立っている姿勢でも、動いているときでも、カラダがぐらつかない

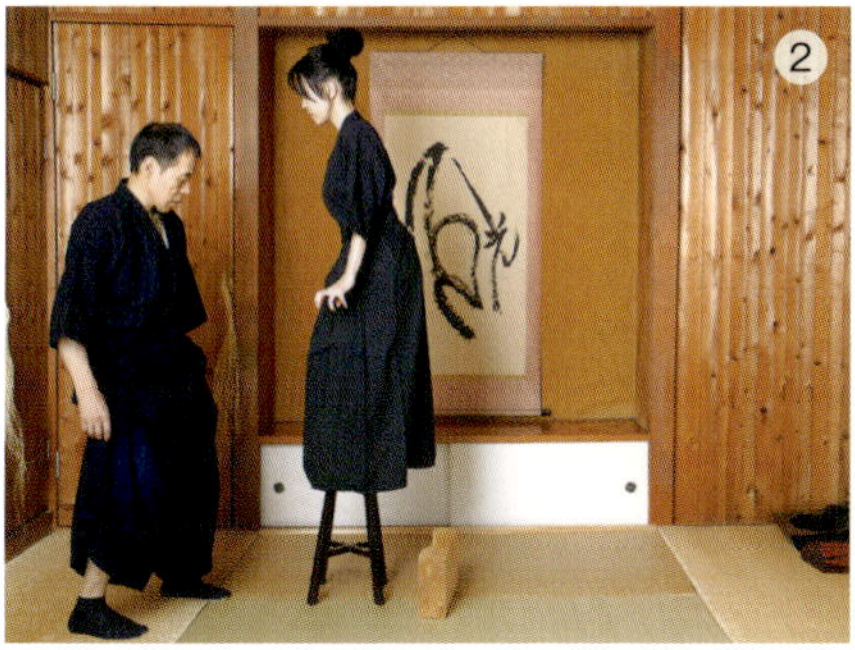

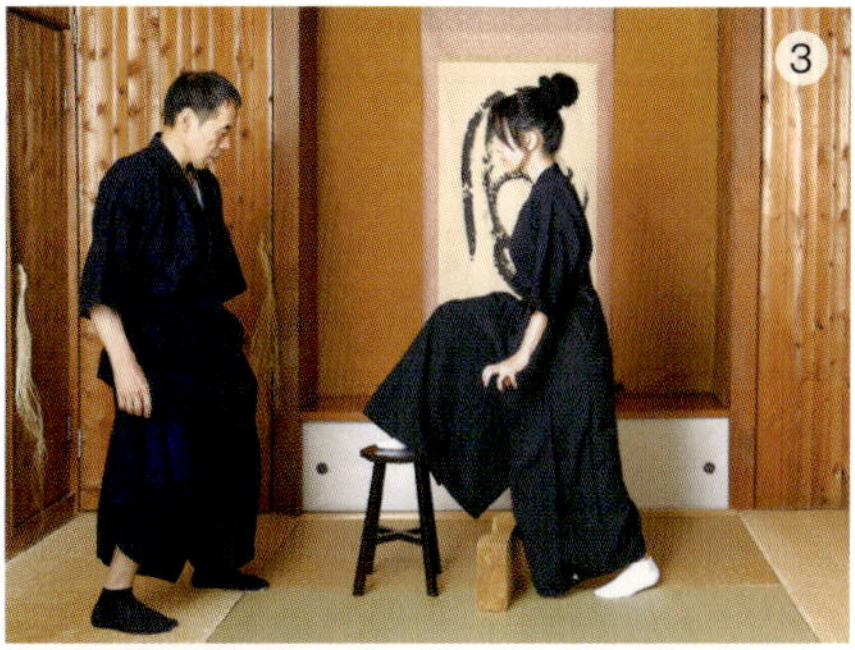

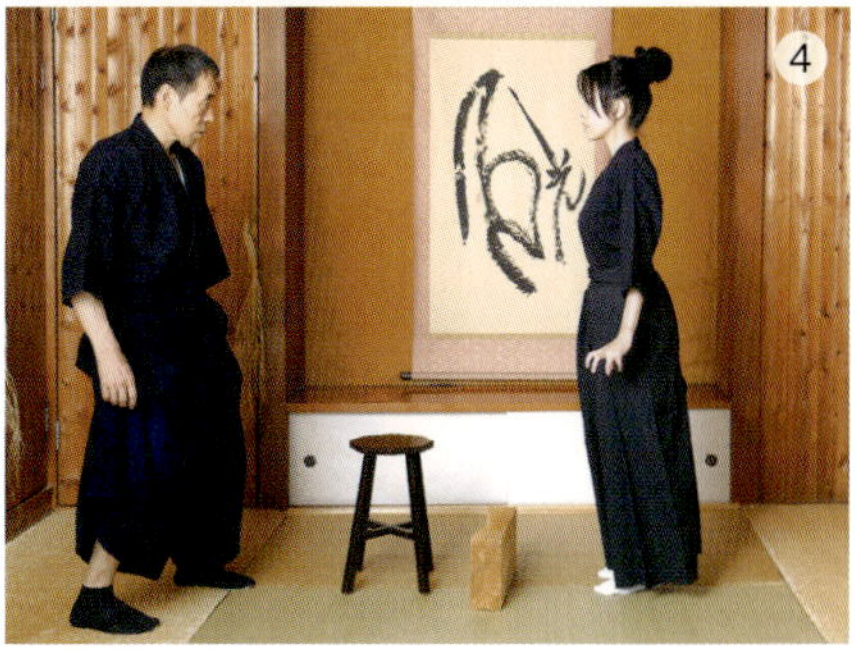

❶スツールの上でまず「虎拉ぎ」。上体が揺れないので足下にもすでに安定感が感じられる。高いところに収納したものを出し入れするときも、「虎拉ぎ」をかけるとカラダが落ち着く
❷片足を後ろに踏み出す直前。上体はほんの少し傾いているだけ。これなら足の踏み出しも安定するはず
❸スツール脇の障害物もまったく気にならない様子で見事な着地。上体がぐらぐらせず、頭も背中の傾きの延長線上に
❹無事着地後の位置を見ると、スツールからの距離も結構あったことがわかる。後ろに大きく足を引くことができるのは、上体の移動もスムースな証拠

Experience

「虎拉ぎ効果」を体感してみよう!

Experience

手のワザなのに足腰が見違えるように強靭になる。寝技にも持ち込まれない

「虎拉ぎ」の驚くような力を「身をもって」体験したい方はこんな稽古を試してみるのもいいでしょう。ひとつは、脚部がどのぐらいの強靭さに変わったかを体感できる稽古。もうひとつは、カラダ全体から出る力の強さがどう変わるかを体験するもの。いずれも「虎拉ぎ」の有無で形勢が一変します。女性でも男性を跳ね返すほどの力が出る「虎拉ぎ」。不思議な体感です。

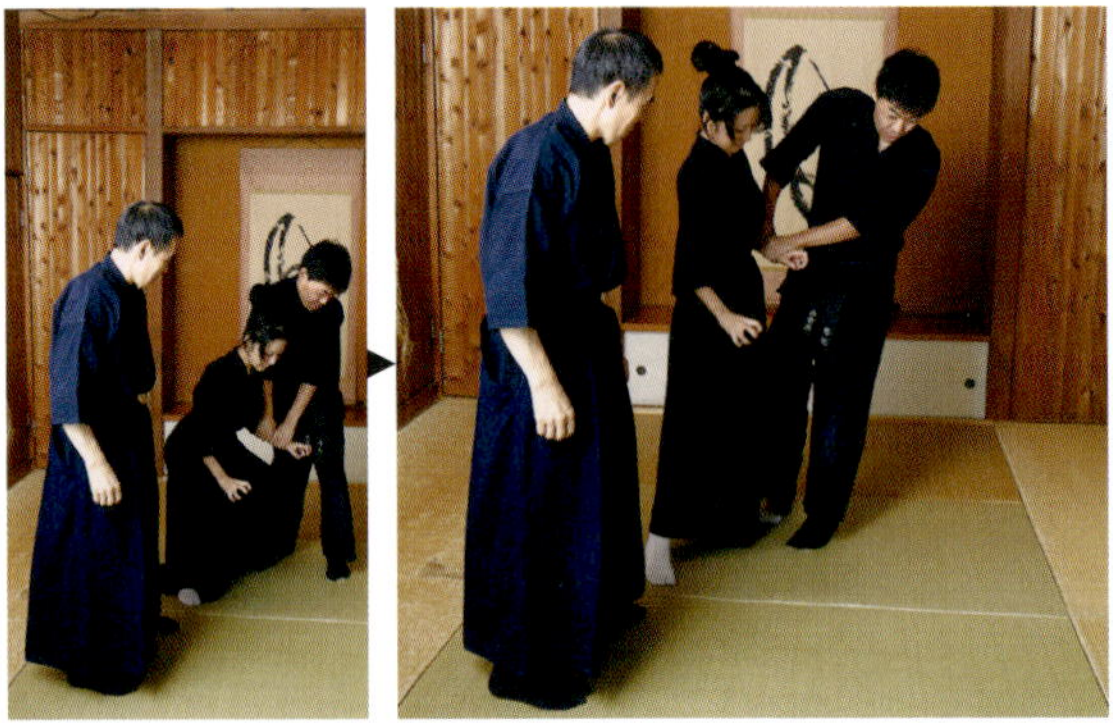

女性でも「虎拉ぎ」を使えば、男性の力を跳ね返すほどの力を引き出すことができる

「虎拉ぎ」ありの場合

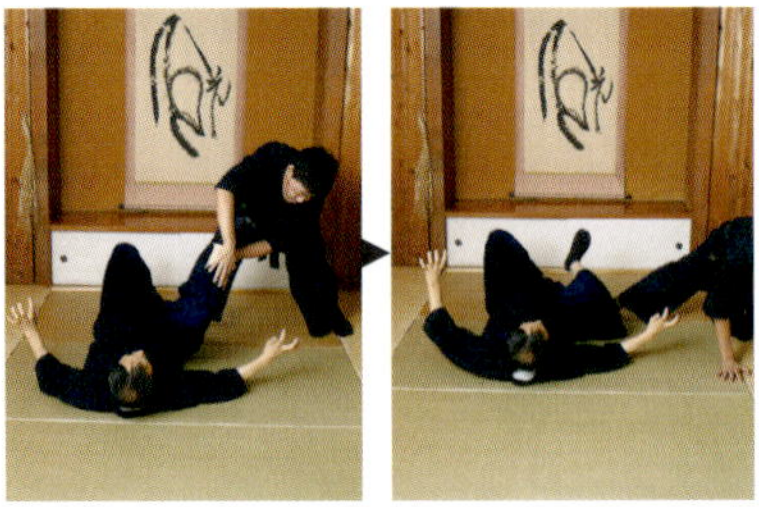

横からの力には弱いはずの脚部が「虎拉ぎ」をかけると一変!

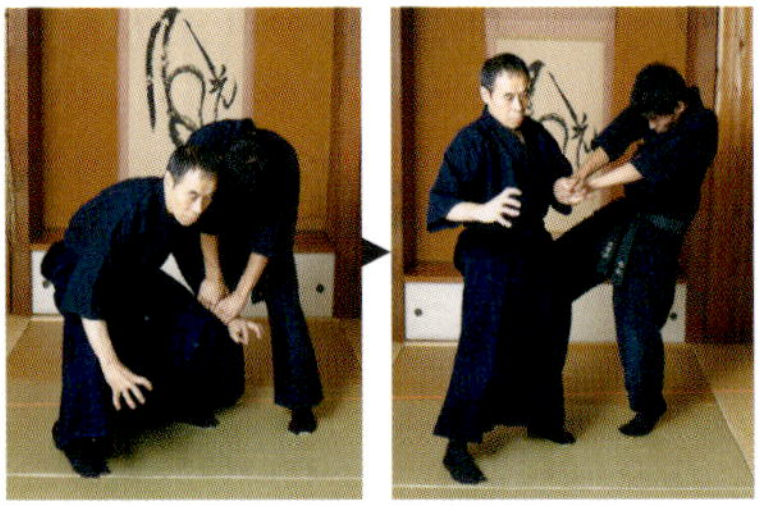

手をとられたあと「虎拉ぎ」をかけ、腕を持ち上げると見違えるような強さに!

「虎拉ぎ」なしの場合

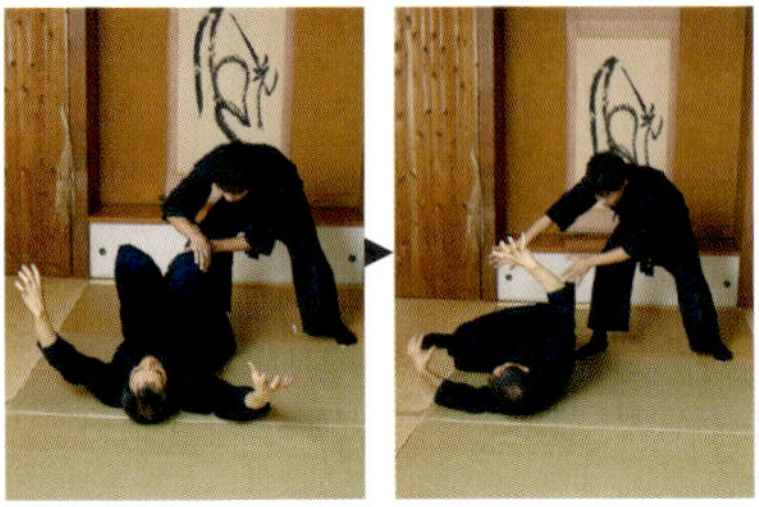

足の蹴りは前にいる相手には有効だが、横からの力には弱く、なかなか抵抗できない

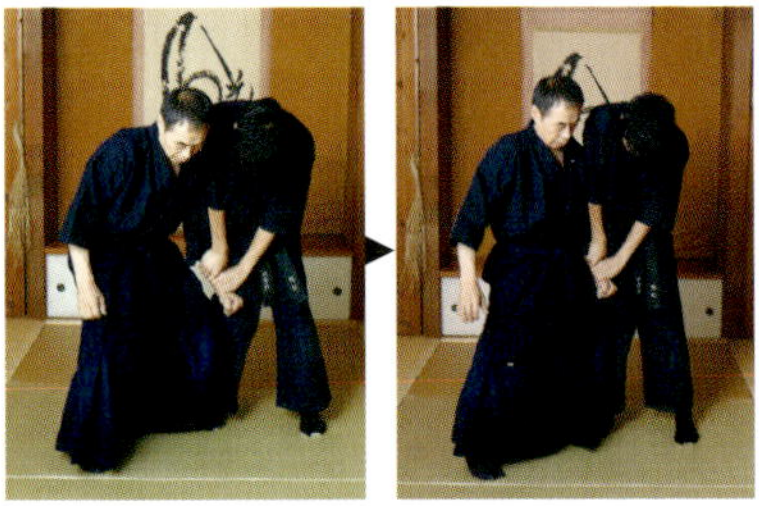

この位置にある腕を両手で押さえられたら、ふつうは持ち上げることはできないが…

第二章 末端の力と体幹の力

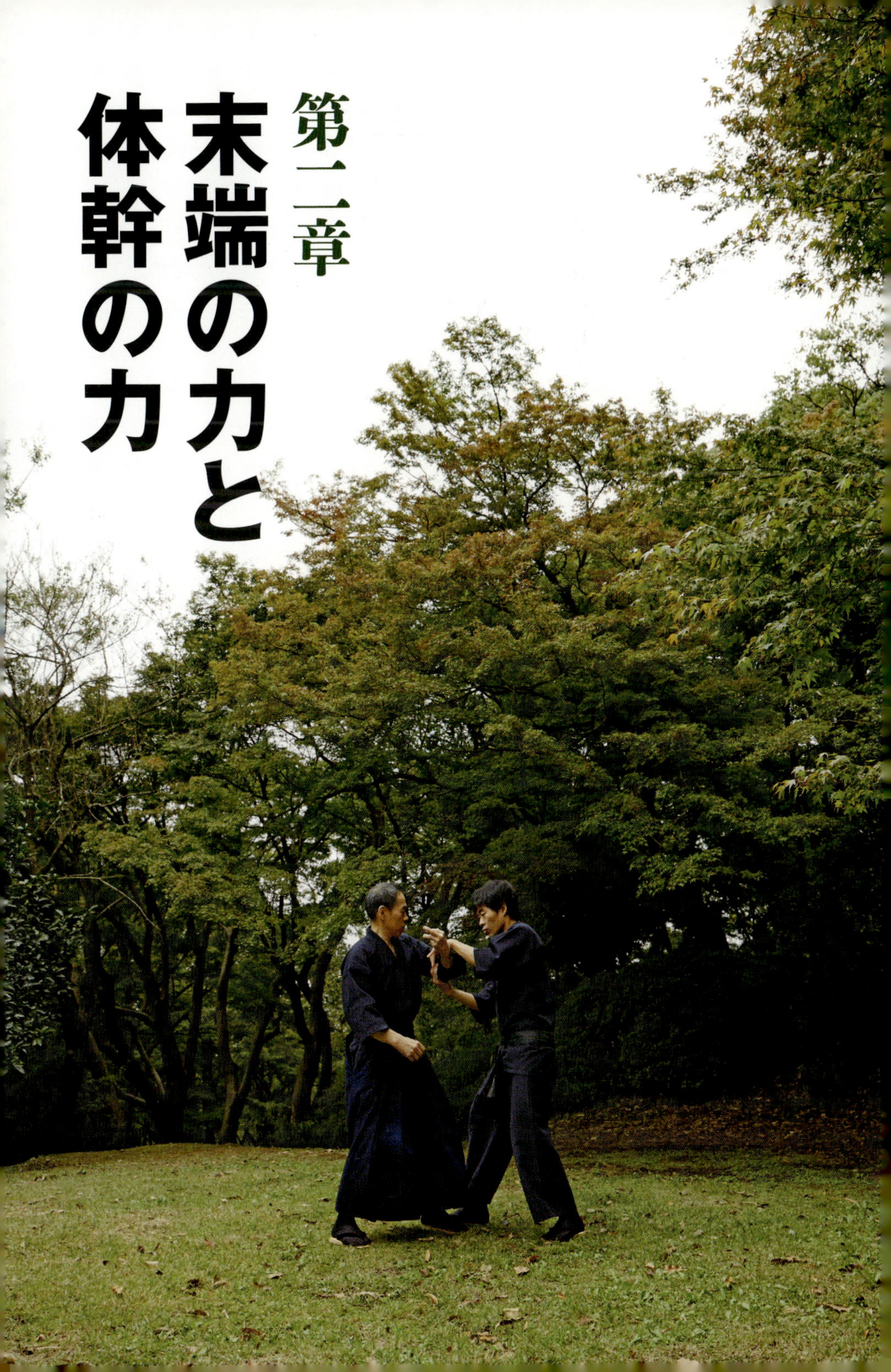

Chapter 4

甲野 陽紀＝文

手足の指先・かかと先…身体の司令塔は実はここにある、のかもしれない

さて、テーマは「足」から「指先」へ。「指先」といえば身体の中では末端です。末端というと人間界の常識ではあまり重要なこと、とは思われていません。「しょせん、オレたち、末端だから」と「指先」がいっているかどうかはわかりませんが。

しかし、先に検討した「歩く」がよく語ってくれたように、動作には全身が何らかの形でかかわっています。当然、そこには末端である「指先」もかかわっているのですが、具体的にはどんな役割を果たしているのでしょうか？

たとえば、日常生活の中でコップをとるために腕を伸ばしたり、引き出しをあけたりするとき、身体は何気なく動いています。何気ない動きというのは意識せずとも動く、身体が本来もっている動きです。こんな何気ない動きをするとき、身体はどこから動き出すのか、と注目していくと、見えてくるのは指です。あるときは手の指、あるときは足の指です。さらにその指にもっと近づいていくと、見えてくるのは―― そう、「指先」。末端中の末端、「指先」が動作の最前線にいるということがわかります。

そんな「指先」をさらによくよく見ると、いくつかの部分に分かれていることがわかります。一般的には指先と聞くと、「爪の先」あたりをイメージするのではないでしょうか。

実は、わたしの言うところの「指先」はちょっと違って、爪の先と指の腹の間の「斜めになっているところ」。あまり意識をせずに、両手の指を合わせてみてください。そのとき、自然に指が合わさるところ、そこが「指先」です。壁に指でサラサラと文字を書くようなマネをするときに常に触れているところであり、携帯電話のボタンやパソコンのキーボードを押すときに触れているところ、そこがわたしが考える「指先」です。

なぜわたしがそう考えるようになったのか？ 理由は簡単です。その部分だけがもっている力が実はあって、その力は身体のつながりを引き出すとても大切な役割をもっているからなのです。

詳しくはこれから始まる項をぜひお読みいただきたいのですが、ひとつだけ例をあげると、たとえば暗闇の中でわたしたちが動くとき。さて、身体はどこから動き出すか？ と考えると、やはりここでもその役割を担うのは「指先」です。こんなときヒジやヒザやアタマが先に動くということはまずありません。「指先」が先頭に立って暗闇の中に危険なものがないかを確認し、大丈夫であれば身体は「指先」について進んで

いき、もし「指先」が尖っているものに触れたりしたときは、手は瞬時に引き戻されます。状況を把握するのはつねに「指先」なのです。

いってみれば「指先」は「情報屋」のようなもの。その情報によって身体がどう動くかが決まっていく、とすれば、「指先」こそ「司令塔」の名にふさわしい身体なのかもしれません。

その力は暗闇になると感じやすくなりますが、本来は日中でも変わりません。ふだんそのことに気がつきにくいのは、目でとる情報のほうが指先のそれよりもはるかに影響力が強く、触れたことによる情報がほとんど無視されてしまっているからでしょう。

でも事実は、「指先につれられて、すべての身体は動いていく」ということ。

その意味を知るということは、きっと私たちの身体というものがどのようにできているのか、身体を動かすということはどういうことなのかを、教えてくれることになるのかもしれない――そんな予感がするのです。

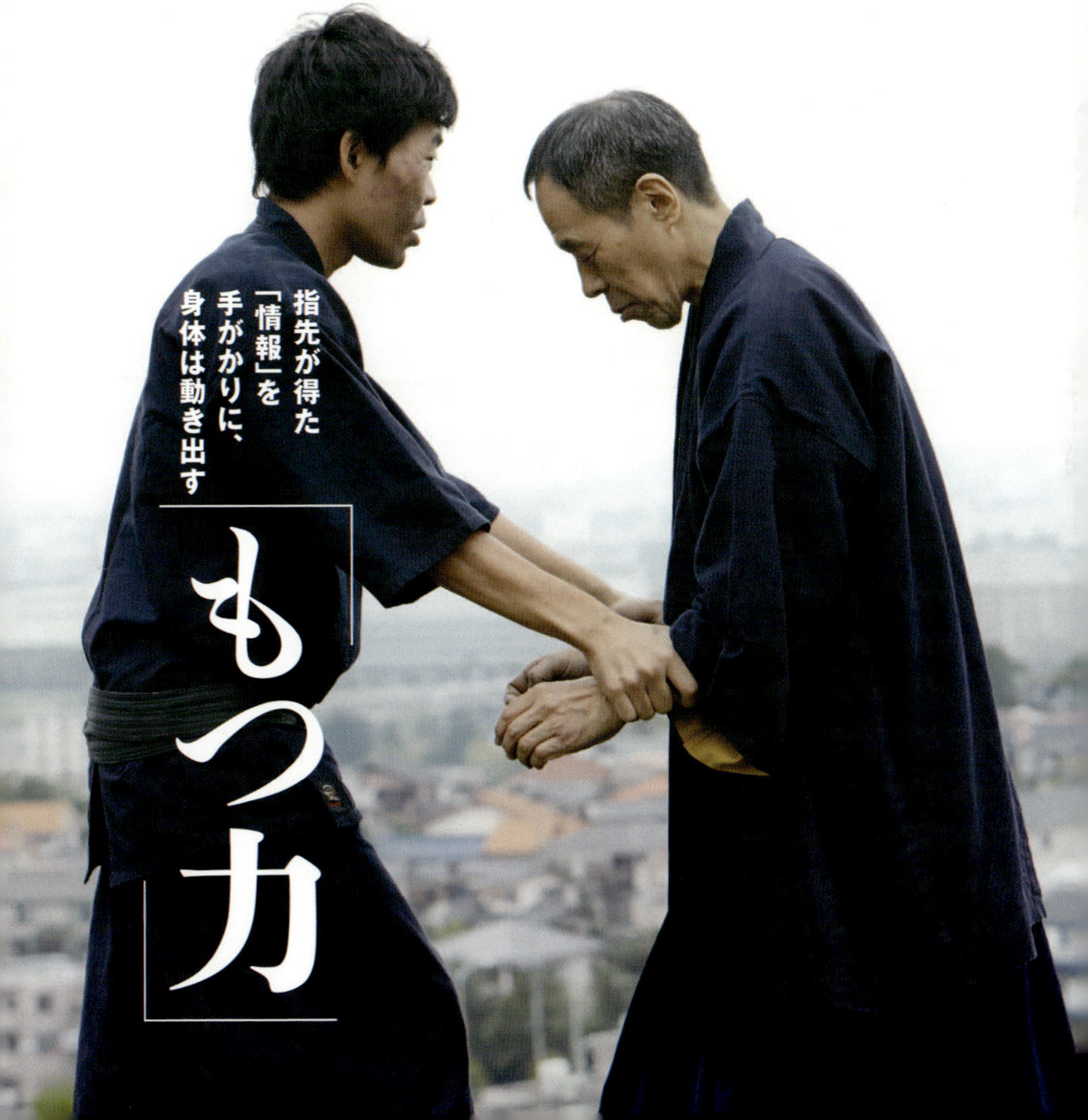

指先が得た「情報」を手がかりに、身体は動き出す

「もつ力」

「もつ力」「かかえる力」の原動力はここから！

手足の指先・かかと先の力に注目して体幹力を引き出そう！

「もつ力」と「指先の力」の関係を知る

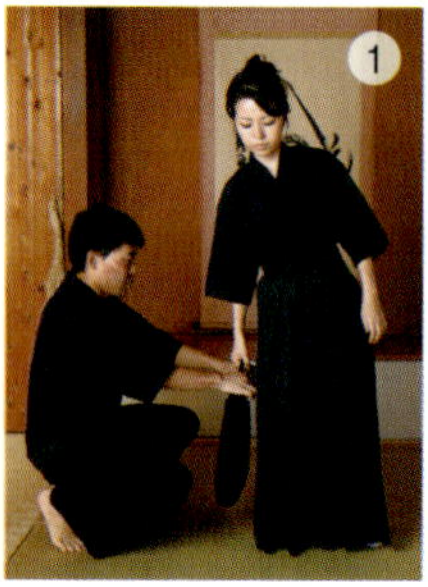

もっていたバッグがもし急に重くなってしまったら…

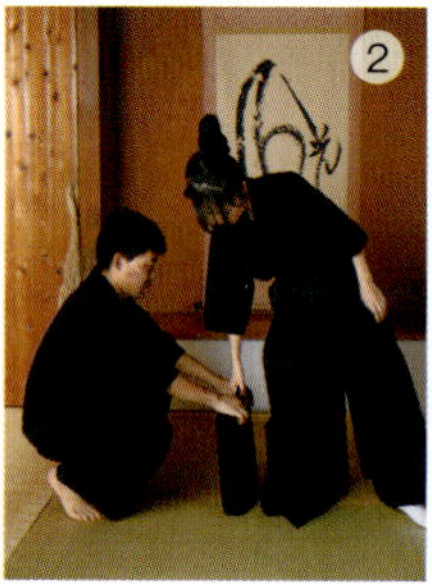

腕が引っ張られ、上体も傾いてしまうことに

「指先」を気にかけると「もつ力」はどう変わる？

前項で触れた「指先の力」。その大きな働きのひとつは、カラダに安定感を与えること。

たとえば、わたしたちがよく手にする手さげバッグ。そのバッグが突然重くなったとしたら(写真❶)、カラダはぐらりと傾いてしまうのがふつうです(写真❷)。ところが、これから紹介をする「指先」部分をちょっと気にかけるだけで、カラダはしっかりと安定し、少々の重さでは揺るがないカラダの状態が生まれてくるのです(写真❸)。

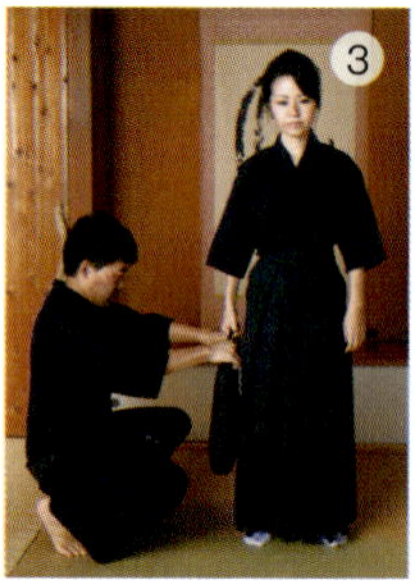

ところが、「指先の力」を使うとこの安定感！

「指先」というと、一般的には指の第一関節から先の部分を指すと思いますが、わたしはその部分をさらに分割し、先端部分(❹)と指腹(❺)、そしてその間の湾曲した部分の三つに分けて考えています。

というのも、その微妙な違いが「指先の力」を引き出す際には大きな違いとなってあらわれてくるからです。それぞれの部位で木の棒をもったときのカラダの安定感を検証してみれば、違いは歴然(❻)。結論からいうと、指の先端部分と指腹の部分では、カラダを安定させる力を出すことはできない――つまり、「先端と指腹の間の湾曲部分」に「指先の力」を生み出すカギがあるのです。

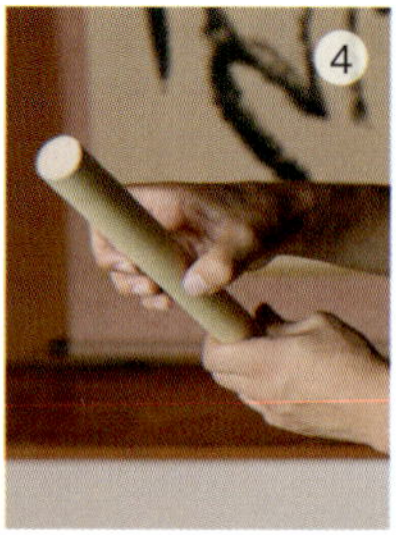

木の棒に触れている部分が指の先端部分

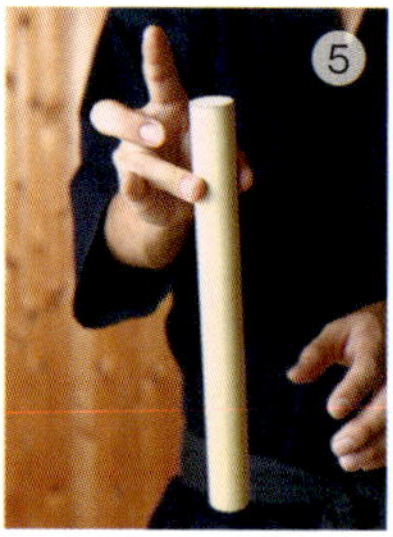

指の腹を使って木の棒をもったときの安定感は、さて？

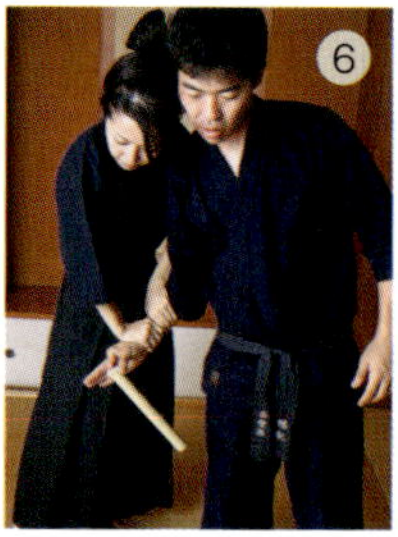

簡単に崩れてしまう。先端部分でも同様の結果に

指の先端と腹の間。「指先の力」はここから出る？

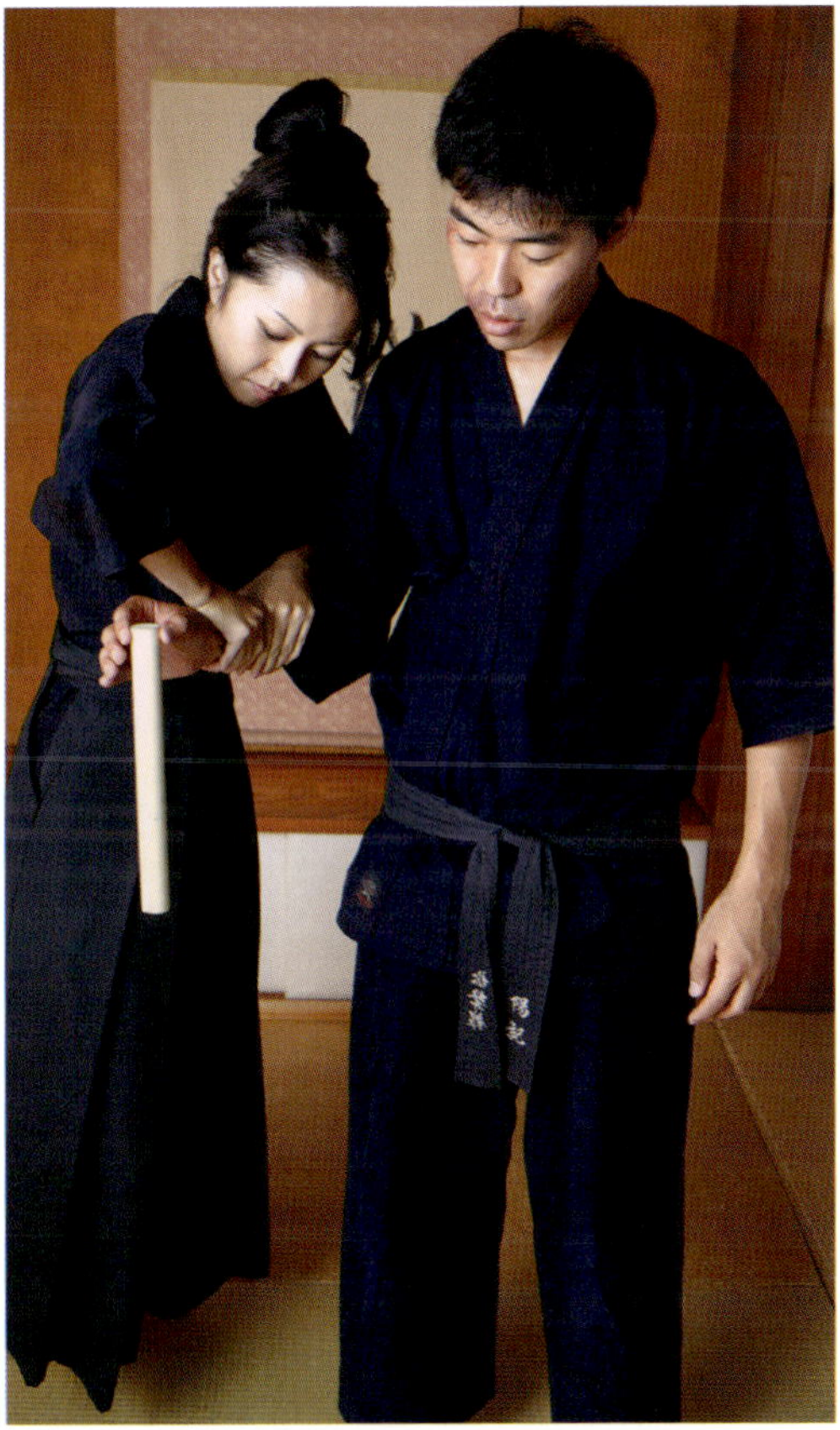

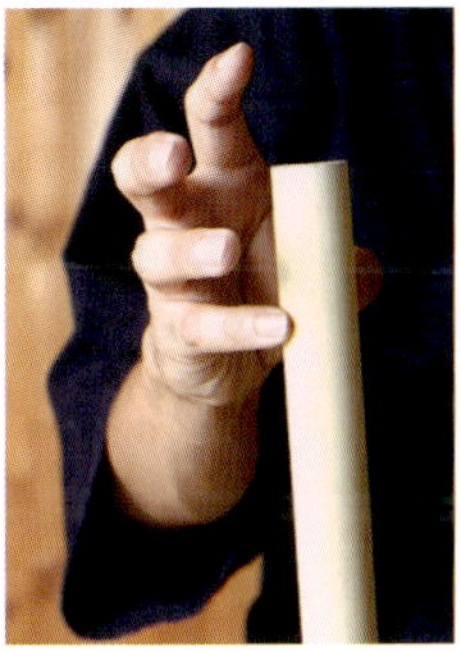

指の腹と先端をつなぐ湾曲した部分では？

指の先端と腹にはさまれた「指先」は緩やかにカーブを描いています。その「指先」部分を気にかけながら木の棒を二本の指でもってみます。指の腹を使ったときよりも指の関節が少し深く曲がる感じになりますが、爪を立てるまでにはいかない、そんな状態です。さて。ここで腕を上から押し下げてもらいます。体重もしっかりかけて。どうでしょうか？ カラダはまったくがんばっている様子もなく、余裕たっぷり。「指先」はどうやらここだったようですね。

腕もカラダも今度はこの安定感！ 足下から頭を結ぶ軸線にもぶれがまったくみられない。☆DVDではさらにさまざまな角度から「指先の力」の検証と解説を行なっています

把手を気にかけた場合

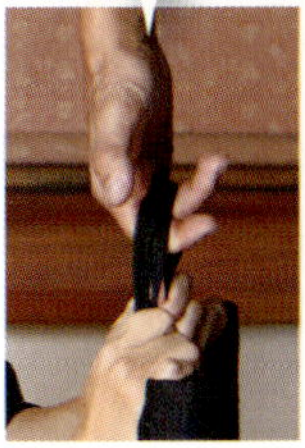

指先が働いてない状態が写真からもわかる

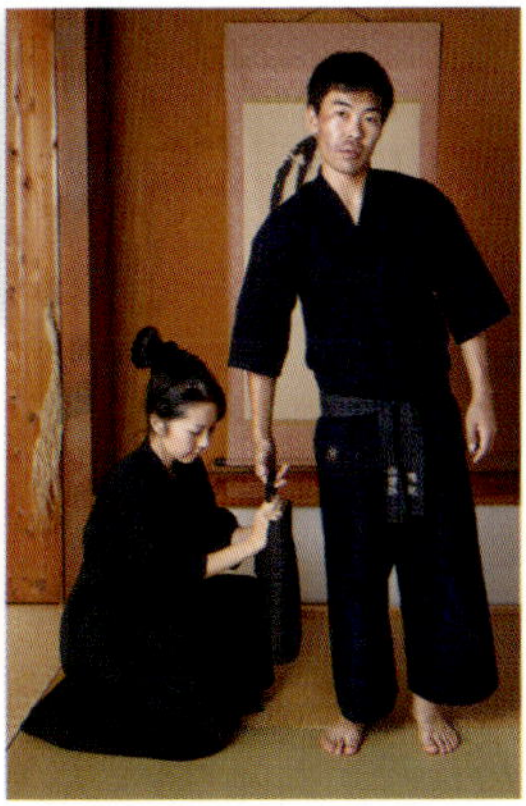

指先を気にかけず、把手を雑な感じでもってみると、やはり外からくる力に抵抗できない

指先を気にかけた場合

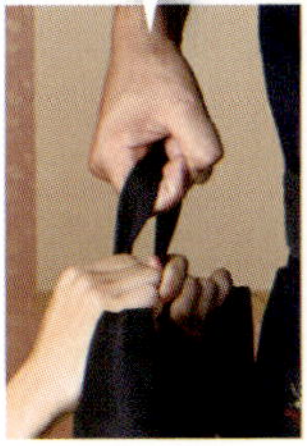

手は指先から動いてやわらかく握る感じ

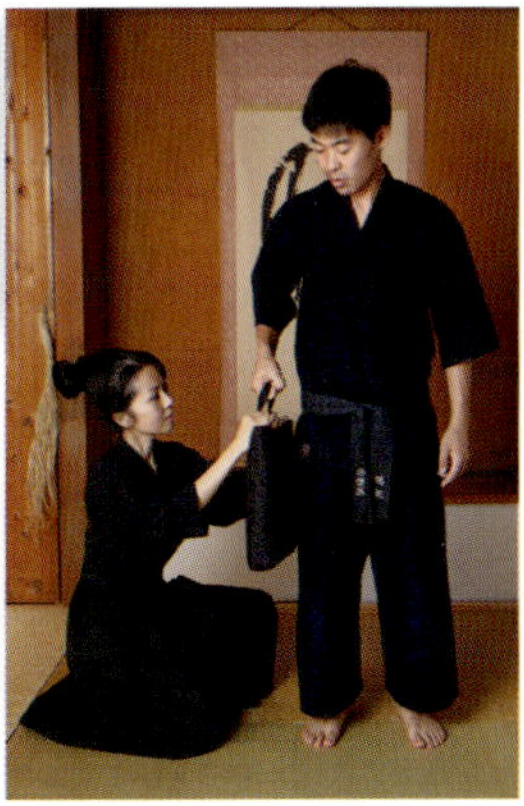

指先を気にかけると、手のひら全体で握る感じになり、カラダのつながり力が活きてくる。バッグをもつ力にも安定感が加わる

「体幹」とつながる「指先」を見つけよう!

両手の指先を合わせて感触の違いを確かめる

指の先端と腹の間にある湾曲部分、ここが「カラダ全体の力を引き出す指先」だとわかりました。では、その場所を一緒に確認していきましょう。

確認する方法は簡単、胸の前で両手の指を合わせてみるだけ。先端同士を合わせる、腹同士を合わせる、そして、「カラダ全体の力を引き出す指先」同士を合わせる…なんとなく、感じがつかめたら、それぞれの場合のカラダの安定感を検証してみましょう。

手を合わせて立ち、肩のあたりを横方向に軽くポンと押してもらったとき、カラダはどのぐらい抵抗できるかどうか。ぐらつき度が小さいほど、カラダの安定感があるといえます。まずは先端同士、腹同士を合わせてみると、結果は、やはり予想した通りになりました。

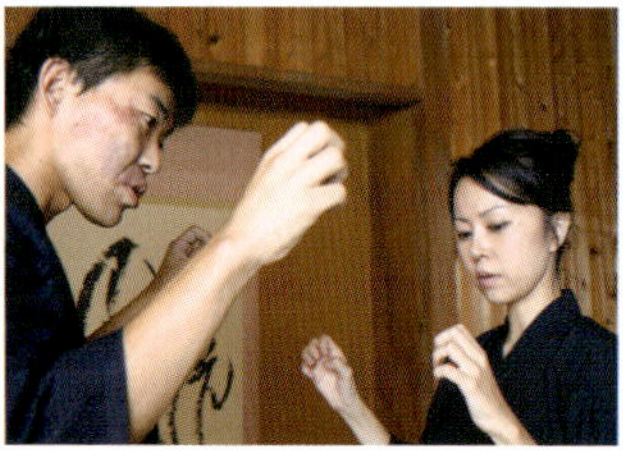
指は伸ばすのではなく、指先から動いて丸めていく感覚

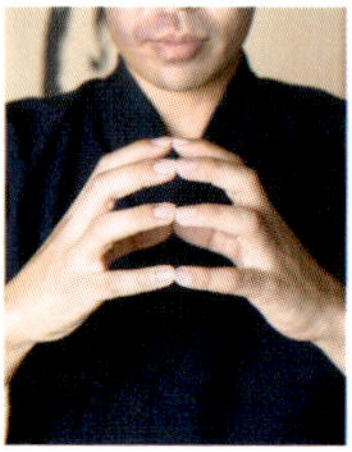
指先の先端を合わせてみたとき

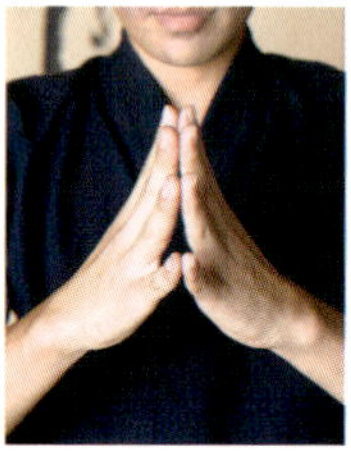
指先の腹を合わせてみたとき

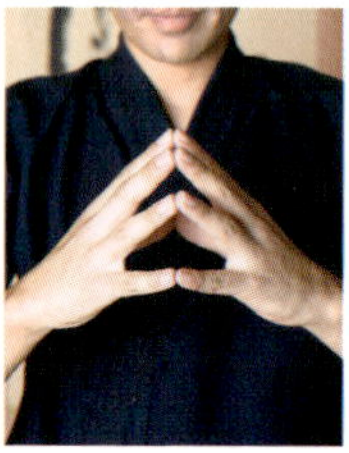
指先の湾曲部を合わせてみたとき

指の腹を合わせたときの安定感は?

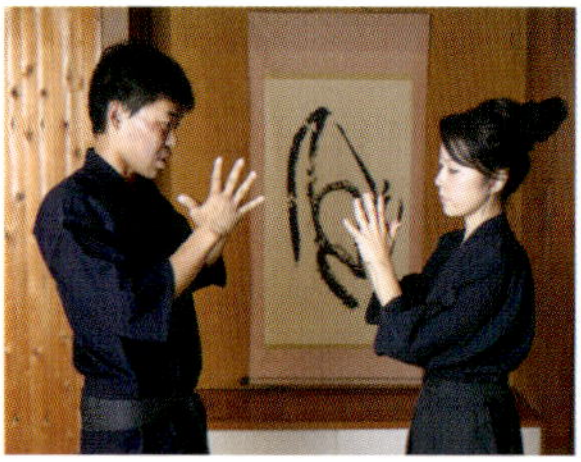
指の腹同士を合わせたときのカラダの安定感はどうか? と検証してみることに

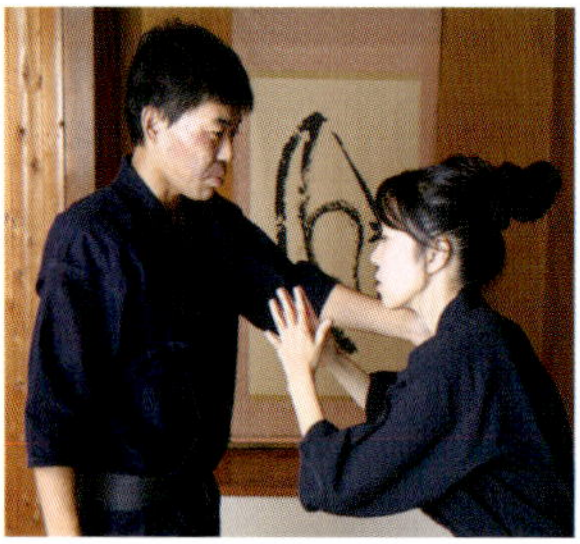
横からの力を加えてみるとすぐに崩れてしまった。耐えることがまったくできない

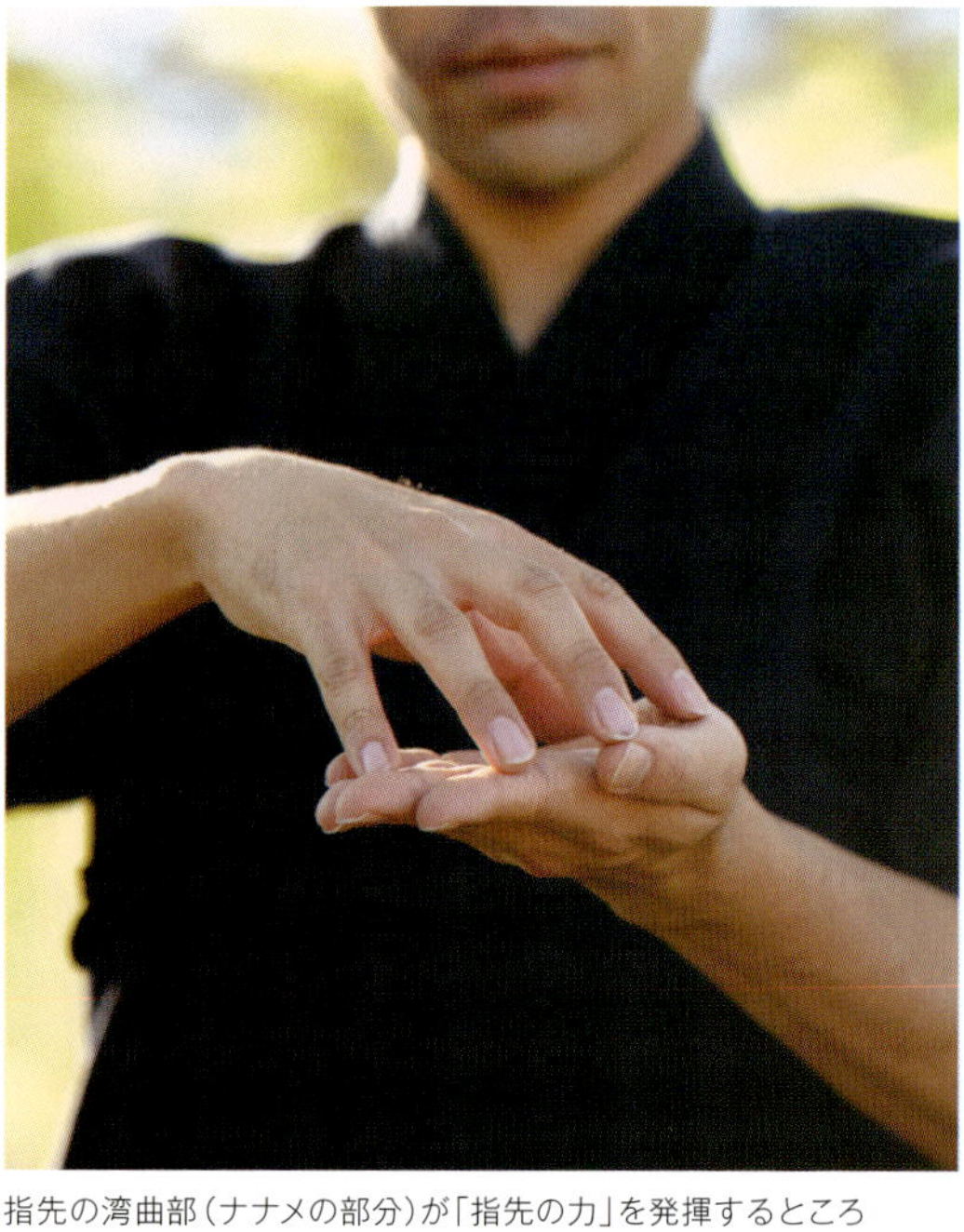
指先の湾曲部(ナナメの部分)が「指先の力」を発揮するところ

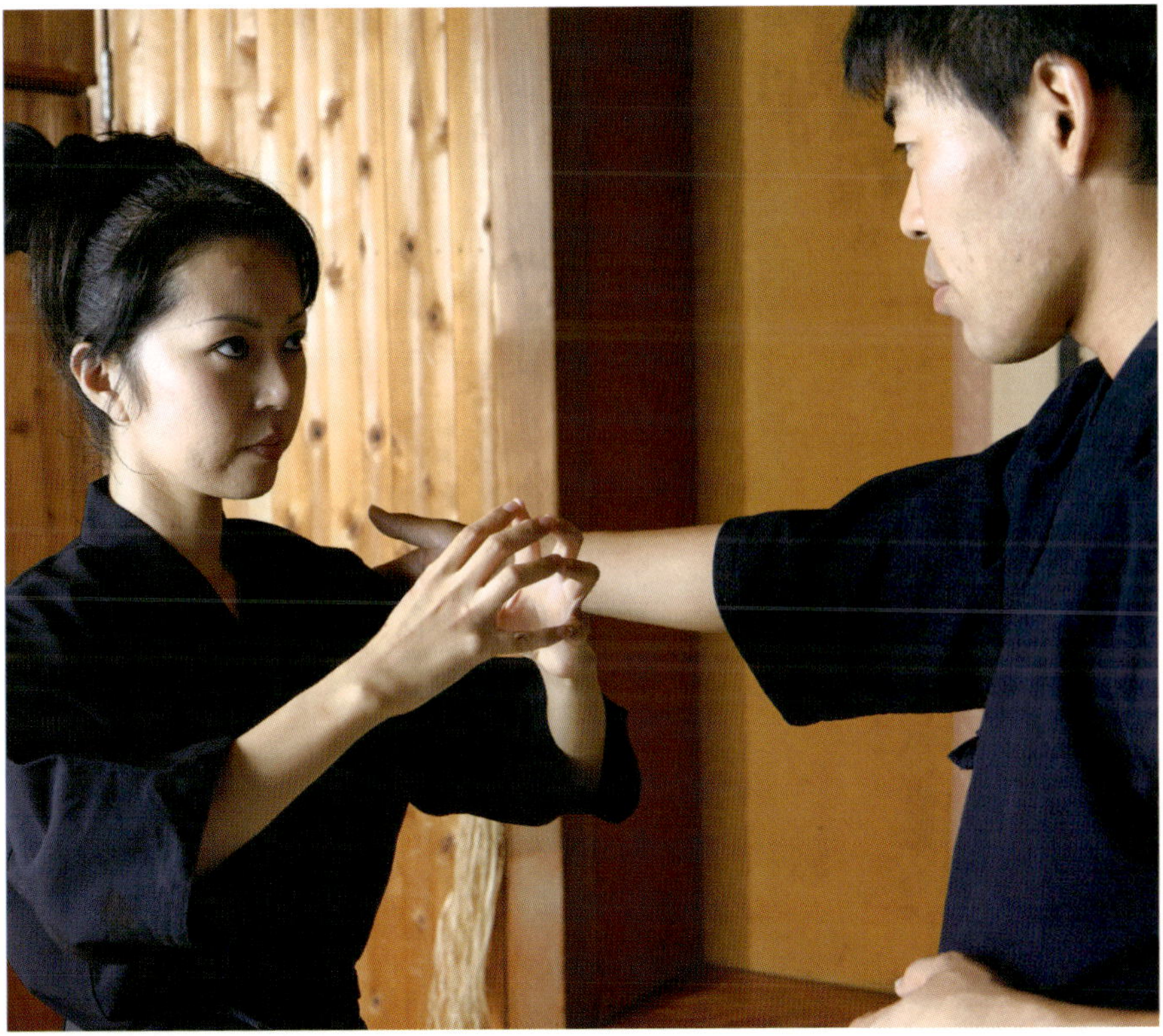

外からは手足は離れてみえるが、内側ではもちろん「つながっている」。
「指先の力」でそのつながりを強くすることができる

指の先端を合わせたときの安定感は？

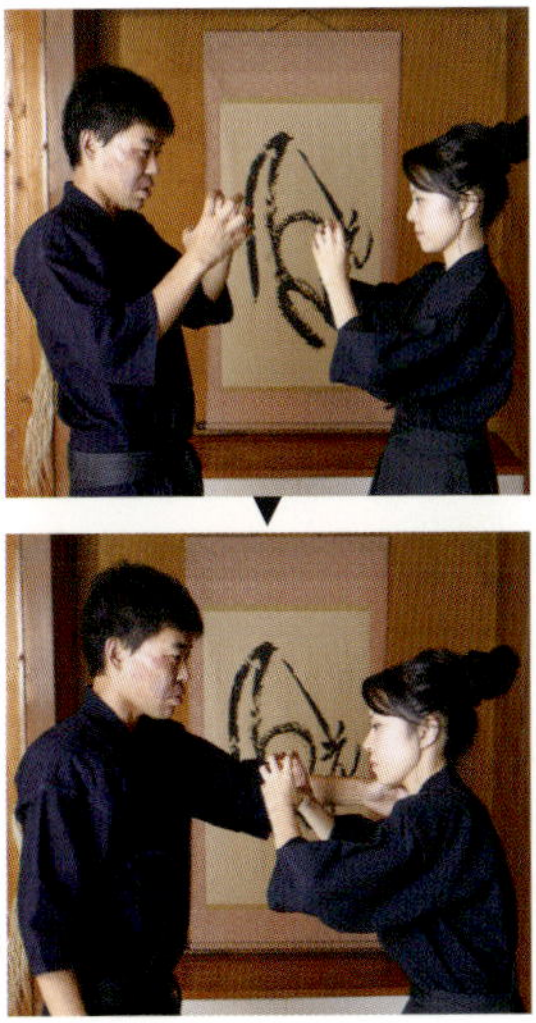

指先の先端同士を合わせた場合。こちらも指先の腹同士のときと同じように、横からの力にこらえきれず…

最後は本命の「指先」同士。指の腹同士を合わせた手に少し丸みを加えるとちょうど湾曲した部分が活きてくる合わせ方になります。どうでしょうか？ しっかりとした感じがぐっと違ってきたのではないかと思います。見た目にはかすかな違いにしか見えませんが、こんなささいな違いにカラダは見事に反応するのです。うれしい驚きですね。

「指先（湾曲部）」を合わせたときは？

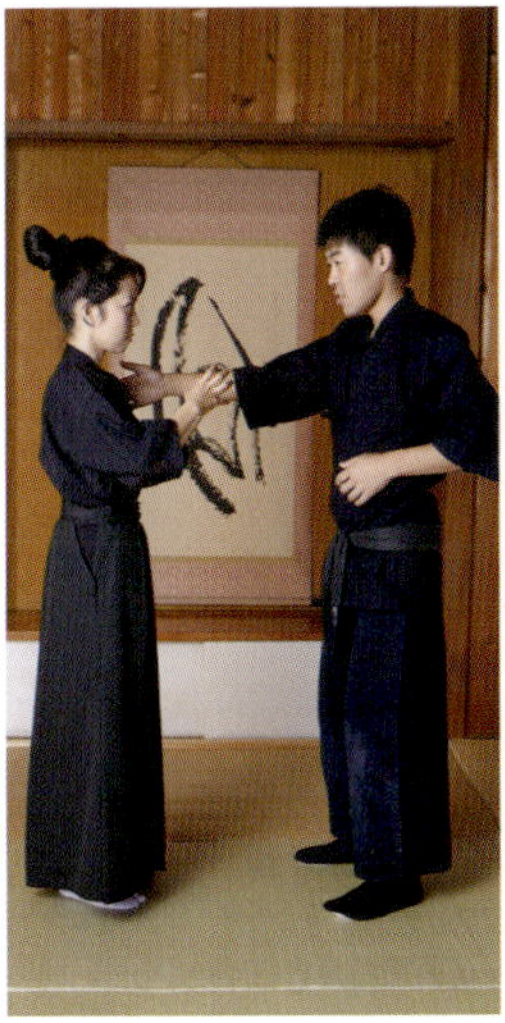

指先の力は、湾曲部を活かしたときに最大に発揮された

手の表情に「もつ力」の強さがあらわれる

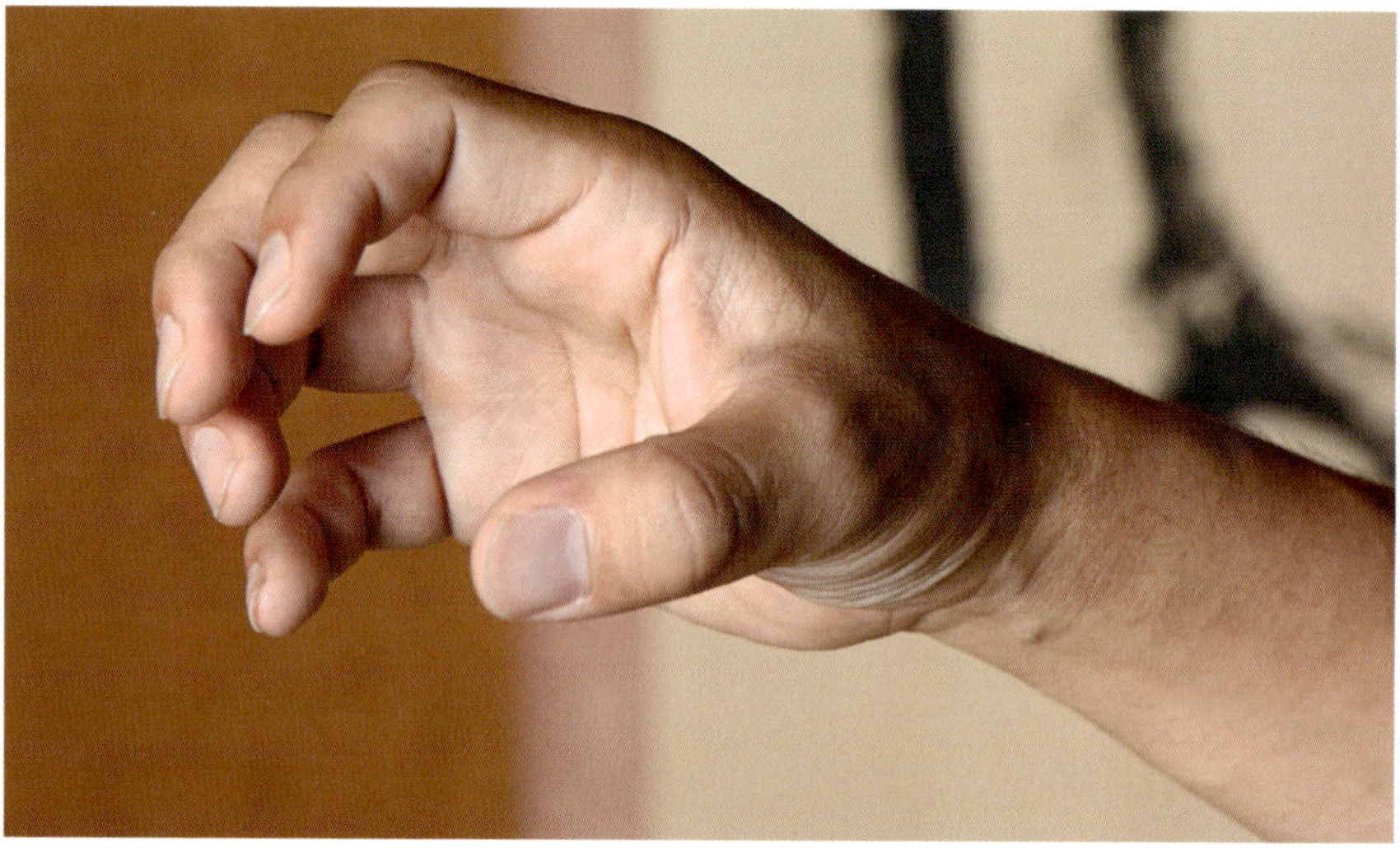

「指先の力」が活きているときの手の表情

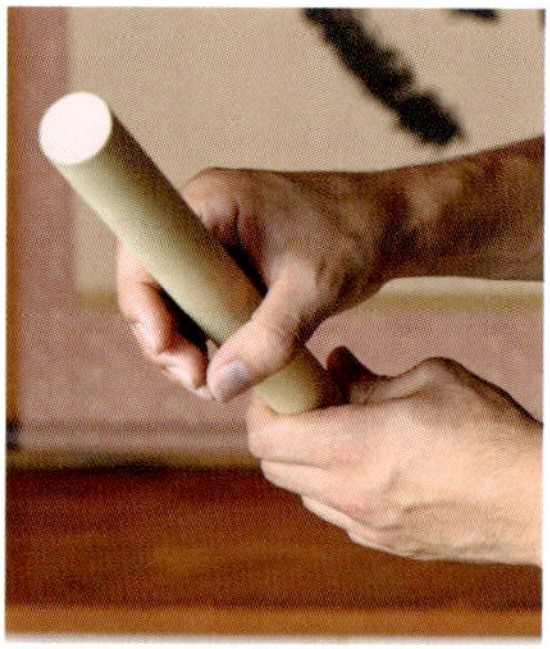

指先が活きた手は全体に
やわらかさがある

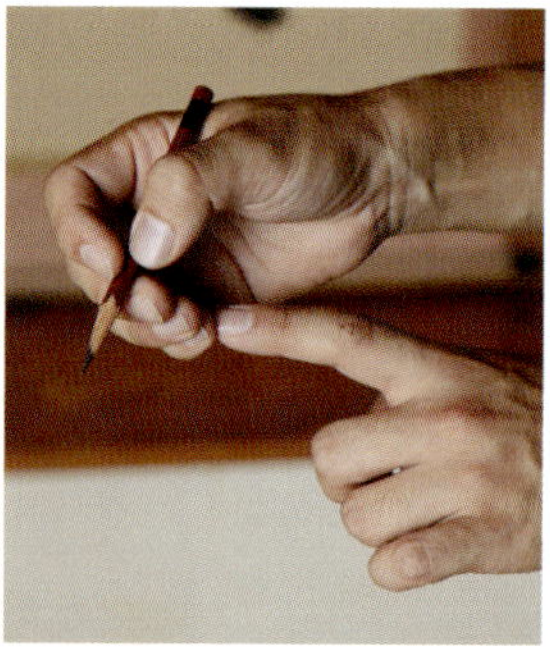

鉛筆をもつときも湾曲部の
指先が大事

「やわらかさ」のある表情を大切に

「指先の力」の働き方は手の表情にもあらわれます。関節にやわらかな表情のある手は、「おっ、これは強そう！」と思わせますし、ぎゅっと強く握りしめた表情からは、「カラダのつながりが切れてしまって辛い」というカラダの声が聞こえてくるような気がします。

「手は口ほどにものを言う」のかもしれません。そんな目で、手の表情に注目していくと、「しっかりもつ（強い力でもつ）」と「しっかりとしたカラダでもつ（カラダ全体の力でもつ）」の違いも、実感としてわかるようになってくるはずです。

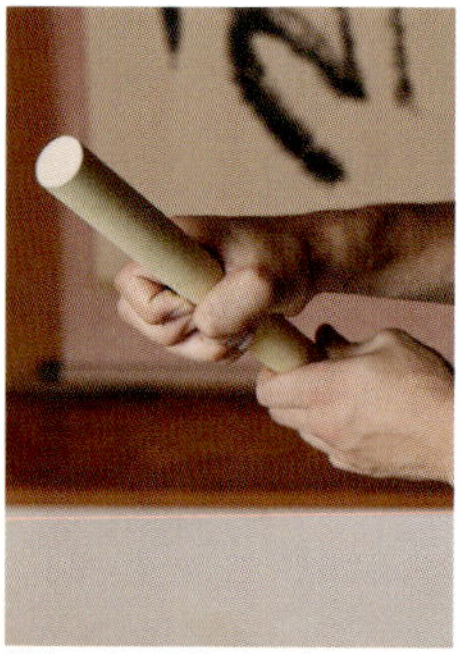

「ギュッと握りしめる」は
逆効果に…

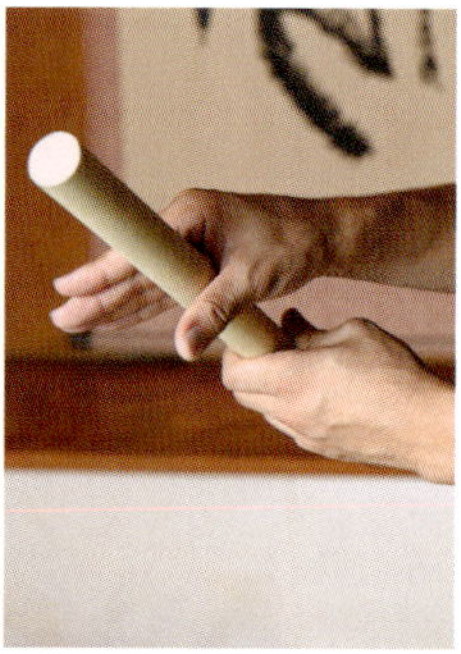

関節を伸ばしてしまうと
指先の力は働かない

みなさんの悩みにお答えします！
こんなときはどうしたら…？
その2 これが「指先の力」効果！

Q. 荷物がたくさん入った大きなバッグをもち上げるときも指先の力は有効なのでしょうか？

A. 大きなバッグといえば、たとえば旅行用のバッグ。背負うにも手でもつにも大きすぎ、階段をのぼりおりするにも一苦労ですね。

こんなときこそ「指先の力」の出番です。

ポイントのひとつは把手のもち方。大きな荷物の場合はとかくぎゅっと勢いをつけてもつことになりがちですが、カラダのつながりを活かすには、指先からやわらかく動き出していくことが大切です。すると、最後にその荷物の重さに合わせてゆっくりもち手が締まる感じになり、腕が引っ張られることなくもち上げることができるようになります。

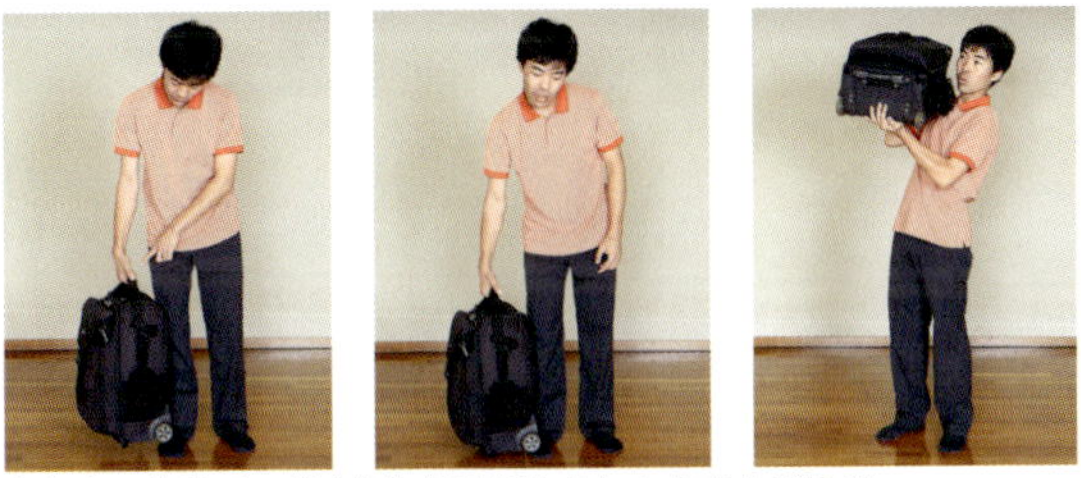

大きめの旅行バッグは荷物を詰め込むともち辛さが倍増。もち上げるとき、カラダが傾いてしまうこともよくある

「指先の力」が使えていないとき

「指先の力」が使えているとき

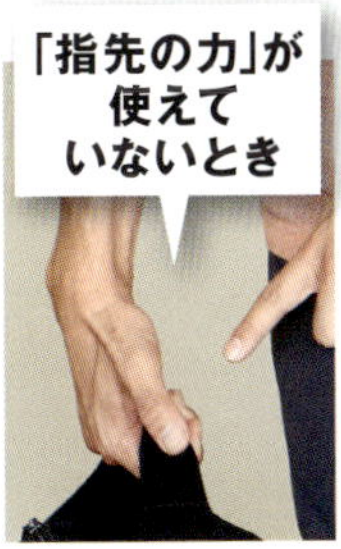

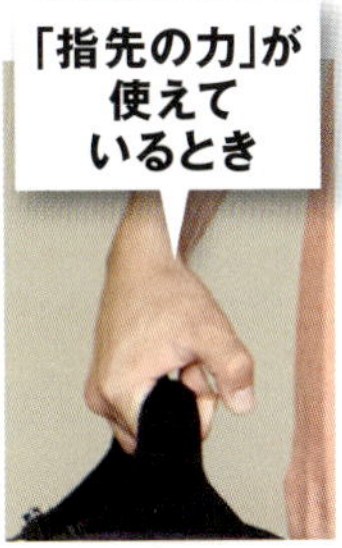

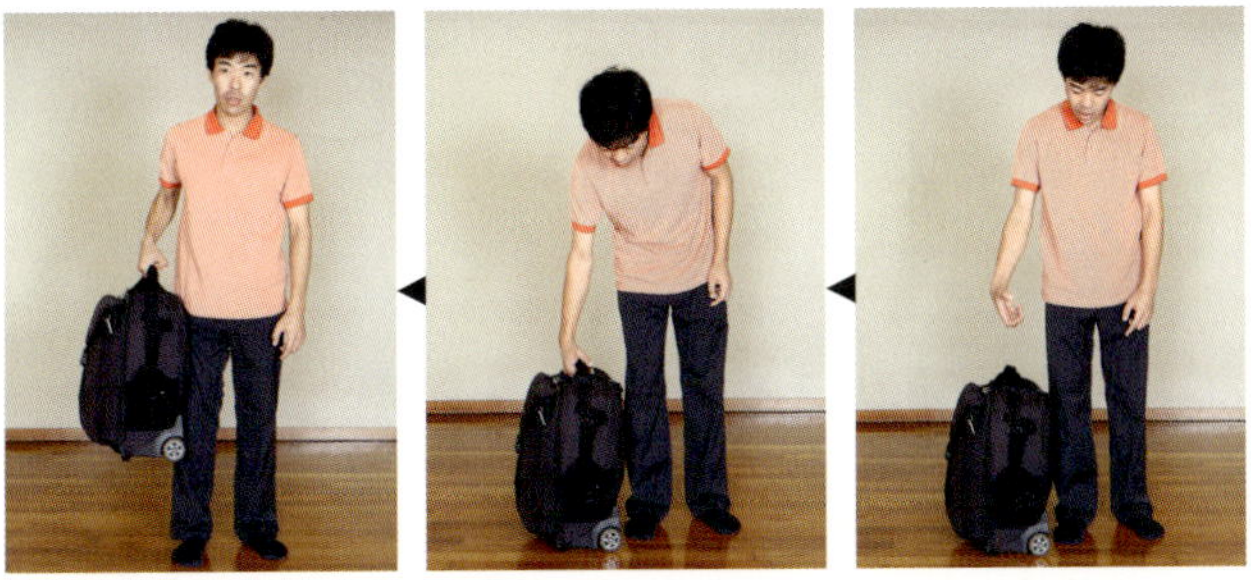

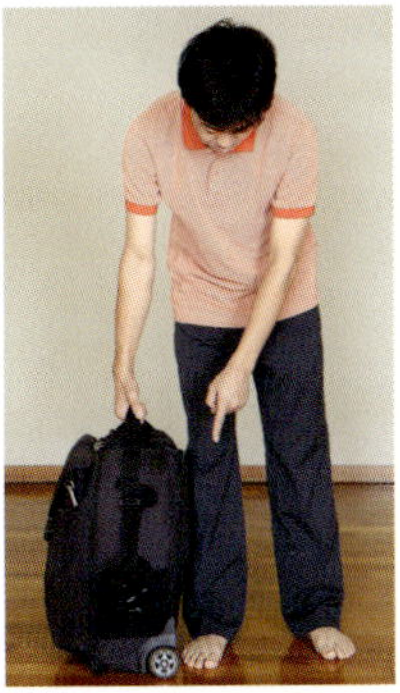

もち上げるとき、足の指先の力も味方になる（58〜59ページ参照）

「指先の力」を活かすもち方。指先からやわらかく動き出していくと、最後にゆっくり締まる感じになり、腕の力だけではなく、カラダ全体の力が使えるようになる

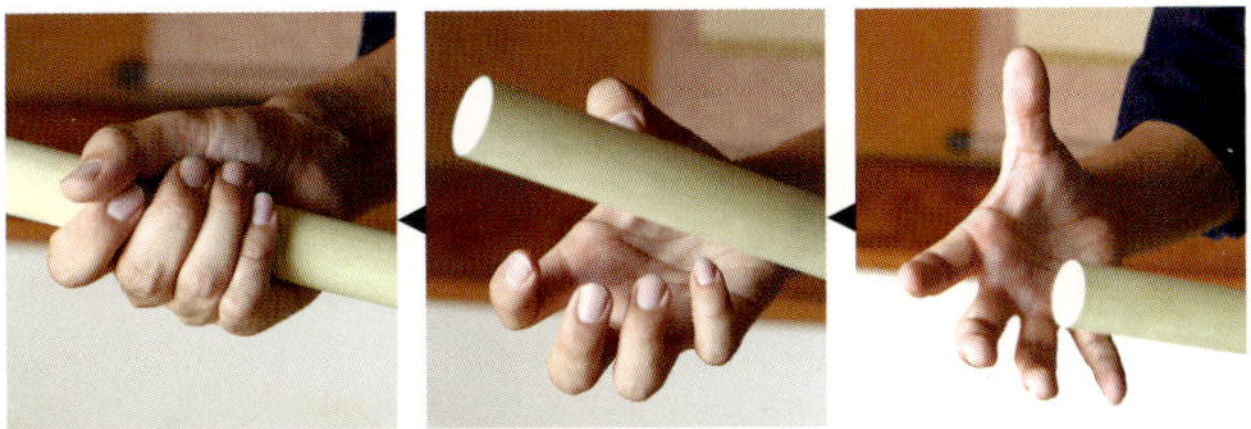

指先の力を活かすやわらかいもち方の例。開いた手は指先から動き、だんだんに丸みを帯び、最後は棒を包み込むような感じに

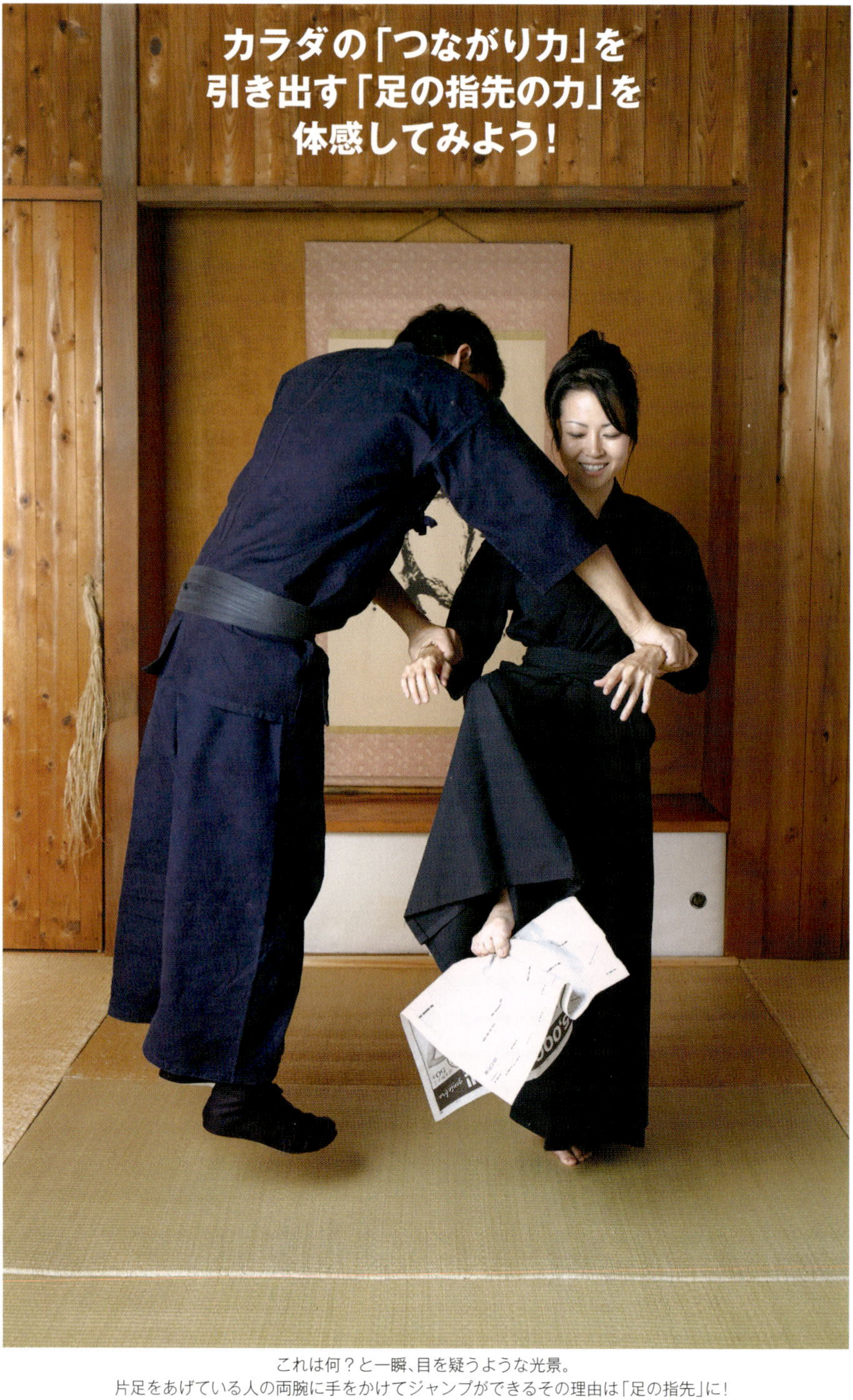
カラダの「つながり力」を
引き出す「足の指先の力」を
体感してみよう!

これは何？と一瞬、目を疑うような光景。
片足をあげている人の両腕に手をかけてジャンプができるその理由は「足の指先」に!

コツは「軽くつまむ」感覚！

手の指に力があるなら、足の指にもあるのでは？と考えるのは当然のこと。とはいっても、「歩く」や「立つ」とき以外に足の出番はないのでは？と考えるのが常識かもしれません。

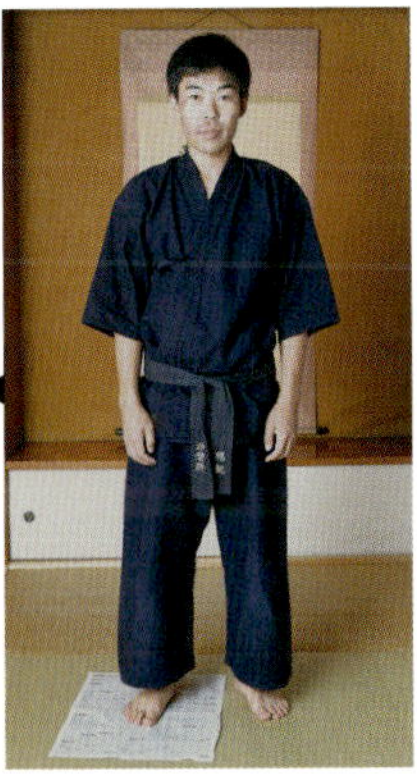
「足の指先の力」を検証する準備へ

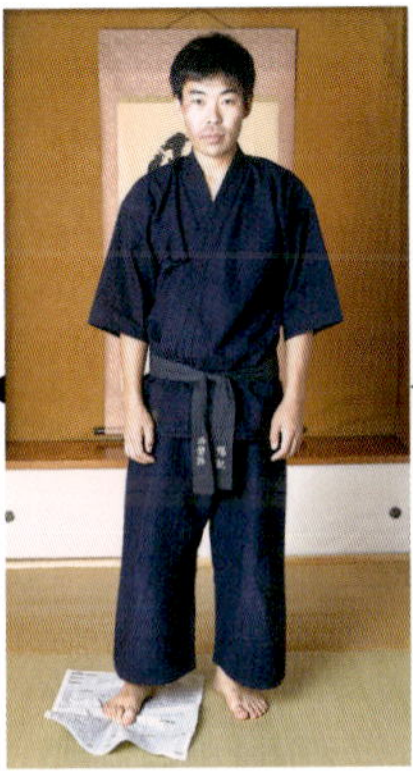
足の指先で軽く新聞紙をつまむ

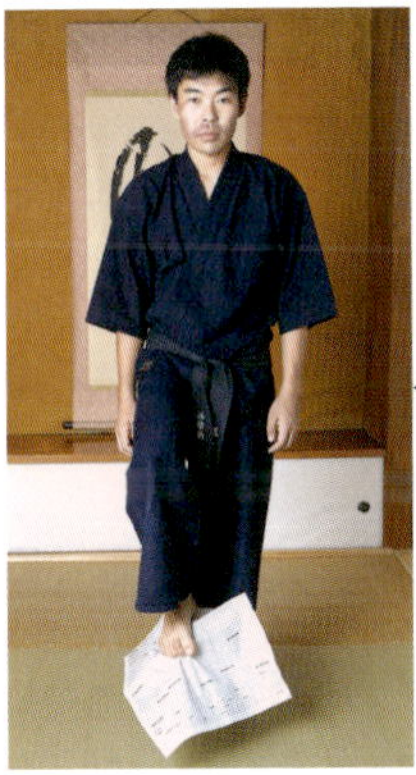
そのまま静かに足をあげる。これで完了！

そこで用意した小道具が一枚の新聞紙。ここに片足をのせ、軽く指先でつまんだら、好みの高さまで足をあげ、両手を差し出します。その両腕を支えにジャンプをしたらどうなるか？というマジシャンのような課題を検証したところ…やはり！と頷く結果になりました。「足の指先」にもカラダの「つながり力」を引き出す力が強力に備わっているのです。ポイントは新聞紙を「軽くつまむ」動き。この動きが指先の湾曲した部分をうまく使うことを可能にするのです。

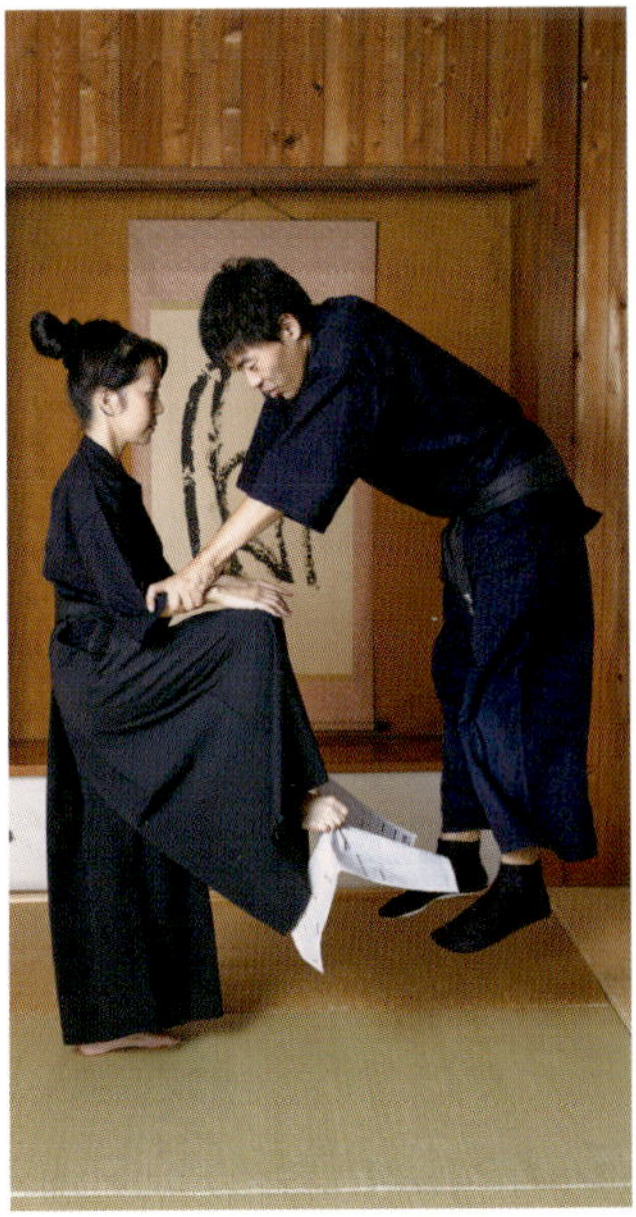
片足なのにこの安定感！
足をあげている人自身も驚く感覚

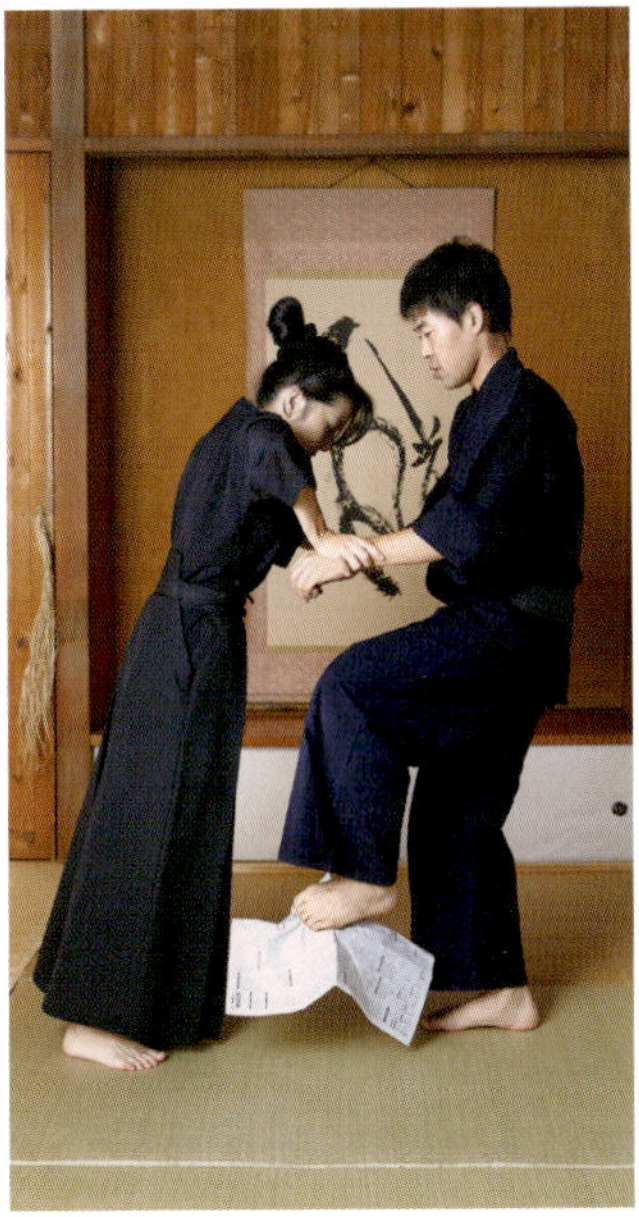
足の指で「軽く」つまむのがポイント。
強すぎると逆に不安定になる

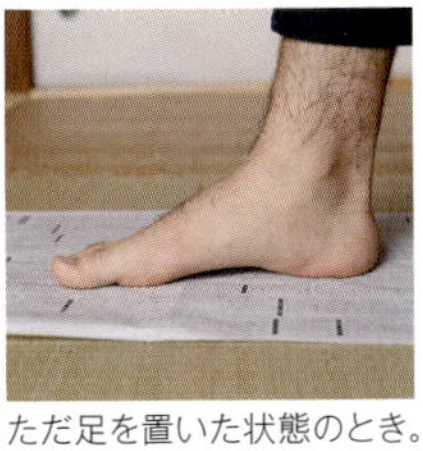
ただ足を置いた状態のとき。準備段階

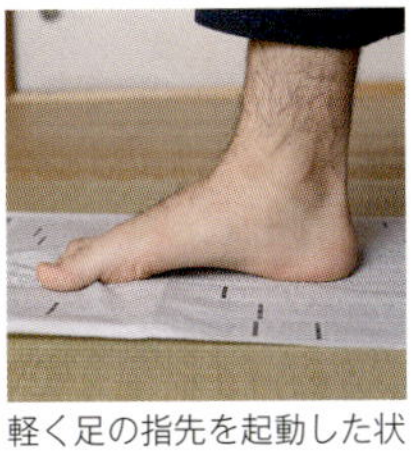
軽く足の指先を起動した状態。これが「つまむ」感覚

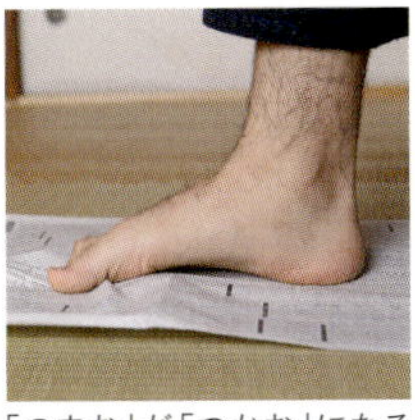
「つまむ」が「つかむ」になると、感覚としては強すぎる

「かかと先」を気にかけておくと「歩く」が安定してくる

「かかと先の力」は、強ばったカラダをほぐし、安定感抜群の動きを教えてくれる!

「歩く」と「かかと先効果」

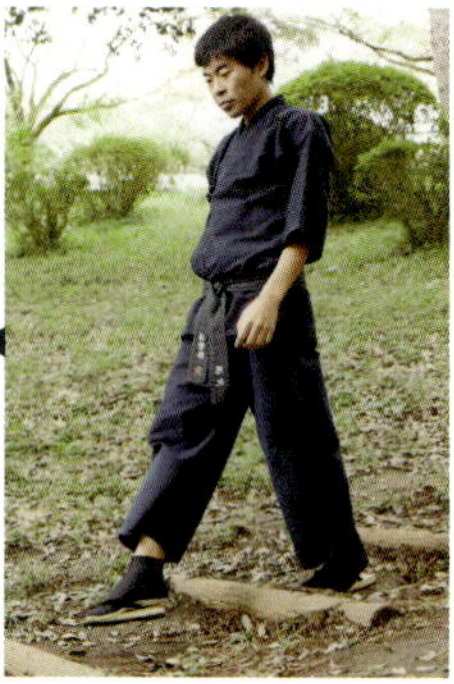
くだりは前のめりになりやすいもの

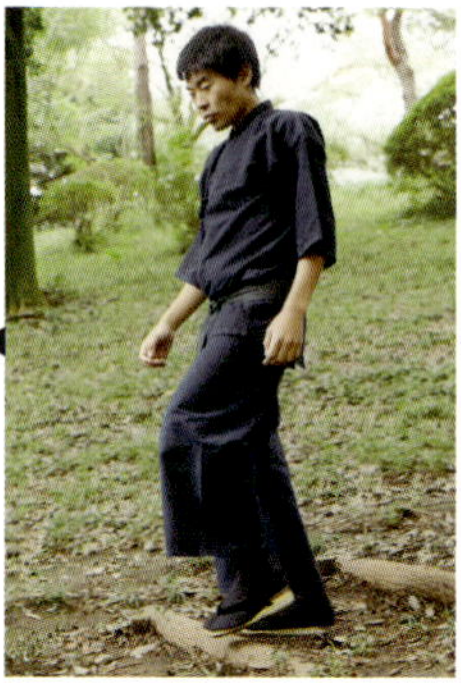
でも、「残る足のかかと先」を気にかけると

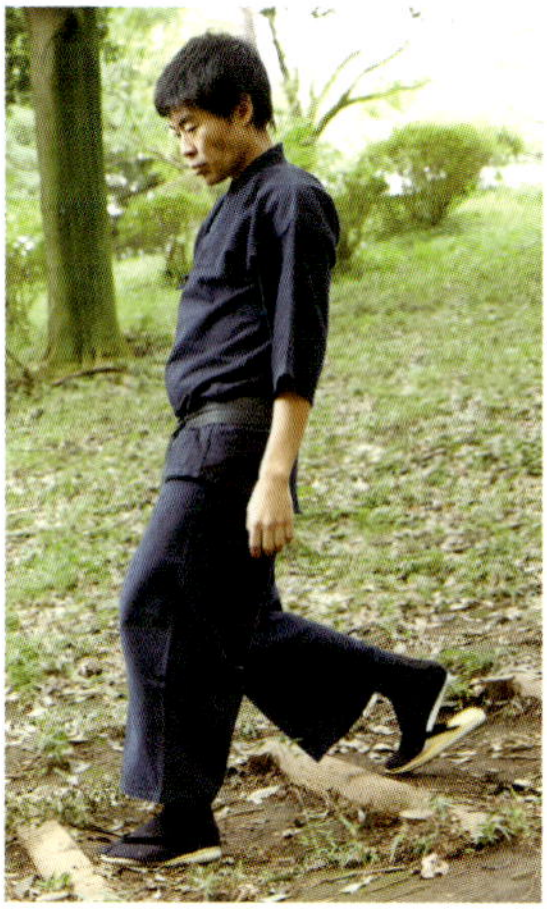
カラダの軸がぶれず、安定感が増す

足には指先に加えてもうひとつ大きな力を発揮する武器があります。それが「かかと先」。自己流の命名ですが、かかととアキレス腱の間の少し湾曲した部分を指しています。

「かかと先」自体は関節部と違い、積極的な動作をするわけではありませんが、指先と同じように、カラダのつながりを強める力があります。

歩くときや重い荷物をもつときに、「かかと先」を気にかけてみてください。カラダの安定感がぐんと増して、動きの滑らかさが変わってくることに気がつくはずです。

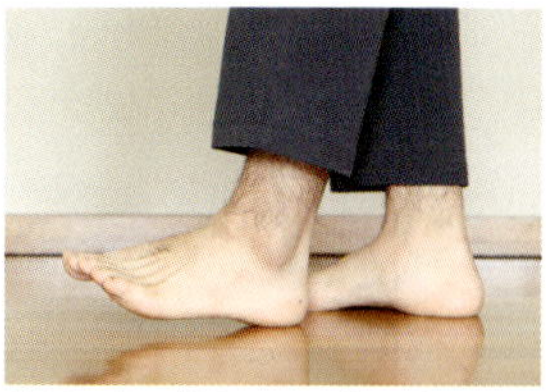
前足の床に接している部分を「かかと先」と命名

「もつ」と「かかと先効果」

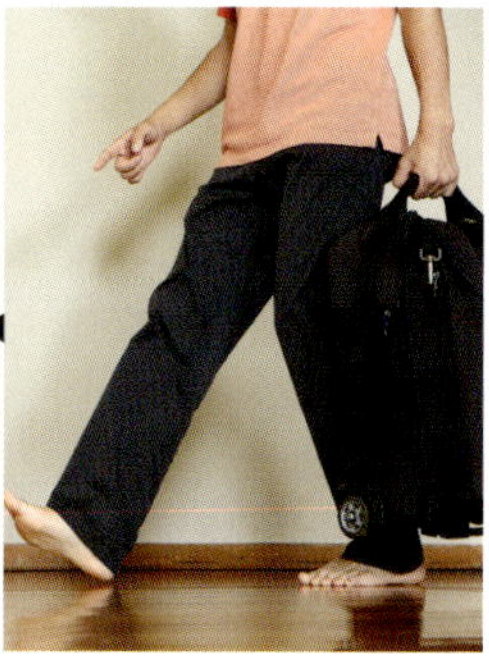
重い荷物をもつときも「残る足のかかと先」を気にかけて

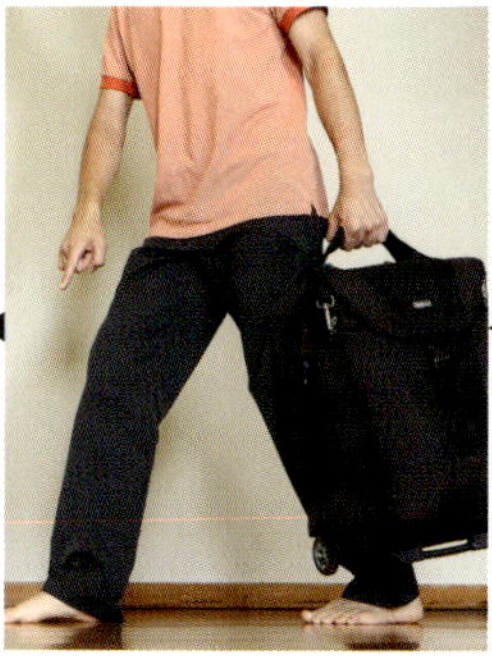
「残る足のかかと先」が上がらないように気にかけていくと

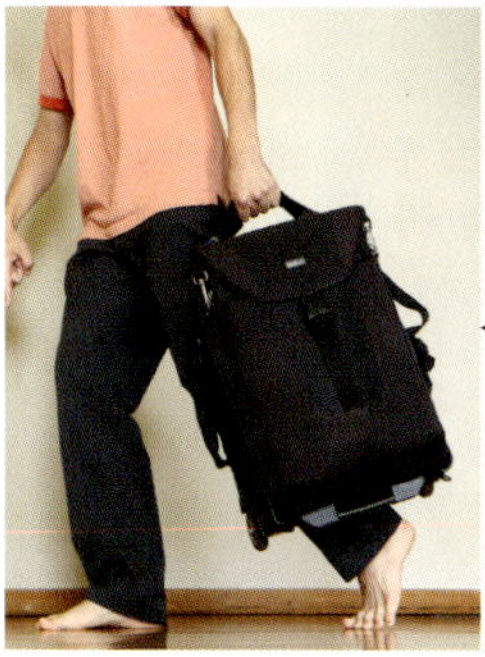
手ではなく「カラダが荷物を運んでくれる」感覚に

みなさんの悩みにお答えします!

こんなときはどうしたら…? その3

Q. 両手で何かをもつとき、不安定になることがあるのですが…?

A 両手がすでにふさがっている状態で、カラダがぐらつくと不安になりますね。手が使えないとなれば、やはり出番は足。「かかと先」が力を発揮するときです。

1 まず、カラダの安定度をチェック!

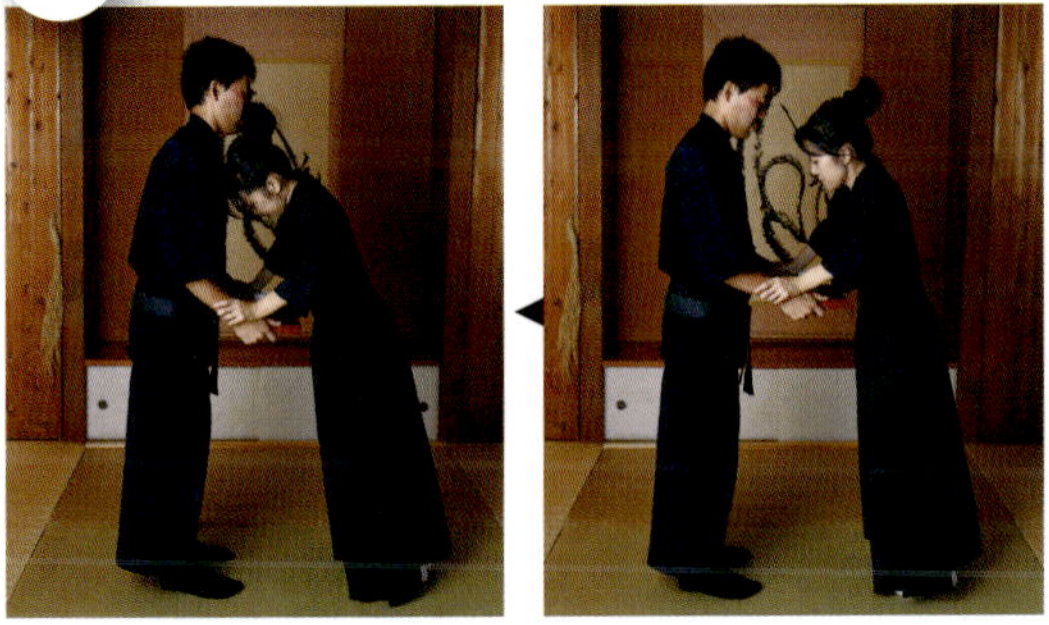

カラダ全体のつながりが弱いときは、両腕を上から押さえられると上体の安定は崩れてしまう

2 足踏みがカラダの緊張を解いてくれる!

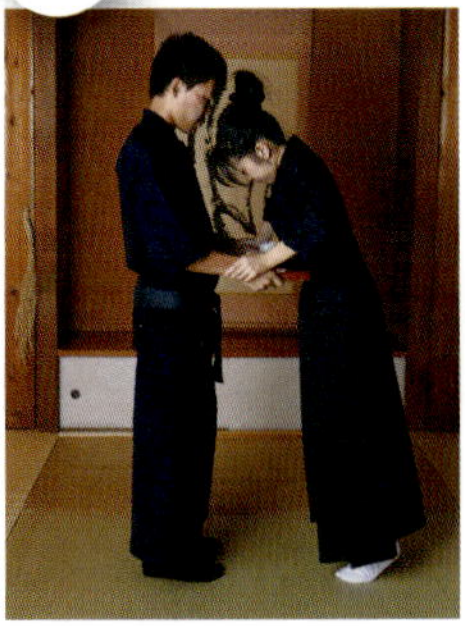

「かかと先足踏み」効果で見違えるような安定感!

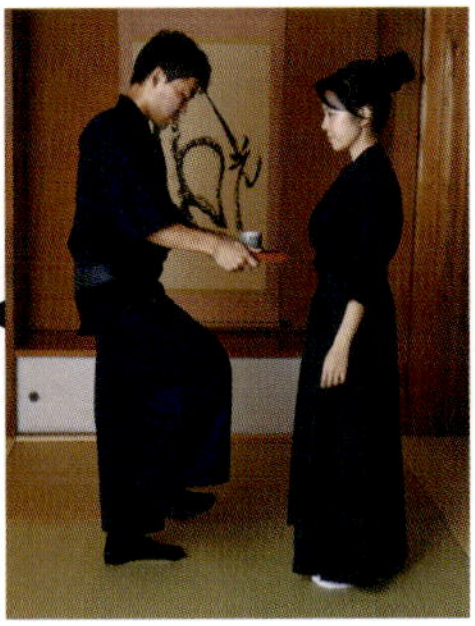

足踏みは膝をやわらかくする効果も

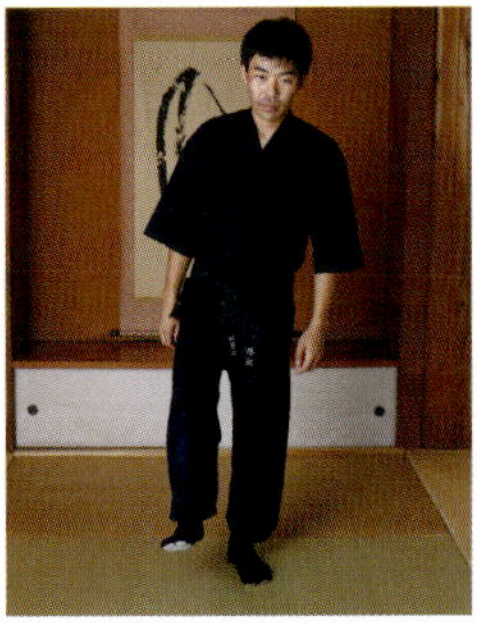

ここで「かかと先」からの足踏みを二、三回

3 そして、カラダはつながり感を取り戻す!

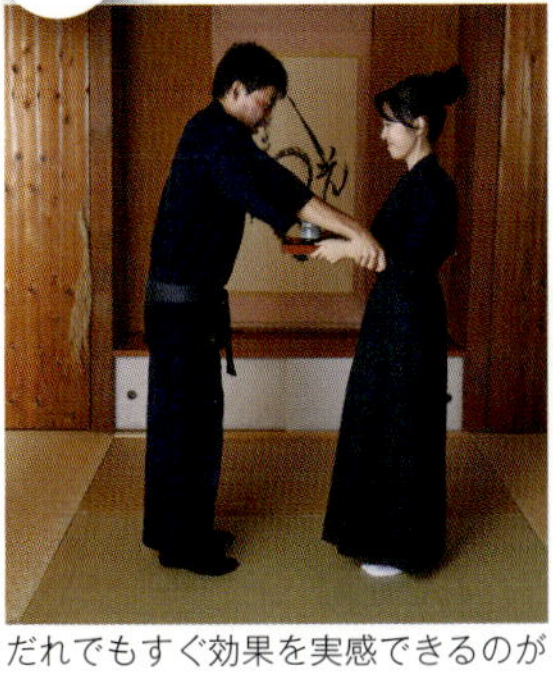

だれでもすぐ効果を実感できるのがうれしい

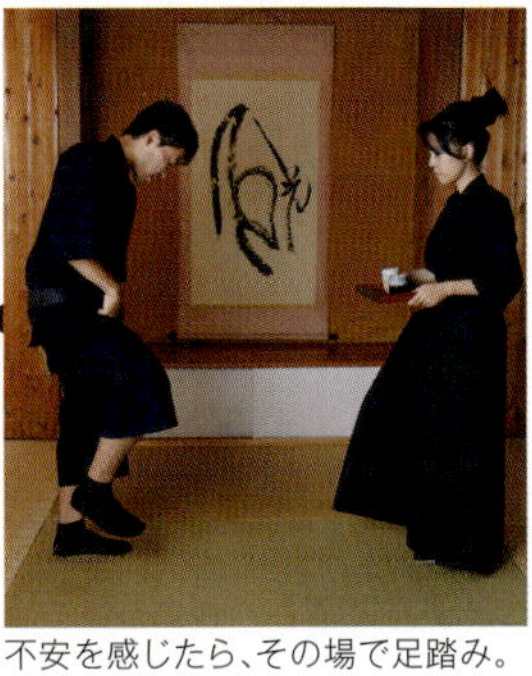

不安を感じたら、その場で足踏み。瞬時に安定感が戻る

カラダの安定感をぱっと取り戻したいとき。その場で「かかと先からの足踏み」をしてみてください。足踏みだけでも膝の強ばりを解く効果はあるのですが、かかと先を気にかけた足踏みにはいっそう「カラダのつながり力」を喚起する力があるのです。

みなさんの悩みにお答えします！
こんなときはどうしたら…？

その4 もつ力の研究編

Q.

段ボールのような大きなものをもち運ぶときにカラダをしっかりと安定させたいのですが…？

重いとつい手に力が入り、左右に崩れやすくなる

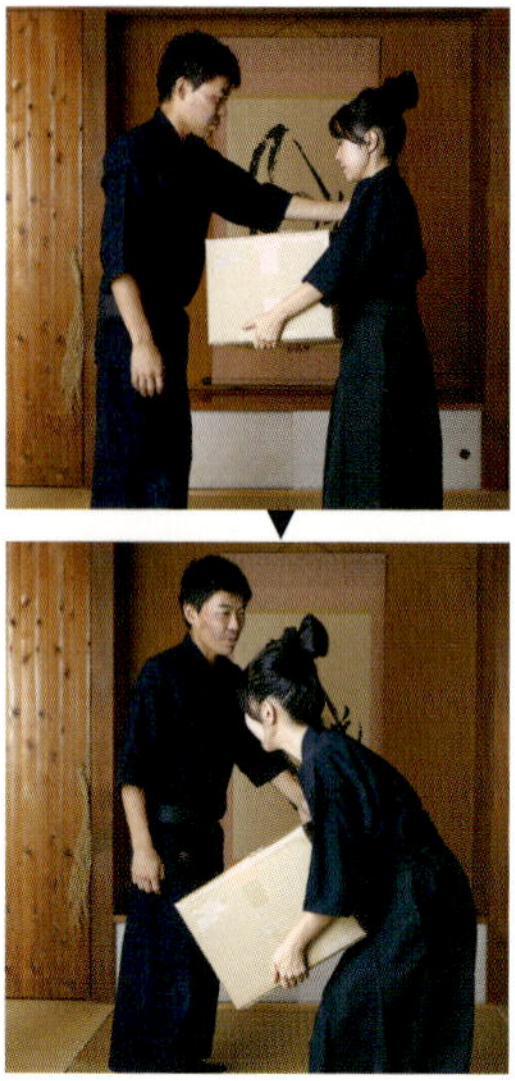

段ボールを抱えた状態で安定度をチェック。しっかり抱えすぎるとかえってもろさが…

前に進む力も弱い…

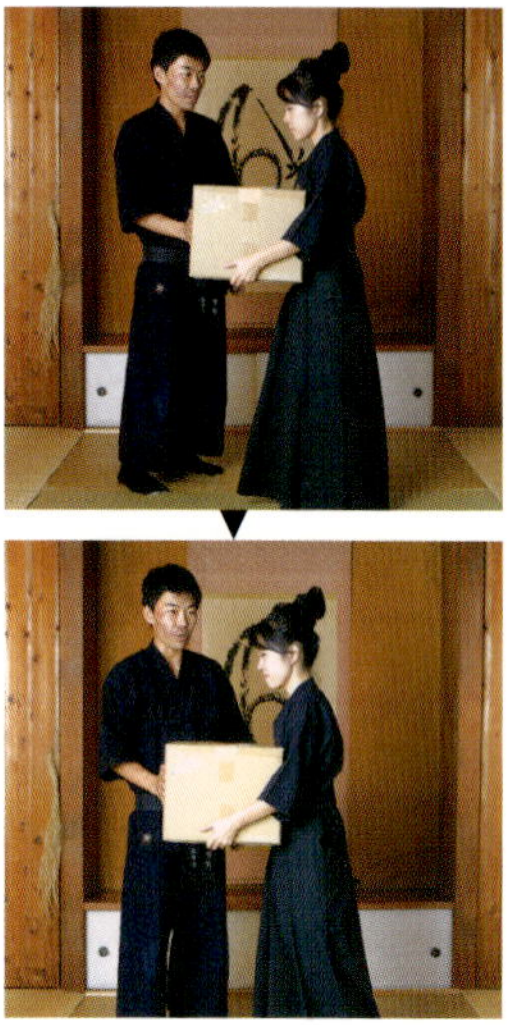

前に進む力を検証してみると…。軽い力でも止められてしまう

A

手のひらをやわらかく使うと、「指先の力」がカラダ全体の力を引き出してくれる

「両手で抱える」動作が段ボール運びの特徴です。〈その3〉の質問にもあったように両手がふさがっている場合の安定感はまず「かかと先」の効果で引き出しましょう。そこに「指先の力」もプラスしたいのですが、段ボールの重さやもちにくさに反応すると思わず手が固くなってしまいがち。そんなときは「手のひらのやわらかさ」へ焦点を切り替えてみましょう。手のひらの表情がやわらかくなれば、ヒジのやわらかさも使えるようになります。これで、ぐっと安定感が増しますね！

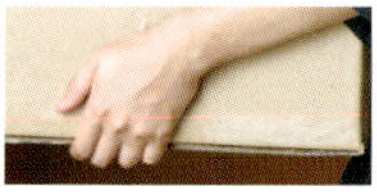

この手の表情はやわらかい。「指先の力」の発揮が期待できる…

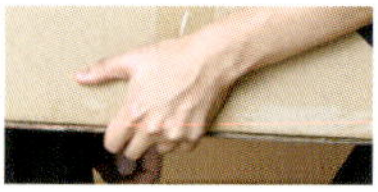

不安定だったときの手の表情。ぎゅっと固くなっている

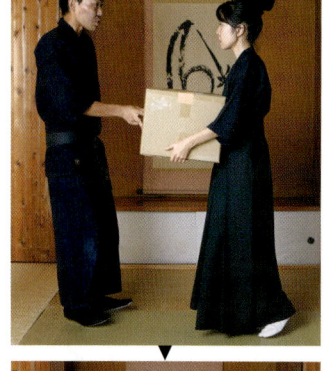

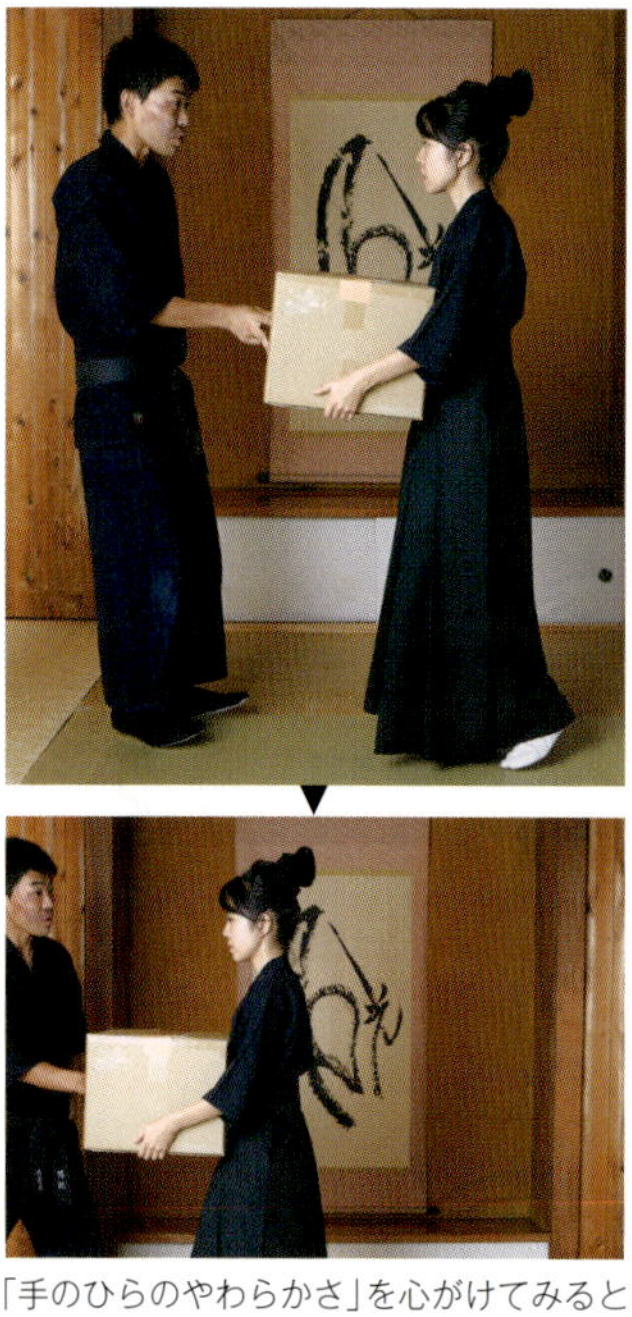

「手のひらのやわらかさ」を心がけてみると、足がスムースに前に出ていく。段ボールと自分のカラダに一体感が出てくる

A

二個を重ねてもち運ぶときは、箱と箱が接している面を気にかけていると安定しやすい

視界が遮られる上、重ねた荷物がずれないかが気になる「段ボールの二個重ね運び」。こんなときは「重ねた面だけを気にかける」こと。カラダはひとつのことに集中すると「つながり力を維持しやすい」という特徴があるのです。迷ったらひとつにフォーカスしてみる。これは効きますよ！

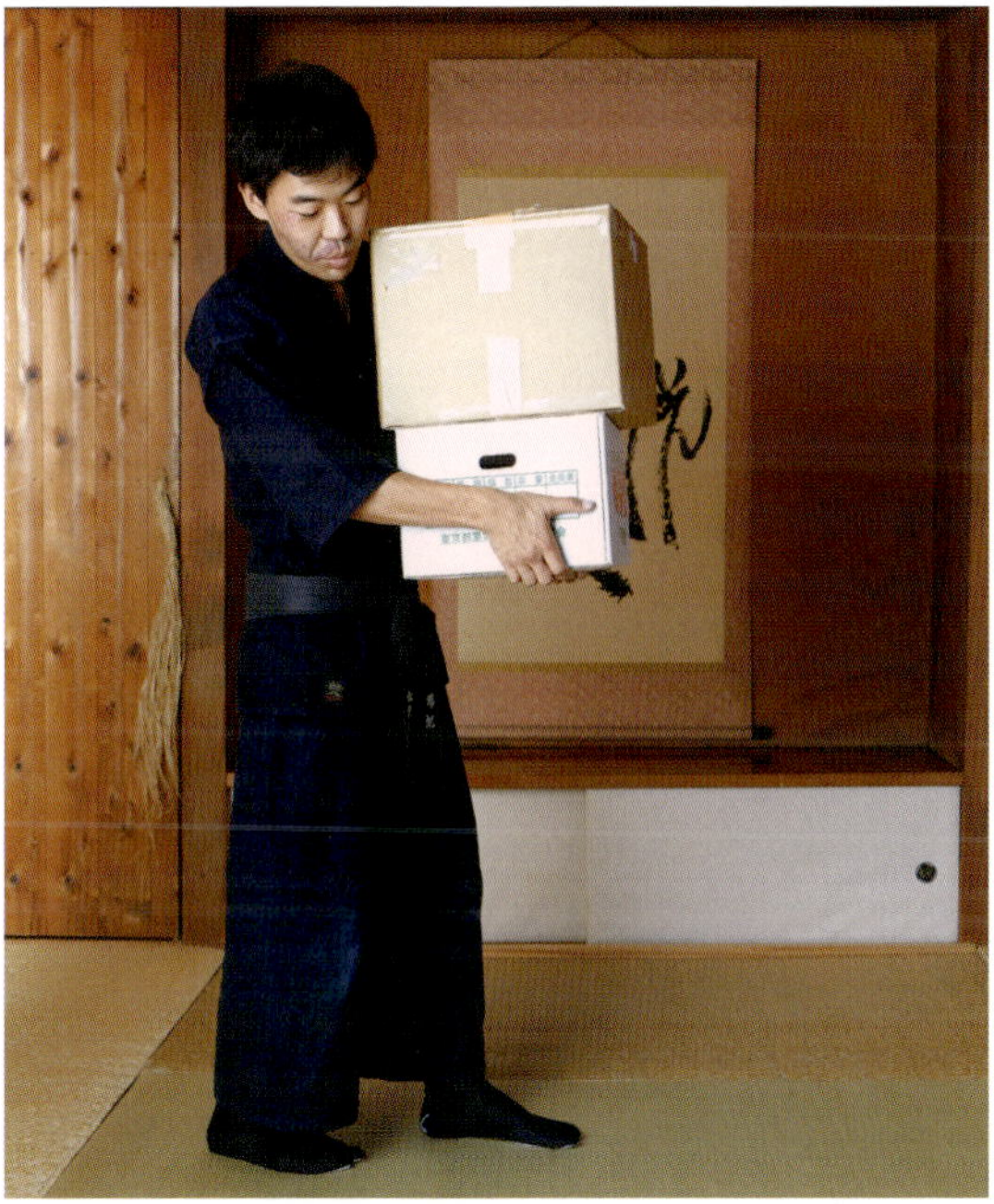

上下の段ボールの境目、重ねた面だけを気にかけると、
カラダ全体のつながりがよくなってくる

A

箱を置くときには腰を痛めやすいもの。腰を折るのではなく、膝のやわらかさを活かす感覚で！

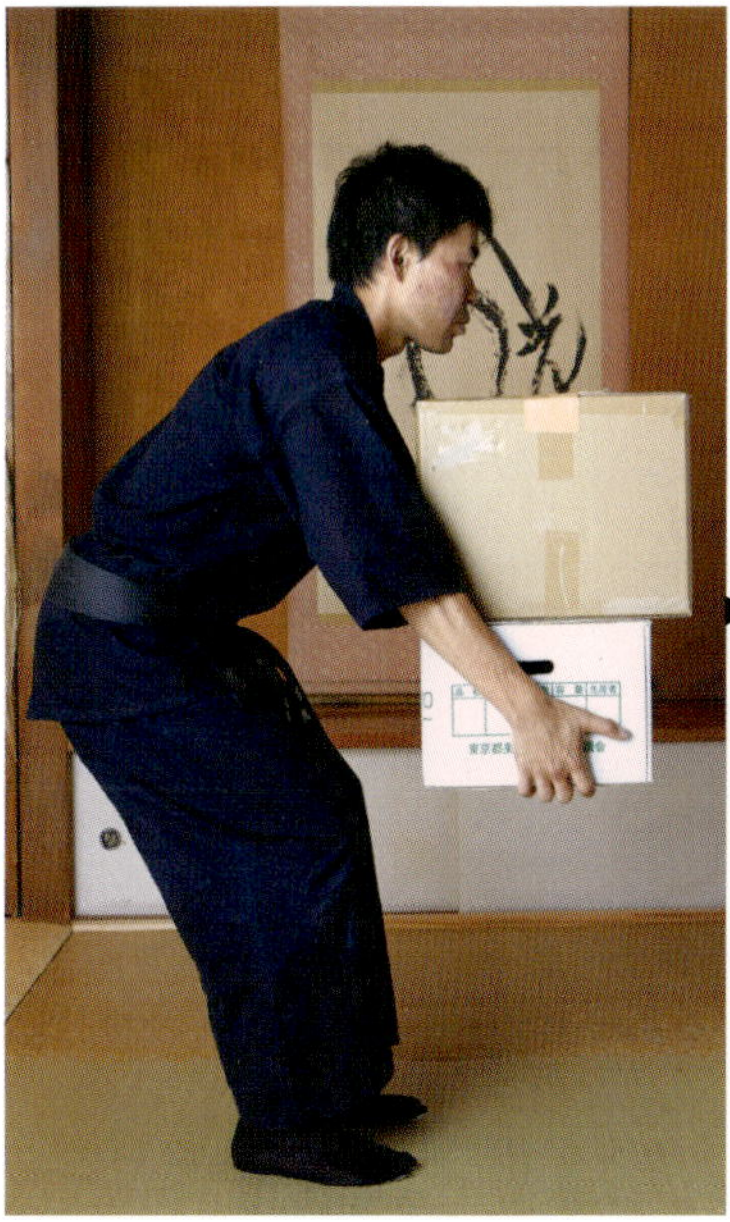

膝のやわらかさを使って沈み込んでいく。
腰の負担を減らすため、腰を折らない動き方を心がけよう

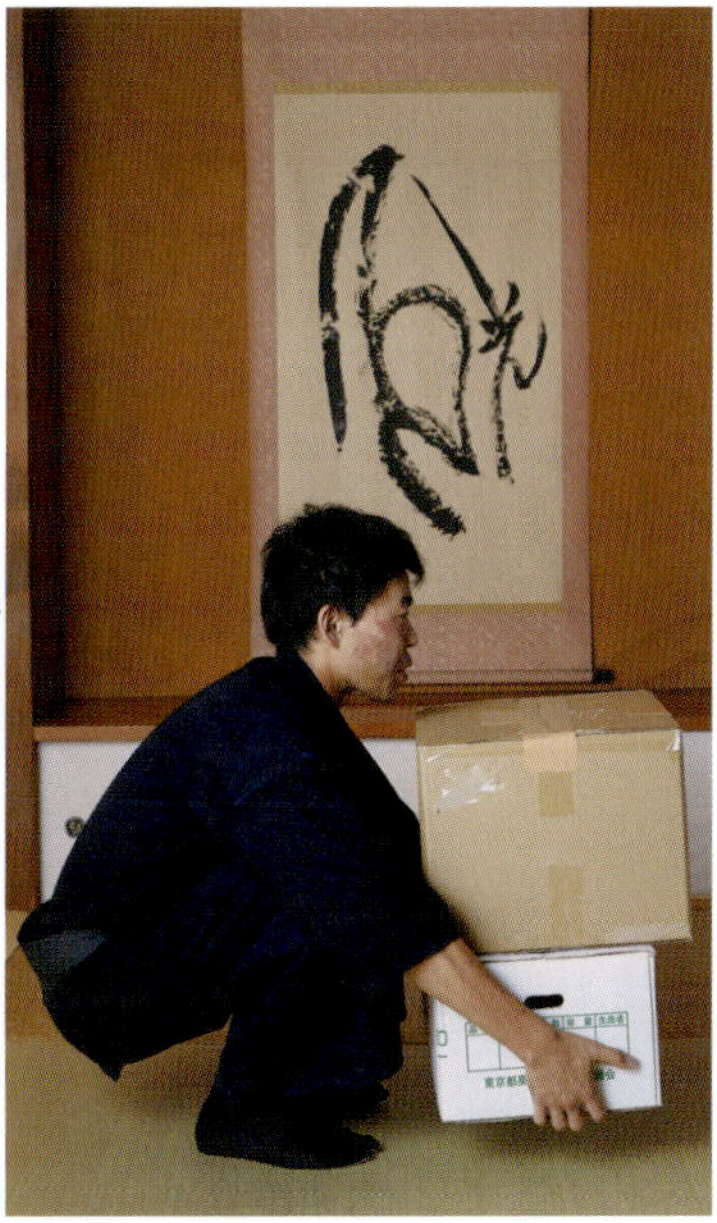

膝が使えると腰の負担が軽くなり、腰痛の予防にもなる。立ち上がるときも、真上に向かえば腰に負担がかからない

**みなさんの悩みにお答えします！
こんなときはどうしたら…？** **その5** # 道具を使う編

Q. 長いものをぐらぐらさせずにもつコツは？

A. 目に入る部分だけではなくて、全体をとらえる気持ちで

カラダには「対象物の全体をとらえるとしっかりする」という性質のようなものがあります。なぜそうなのかの説明は別の機会に譲りますが、この性質は折に触れて、ぜひ思い出していただきたいことです。

「とらえる」は少し難しい感覚かもしれませんが、「全体が見えている」と「全体を感じている」の両方がある感覚、たとえていえば、車の車幅を感じている感覚が近いかもしれません。

そうして「とらえる」に成功した途端に、カラダと長いものは互いを支え合うようにしっかりしてくるのです。不思議なことに。

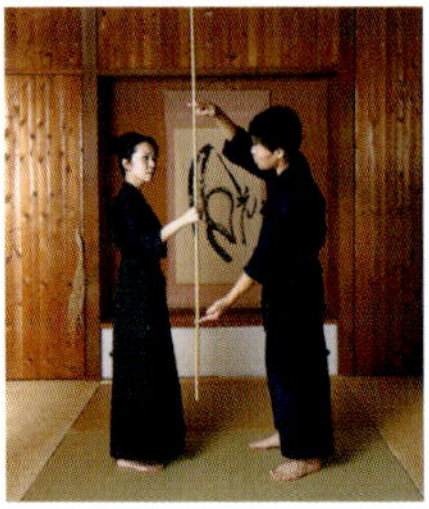

目に入る部分だけをとらえても、カラダはなぜか安定しない

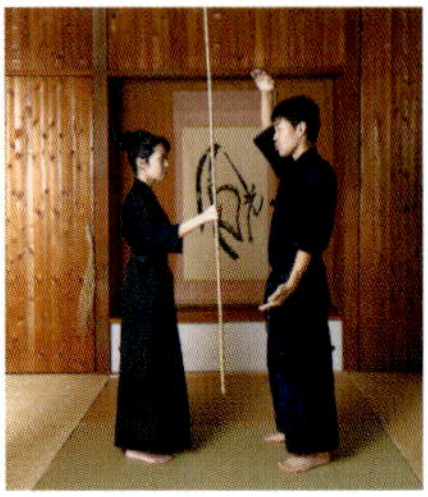

大事なことは「全体をとらえる」こと。長いものの全体が感じられないと、カラダはしっかりしてこない

全体を「なんとなく」とらえる。そう、そんな感じですね！

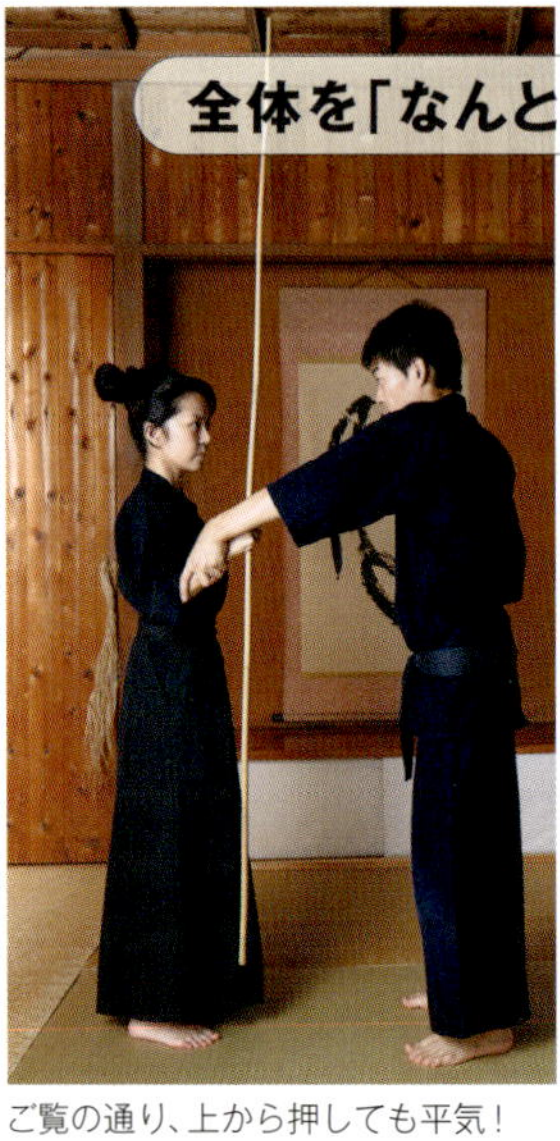

ご覧の通り、上から押しても平気！全体をとらえ続けていれば、カラダはしっかりと応えてくれる

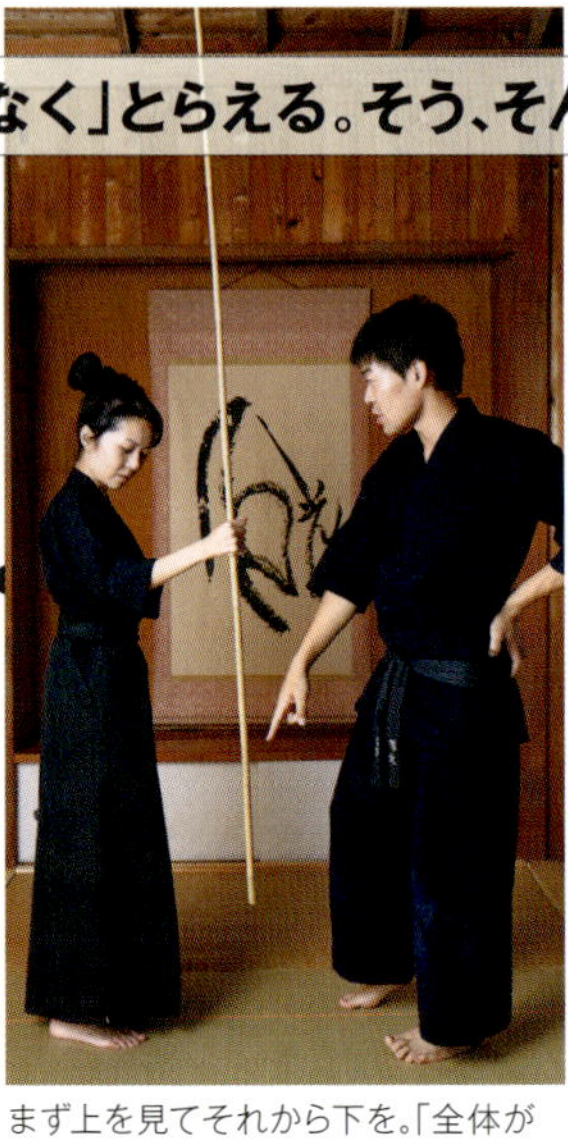

まず上を見てそれから下を。「全体がわかった」という気持ちを持ち続けていると…

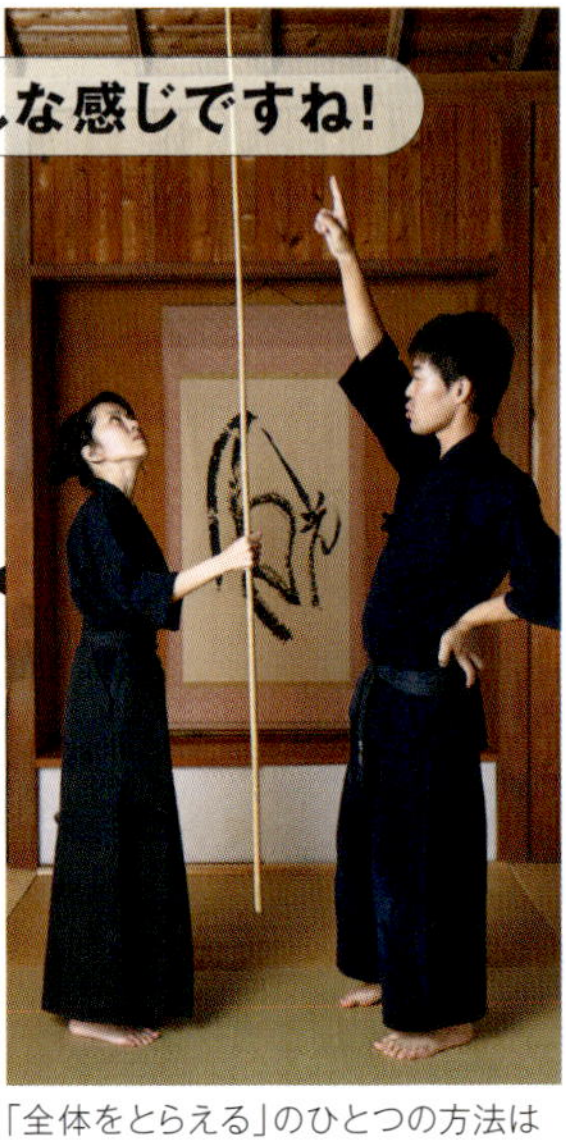

「全体をとらえる」のひとつの方法は「見る」感覚を利用すること

その6

Q. お盆やトレイをもって立ち上がるとき、不安定な姿勢になってしまうのですが…？

A 立ち上がるとき、腰から動き出すと…

いくつものことを同時に気にかけること。カラダはこれが得意ではありません。できる限り、ひとつひとつの動作を丁寧にしていく、これがカラダの安定感を高める大事なポイントです。

何かを手にもって立ち上がる場合は、加えて「手のひらをやわらかく使う」。次に「膝を伸ばして真上に立ち上がる」。要注意動作は、立ち上がりに「腰を引く」こと。ぐらつきの要因をつくり出す典型的な動作がこれなのです。

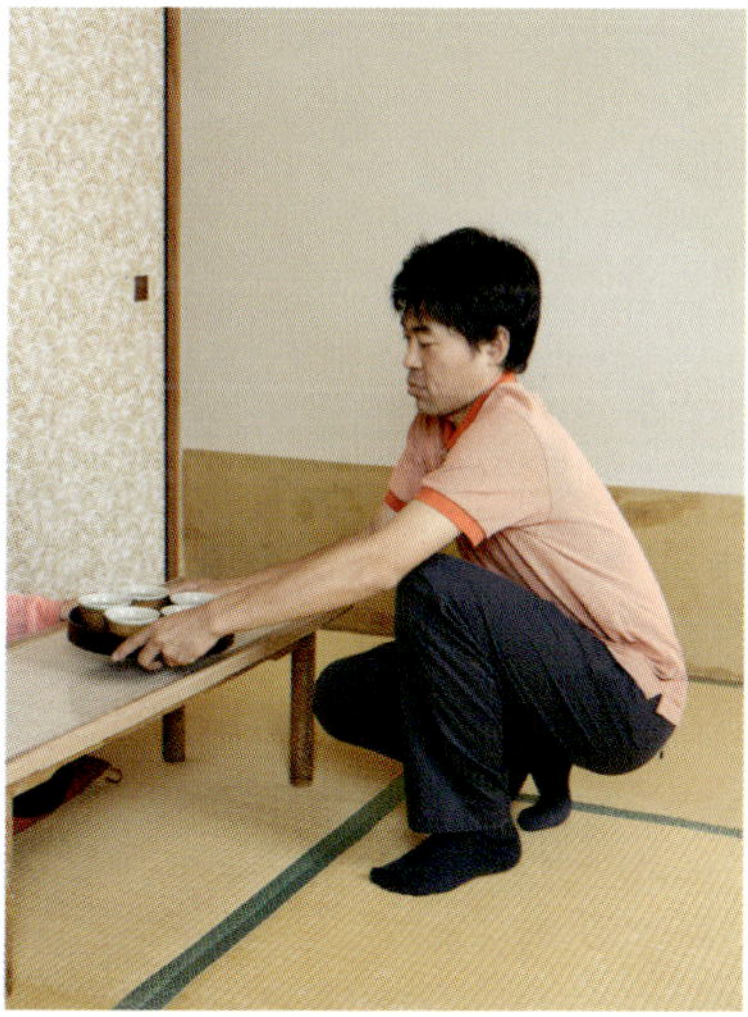

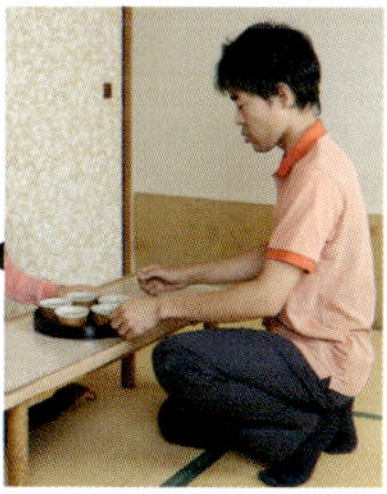

立ち上がりが不安定な人は
「腰を引く動作」が入っている場合が多い。
自分の立ち上がり方を一度確認してみよう

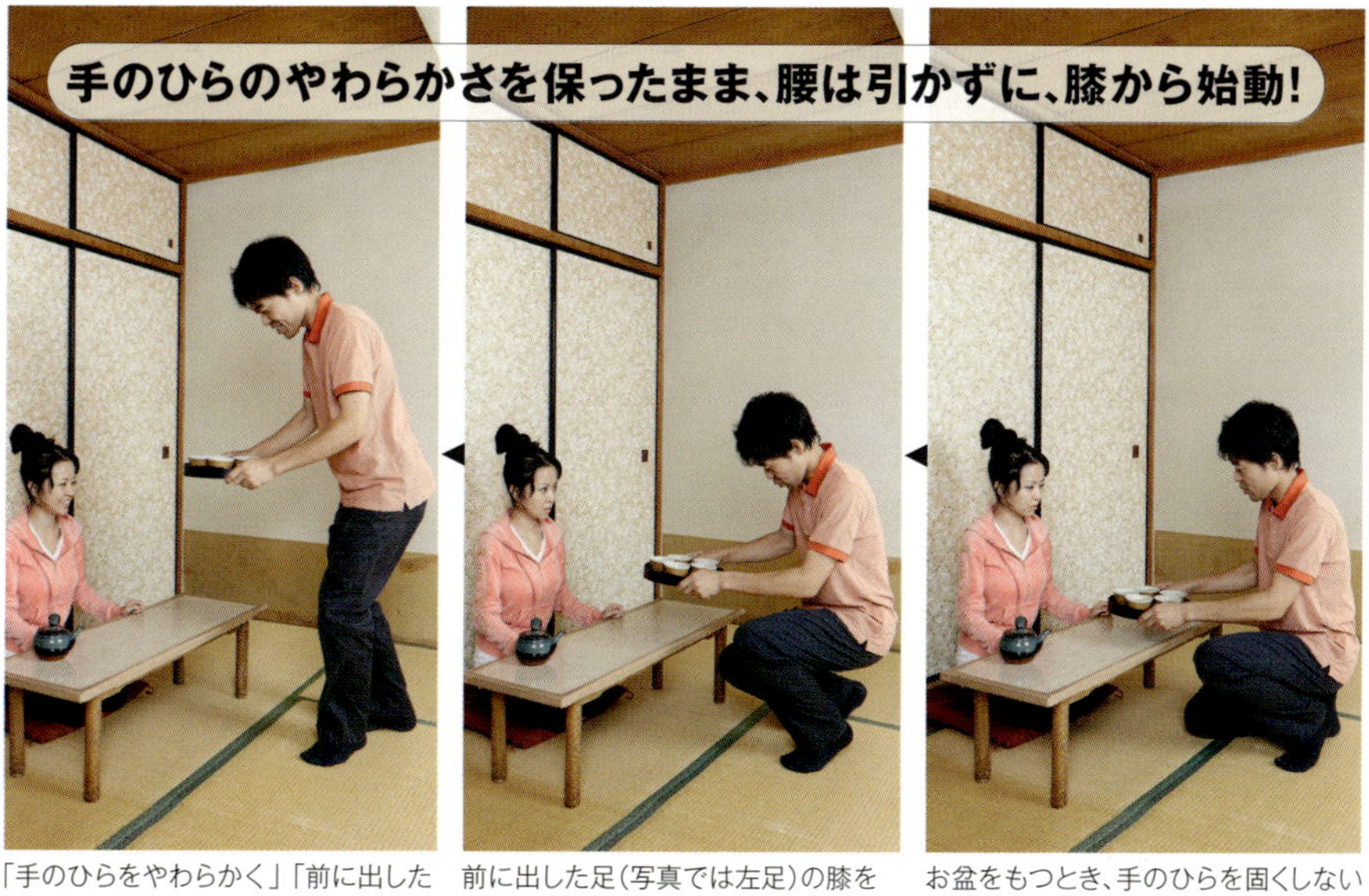
手のひらのやわらかさを保ったまま、腰は引かずに、膝から始動！

「手のひらをやわらかく」「前に出した足の膝を伸ばす」を心がけると、ご覧の通りの安定感に！

前に出した足（写真では左足）の膝を真上に伸ばす感じで

お盆をもつとき、手のひらを固くしないように

みなさんの悩みにお答えします！
こんなときはどうしたら…？

その7

道具を使う編

Q. 高いところにあるものをとるときに役立つワザはありますか？

「高いところにあるものをとる」は二つのワザを組み合わせます。

まずは「虎拉ぎ」でカラダを安定させて台の上にのる。次は「腕前クロス」を使って腕を伸ばす。腕を伸ばすときも、「虎拉ぎ」をかけておくと上体がぐらつかず安心感が増します。

台からおりるときも「虎拉ぎ」を忘れずに。片手だけでも「虎拉ぎ」は効果があります。

A イスや台の上にのるときは「虎拉ぎ」が効果あり。カラダが安定して転倒の危険が減ります！

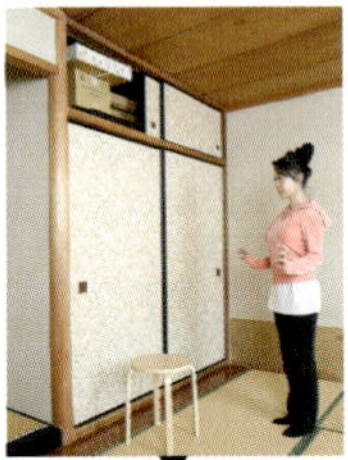

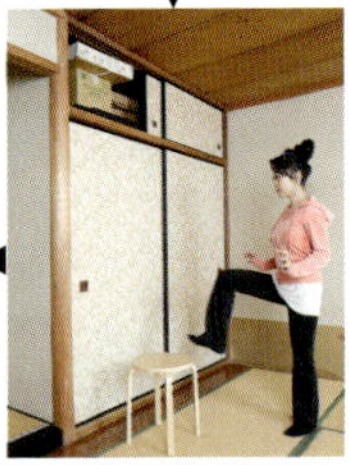

家の中では脚立の代わりにイスを代用することも多いが、丸イスは不安定なので、のり移りの際は「虎拉ぎ」が役に立つ。片手だけでも効果がある

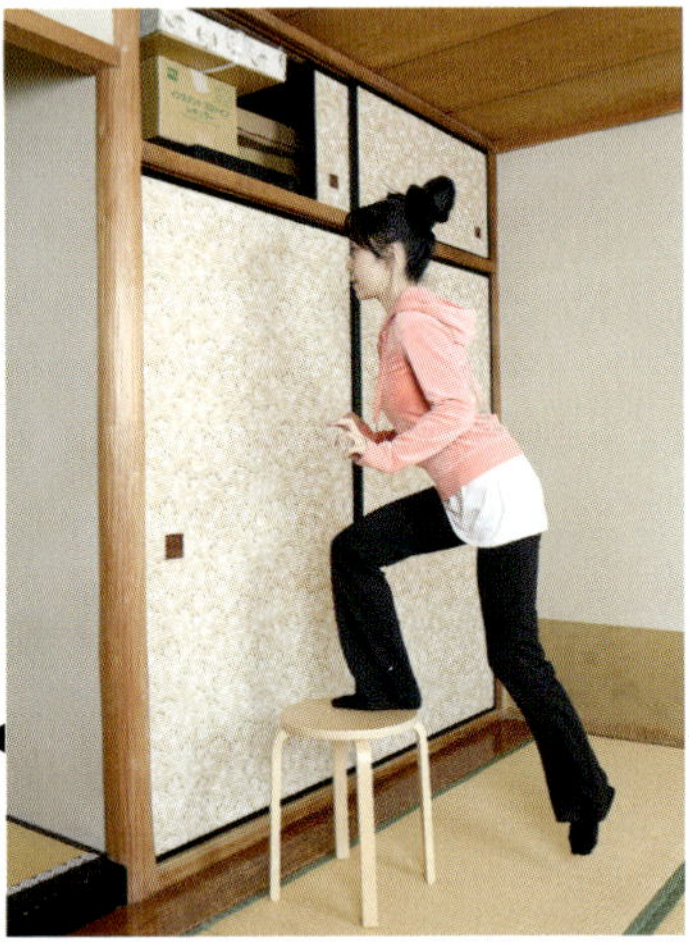

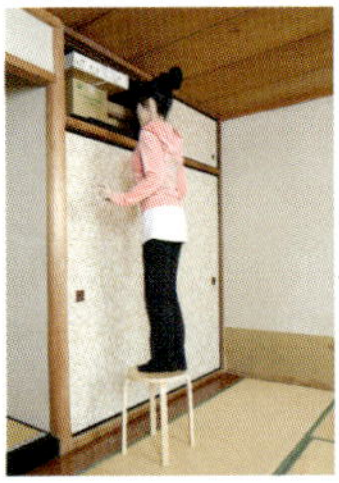

手を伸ばせば届きそうなときも「腕前クロス」でさらに余裕を！

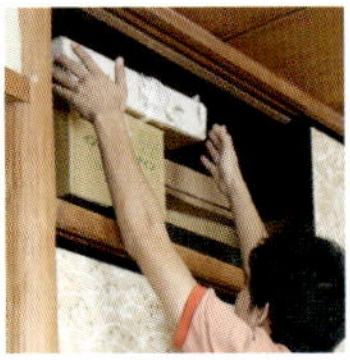

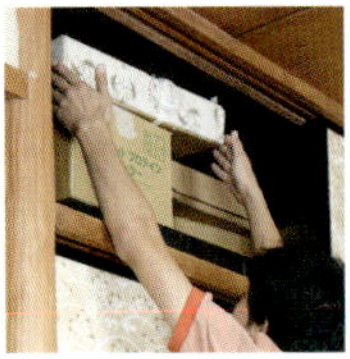

「腕前クロス」あり（写真上）となし（写真下）の違いはこんな感じ

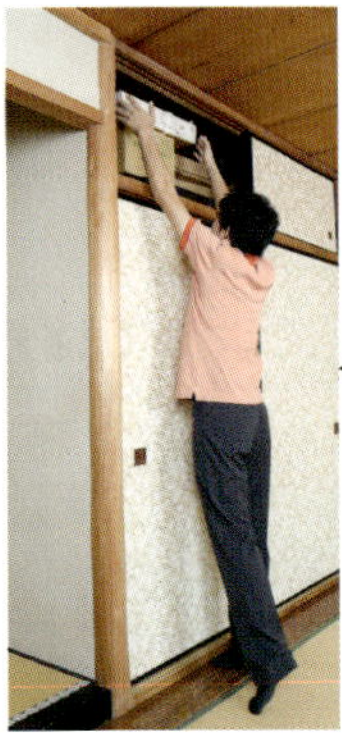

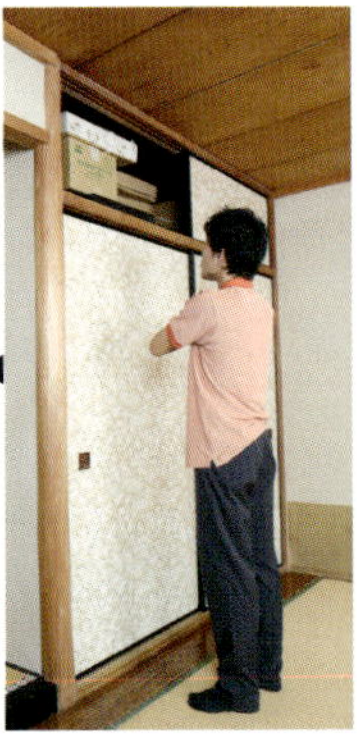

「腕前クロス」から手を伸ばすと、何もせずに伸ばしたときより、確実に数センチは上に届くようになる

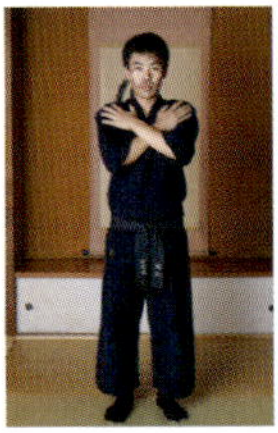

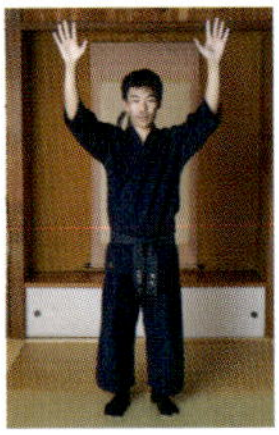

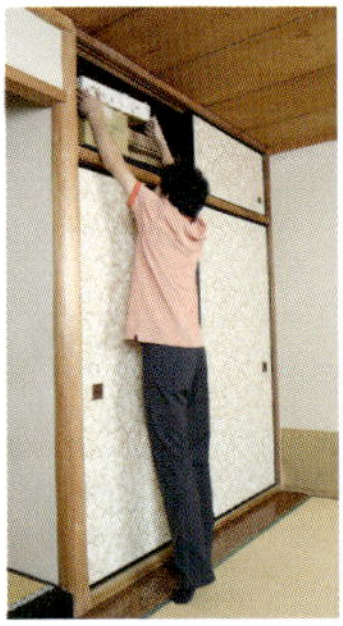

背伸びが必要な状況になったら…

腕を胸の前で交差させてから再び広げると、腕の伸びがよくなる

その8

Q. 電車やバスに立って乗っているとき、とっさにカラダを安定させるワザはありますか？

A 「苦手腕組み」がカラダを安定させるという不思議？

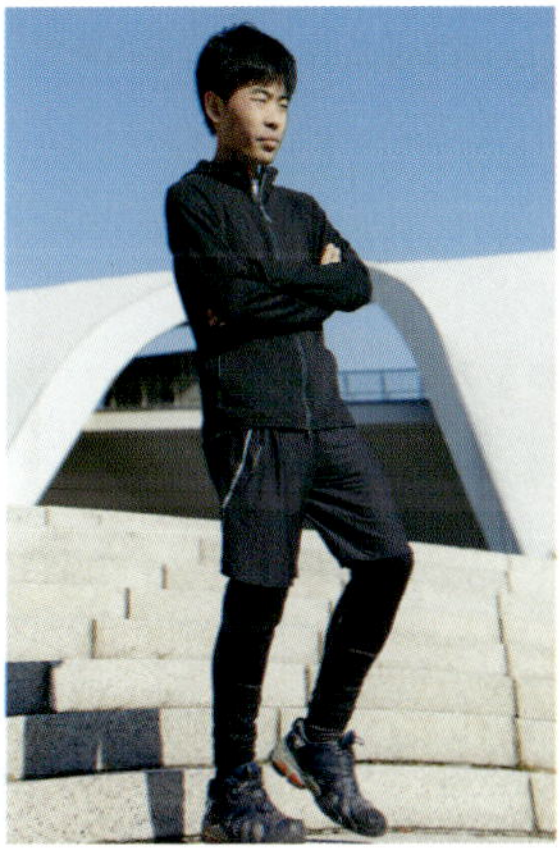

慣れた腕組みをすると、脇が締まり上体も安定するように見えるが、歩いてみると足を踏み出す瞬間に左右にぐらつくことが多い

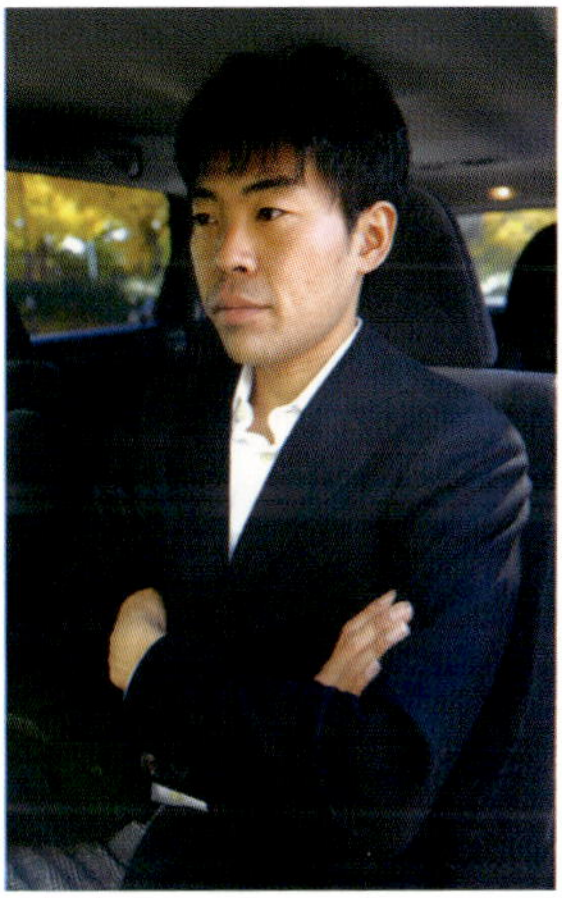

慣れた腕の組み方の場合、しっかりと脇が締まる。そのぶん上体に力が入るため、カラダ全体の安定感が弱くなる

たとえば「苦手腕組み」はどうでしょうか？このワザは大阪の石田泰史遊武会師範が気づいたものですが、いつもとは逆の組み方をしてみるというもの。試してみると、慣れない組み方なので「ふわりと組む」感じになり、それがカラダのつながり力を引き出す感じがしました。

同じ考え方で指を交互に組む合掌も、いつもと違う組み方で、「ふわりと組む」感じを活かせば効果が得られます。「自分なりのふわり感」をぜひ見つけてみてください。

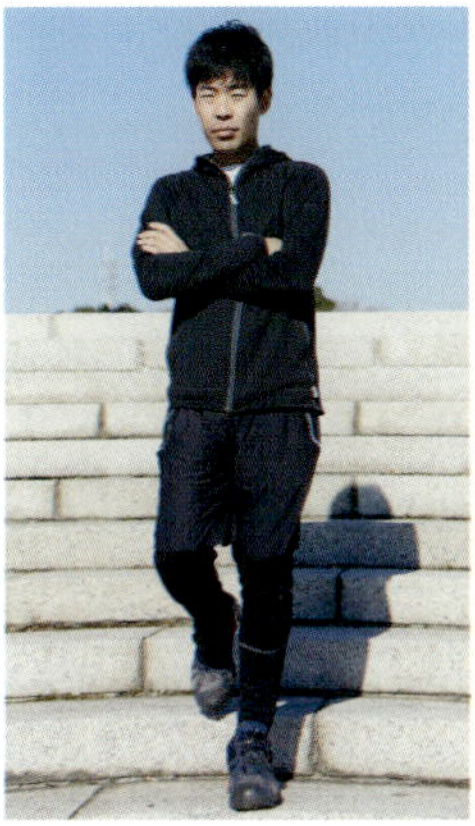

ふわりと苦手腕組みをした場合、脇が締まらず、一見頼りなく見えるが、歩いてみると実感は逆。左右へぶれることなくまっすぐ歩くことができる

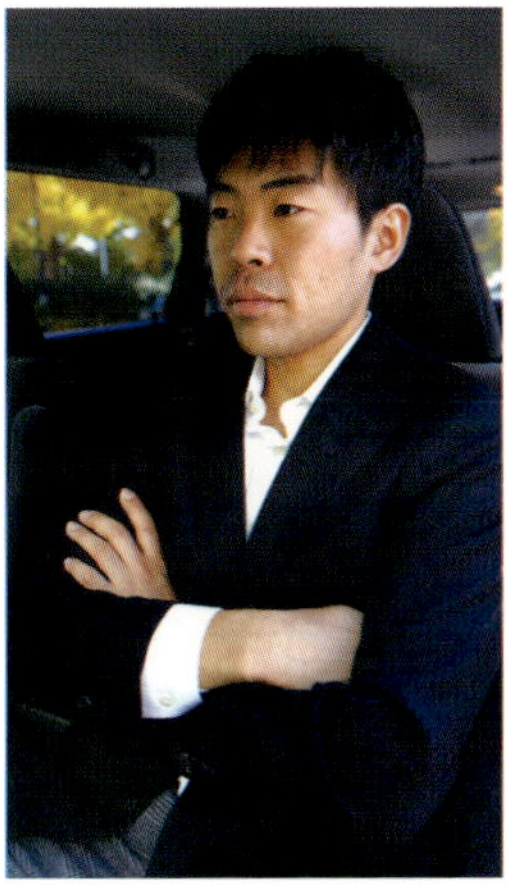

ふだんしない苦手な腕の組み方では、脇がしっかりとは締まらない。それが逆にカラダ全体のつながり力を引き出すことに

いつもとは違う指の組み方も、場合によっては効きます！

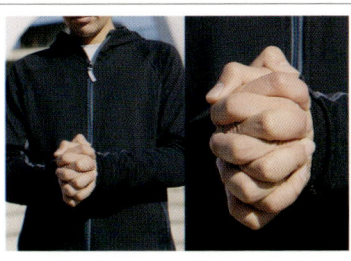

指を交互に組む合掌もふだんしない組み方をしてみると、カラダに安定感が加わってくる。ただし、がっちりと組んでしまうとつながりが切れるので、「ふわりとした感触」を大切に

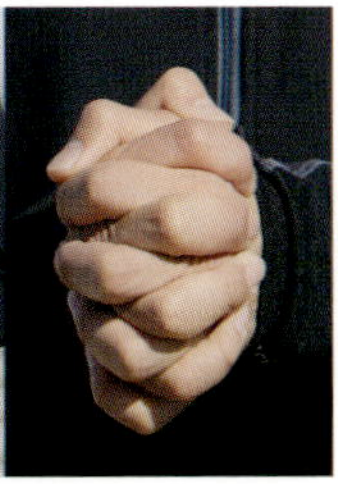

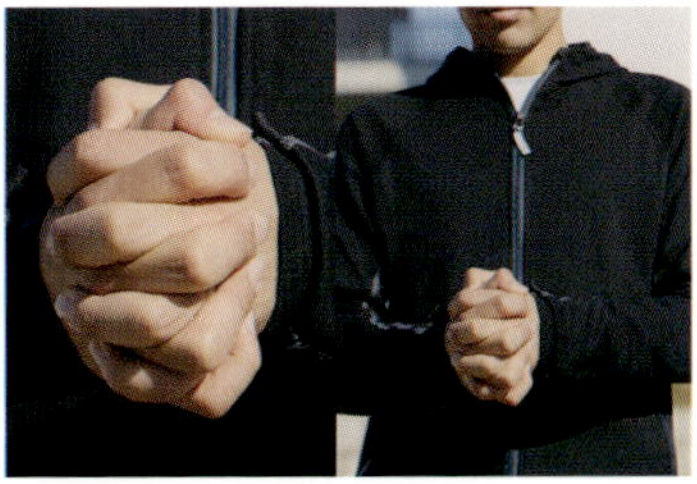

Chapter 5

甲野 善紀＝文

人は道具を使う

人間が他の動物から際立つ進化を遂げた大きな理由のひとつは、道具を使いこなすようになった事が挙げられると思う。

もっとも、チンパンジーをはじめ何種類かの動物も、時に道具らしいものを使わない事はないが、道具なしには生活が成り立たないほどの環境に囲まれているのは人間だけであろう。そして、その道具の原点といわれるものは「刃物」である。

よくアウトドアの専門家が「何もない無人島で生活するにあたって、ただ一つ道具が許されるとしたら何が必要か」という質問を投げかけられたとき、誰もが挙げる道具といえば、頑丈なナイフか、ナイフ状の刃物である。

それほど人間にとって重要な刃物であるが、このところ刃物を使った犯罪が多発しているためか、現在の日本では、正当な理由なくしては、小さなナイフやカッターまでも取り締まりの対象となっている。

しかし道具の原点といえる刃物をここまで取り締まってしまい、子供達をどんどん不器用にして、果たしてこの先深く後悔する事になるのではないかと、私などはきわめて危惧を抱いている。

今回のＤＶＤでは、薪割りや粗朶作りなどで、斧や鉈の使い方を紹介したが、もしこれから大震災などがあり、およそ生活に必要なインフラが壊滅して、その日生きるための食事作りや、雨露をしのぐ場所も自分で造らなければならなくなった時、刃物に不案内で、そうした訓練がまったく出来ていない人間が現代のように大量に存在する状態のままで、一体どうなるのだろうと思う。3・11の大震災の折は、救助に出向いた自衛隊員のなかに、アウトドアの刃物に詳しい人物がいたのだが、その人物の証言によれば、震災の救援に行って、瓦礫に絡まった電線を切ったり、様々な状況で最も役に立ったのは、剣鉈（けんなた）と呼ばれる短刀を太く丈夫にしたような鉈であったという。

そのような刃物は、現在の警察が一番嫌いそうだが、既に述べたように刃物は人間にとってもっとも基盤となる道具である事を考えれば、これを徒に禁止する事は、人が人として生活していく事自体の否定にもつながりかねず、この事を識者と呼ばれる方々にもよくよく認識して頂きたいと思う。

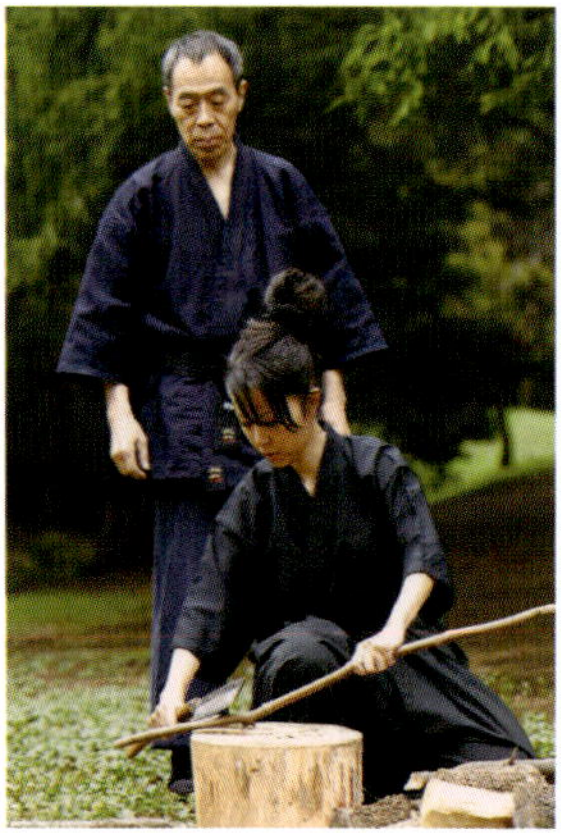

「道具を使う力」

もしも無人島で暮らすとしたら
いちばん役に立つ道具は
何だと思いますか？

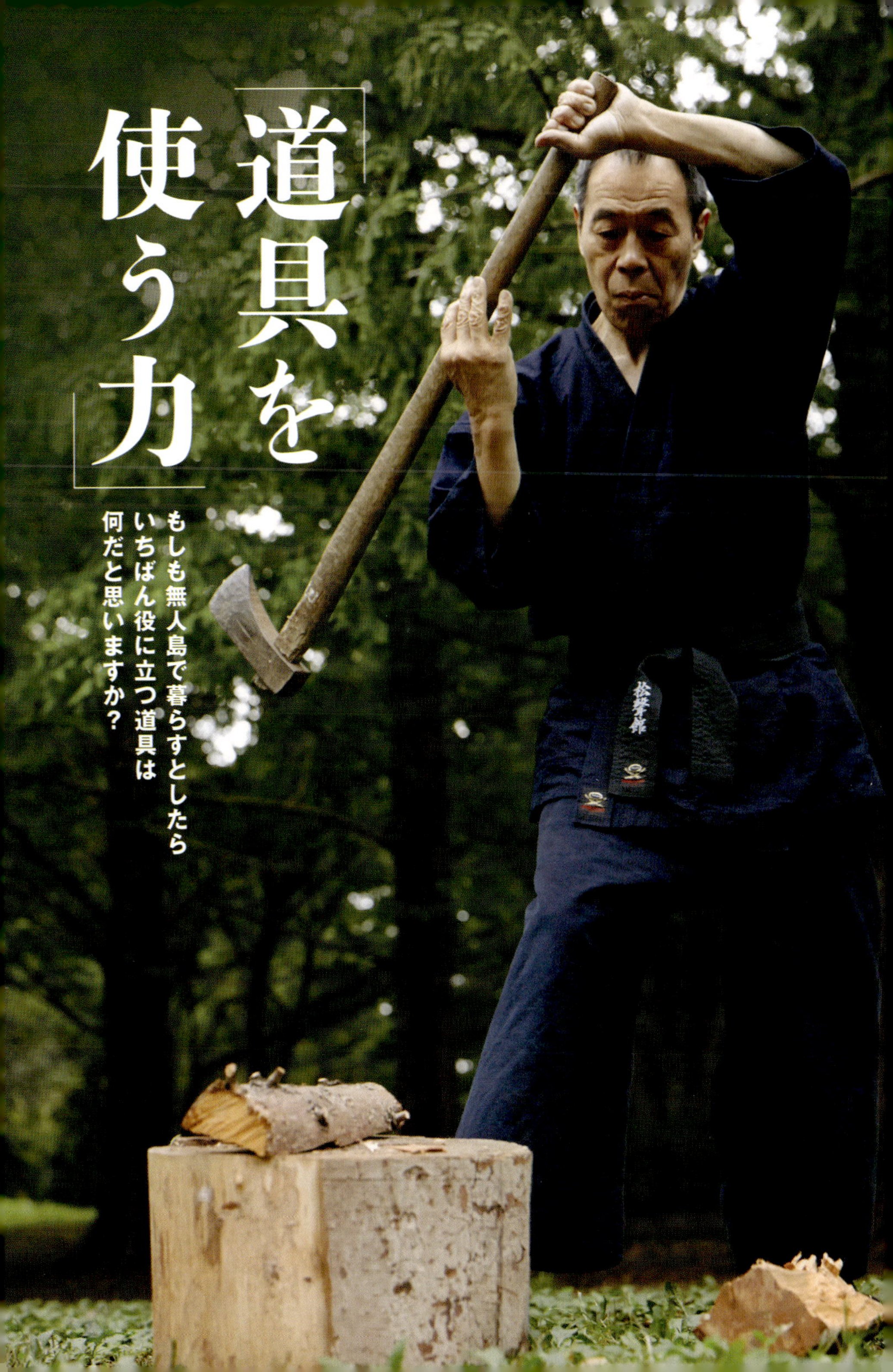

善紀流／道具との付き合い方　ナイフの使いこなし編

無駄がない、速い、そして美しい！
ナイフ使いが上手になると果物の皮むきだって楽しくなる！

果物の皮をむくためのナイフの使い方。それなら私にもできる、という方は多いと思いますが、道具を使う技術は、前提条件を変えると途端に難しくなることがあります。

たとえば、りんごの皮をむこうとして、ナイフはあるがまな板がない…としたら？　手のひらの上でりんごを割る経験のない人には、それは勇気のいることでしょう。食べるのを躊躇することになるかもしれません。

このように道具は、使う技術があれば、限定される場面が少ないほど使い勝手がいいのです。さまざまな場面、状況で役に立つ技術はわたしたちの日常生活をより創造的にしてくれる知恵といえます。

果物の皮むきも、ナイフ一本でどんな場面でもできるほどになれば、それはナイフ使いの自在さが増したということ。果物の皮むきというささやかな手仕事もぐっと楽しくなってくるというものです。

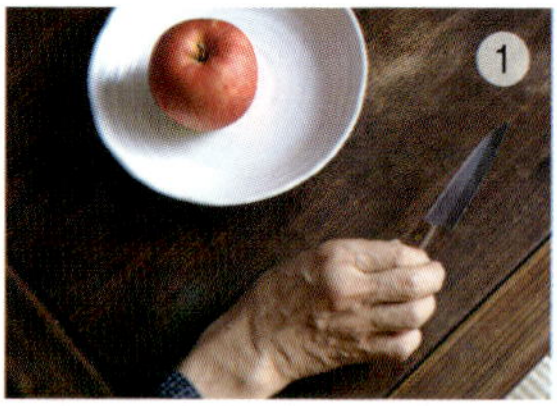

ナイフの刃を外に向けて置くと、手にとったとき、肩が上がらない

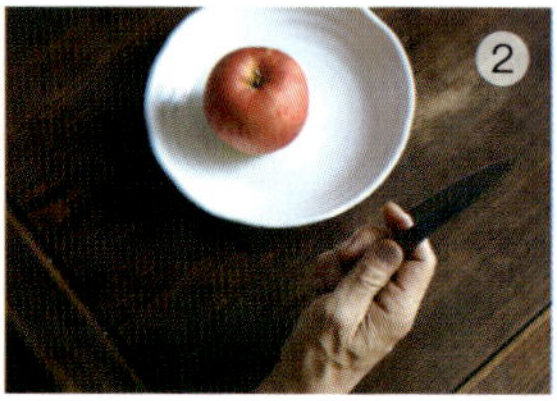

手首を返す。これでカラダがしっかりする

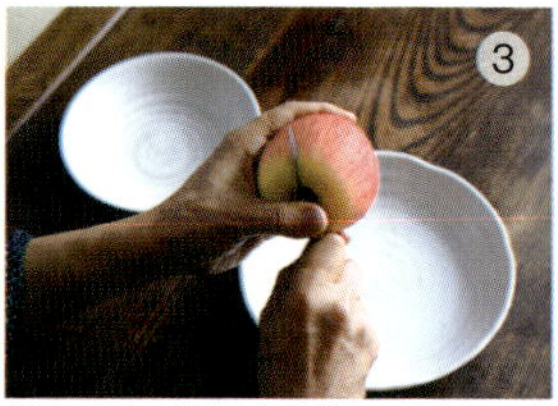

りんごのお尻側を手前に。刃のアゴ（柄の側）から切り込んでいく

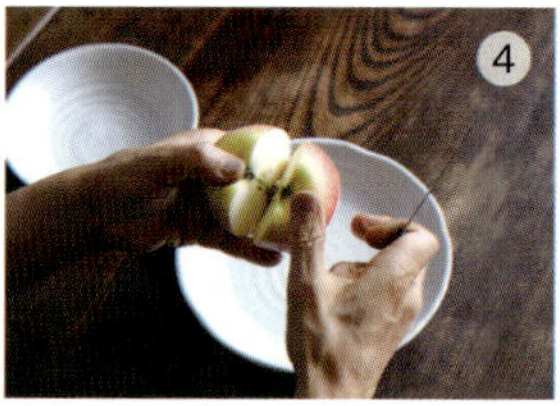

刃を左右に揺らしながら二つに割る

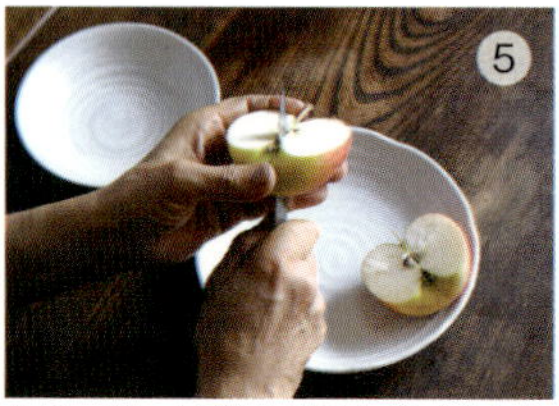

もう一度、同じようにナイフを入れる

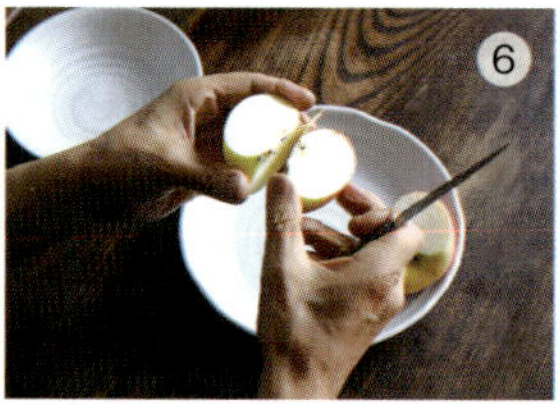

ナイフを左右に動かしながらさらに二つに割る

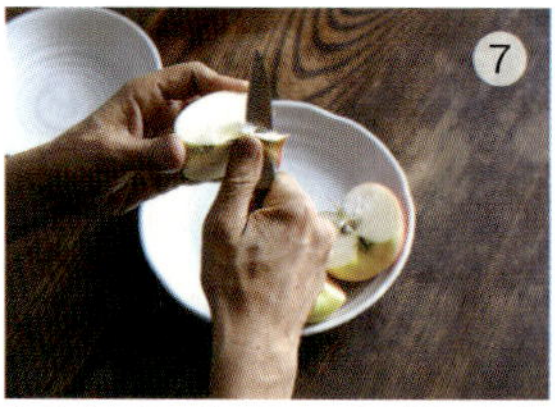

左手で支えながら刃のアゴから切っ先に向けてスライドさせ、芯をえぐるように

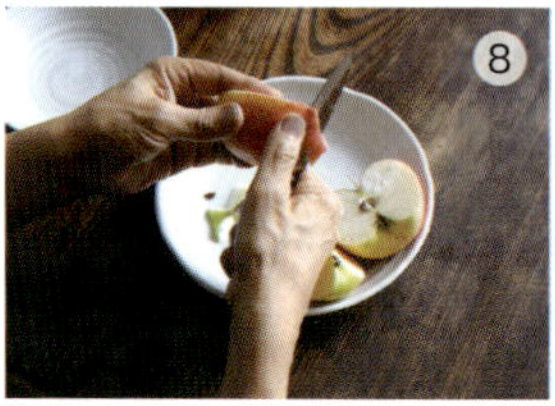

皮がむきやすいよう左手でりんごを回しながら

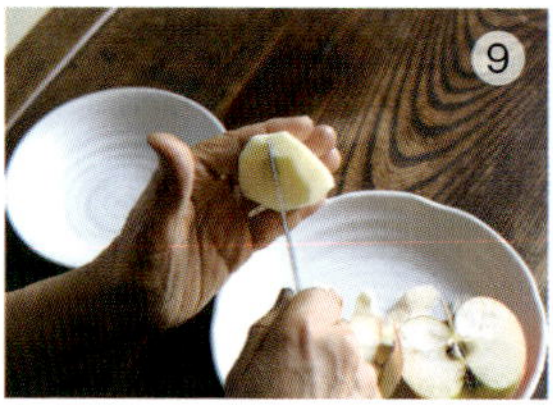

手のひらをまな板代わりにさらに二つに

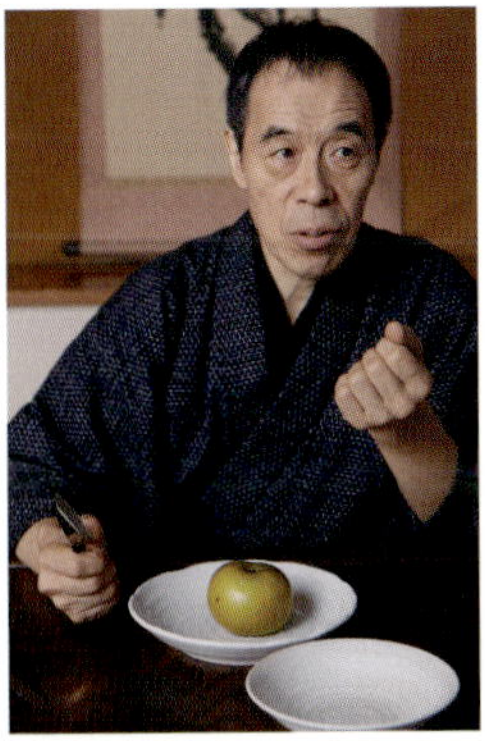

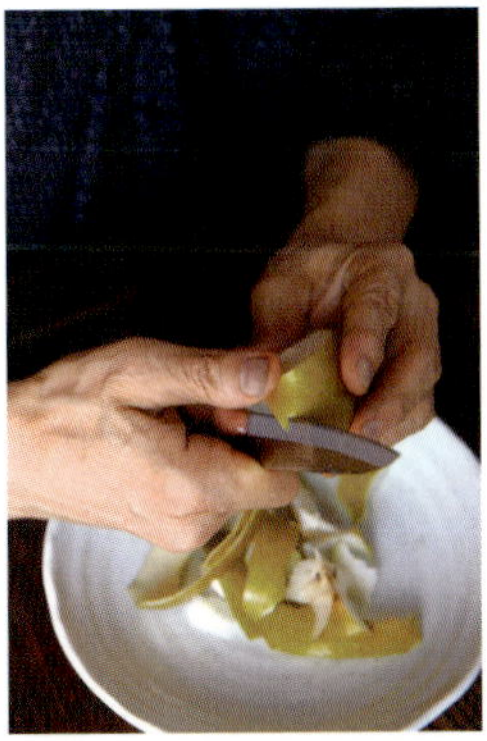

料理を作る、道具を作る…ナイフは一本あれば、さまざまな日常の場面で役に立つ道具。ナイフ使いはぜひ手の内に入れておきたい技術

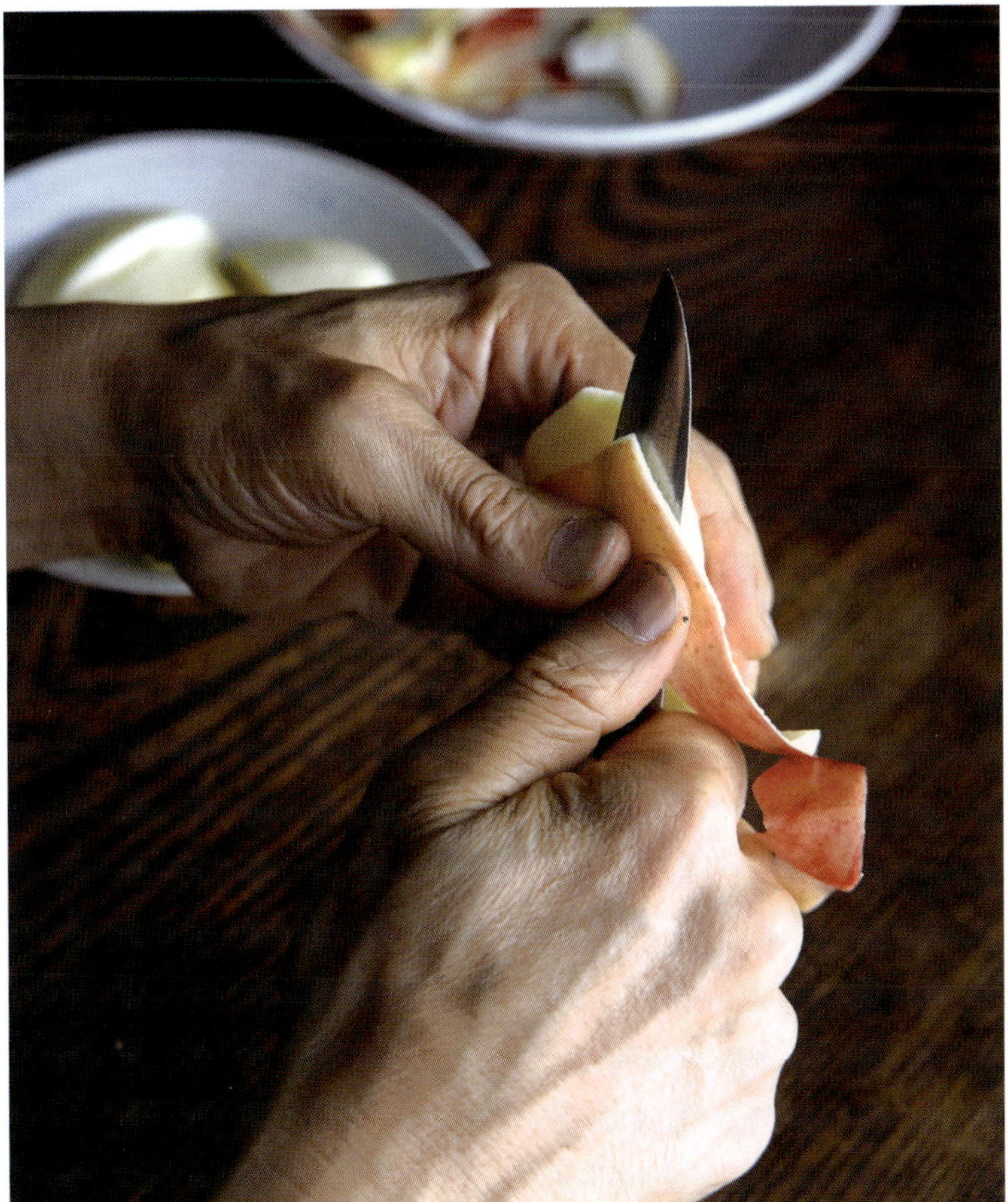

ナイフをもつ右手と支える左手が
会話をするように滑らかに動いていくと無駄がない。
手のひらの内で「切る・割る・むく」のすべてができる技術は、
どこでも使える応用範囲の広い技術であるということ

善紀流／道具との付き合い方
ナイフの使いこなし編

身につけておくと応用がききます！ 鉛筆はナイフで削るべし！

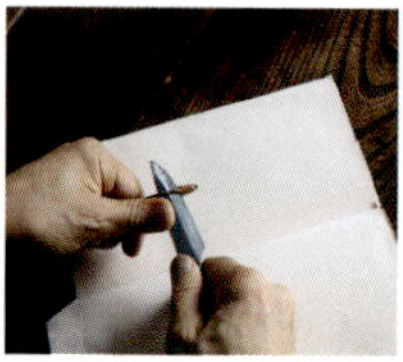

左手の親指でナイフの背を支えながら

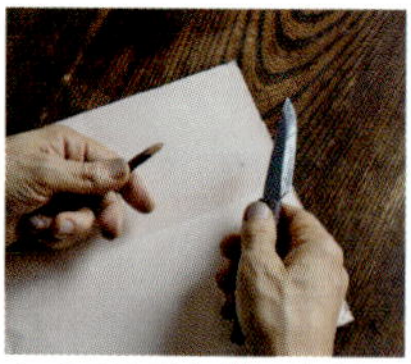

ナイフの刃は、削る方向に対して直角にあてる

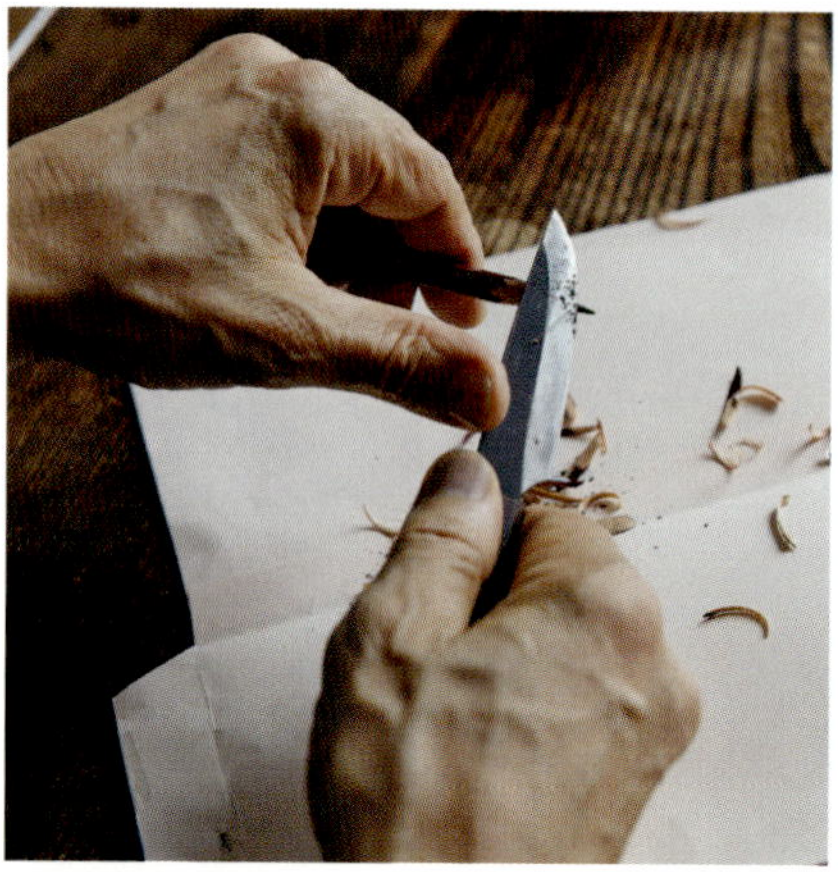

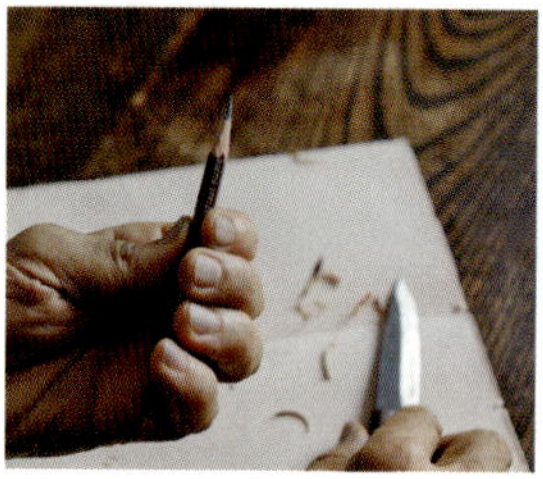

手で鉛筆を回しながら、刃は深く入れずに少しずつ削っていく。動きが細やかなほど出来映えも美しい

ナイフで鉛筆を削りましょう、というと、なぜこの時代に？という疑問を持たれる方が多いかもしれません。しかし、技術という点からみれば、硬さのある木材と顔料というもろさのある異質な素材を同じように精密に削るという技術は、果物の皮むきとはまた違う手の動きが要求され、そこにおもしろさを感ずることもできます。ナイフの多様な使い方を手の内に入れておけば、道具作りのように繊細さが要求される場面では、きっと役に立つことだと思います。

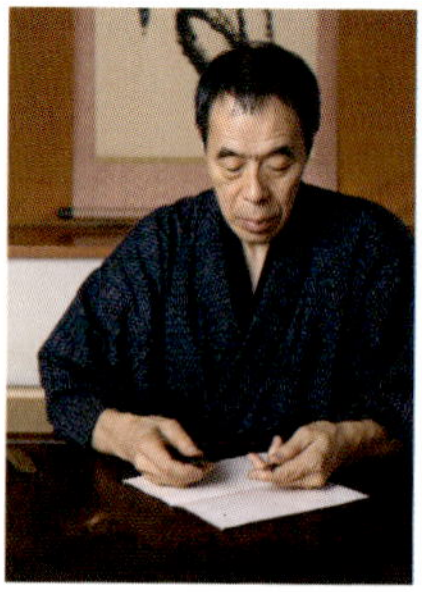

善紀先生からのひとくちアドバイス

ナイフの刃も使いよう。少し「なまくらな」ほうがよいときもあるのです

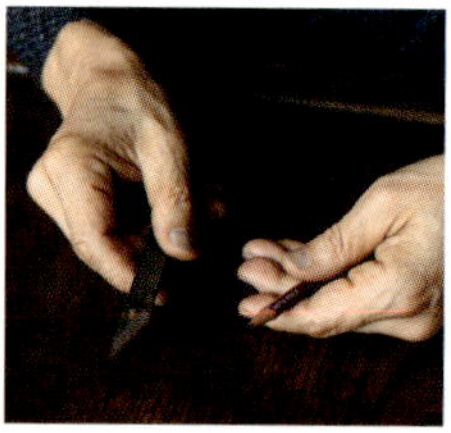

鉛筆削りに合ったナイフを選びたい

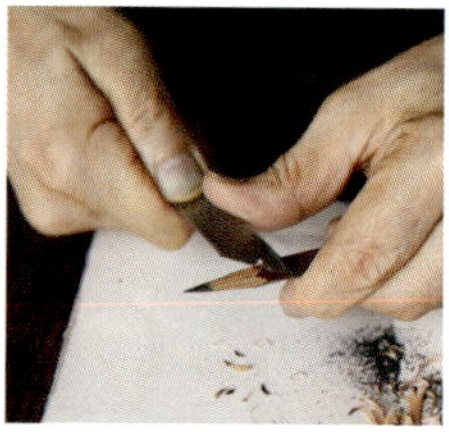

左利き用のナイフを裏返しにして使うのも、ひとつの方法

ナイフは切れるほどよいと思われがちですが、切れすぎるのも具合が悪いときがあります。鋭利すぎる刃は敏感なため深く入りすぎたり、まっすぐ走らせることが難しいときがあるのです。鉛筆削りのときも同じで、かえってなまくらな刃のほうが失敗なく削ることができます。初心者は、左利き用の切り出しを裏返しにして、切れ味をわざと鈍らせて使うといいかもしれません。

善紀流／道具との付き合い方　斧の使いこなし編

武術、スポーツでの動きにもつながる古くて新しい、日常から生まれた身体技法

これが、薪割り！

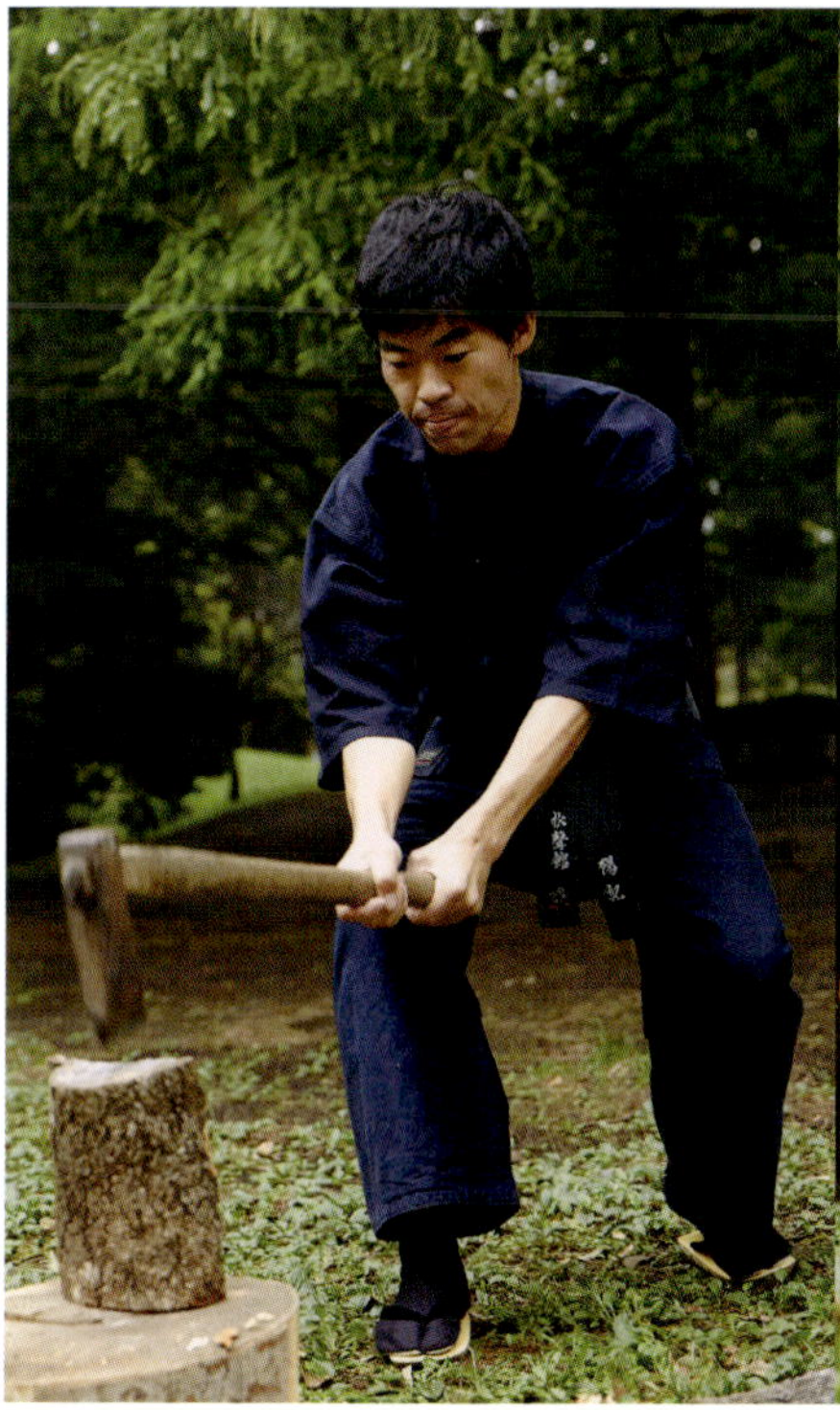
斧は重さのある大きな道具。カラダの安定感と流れるような動きが合致したときパワーが生み出される

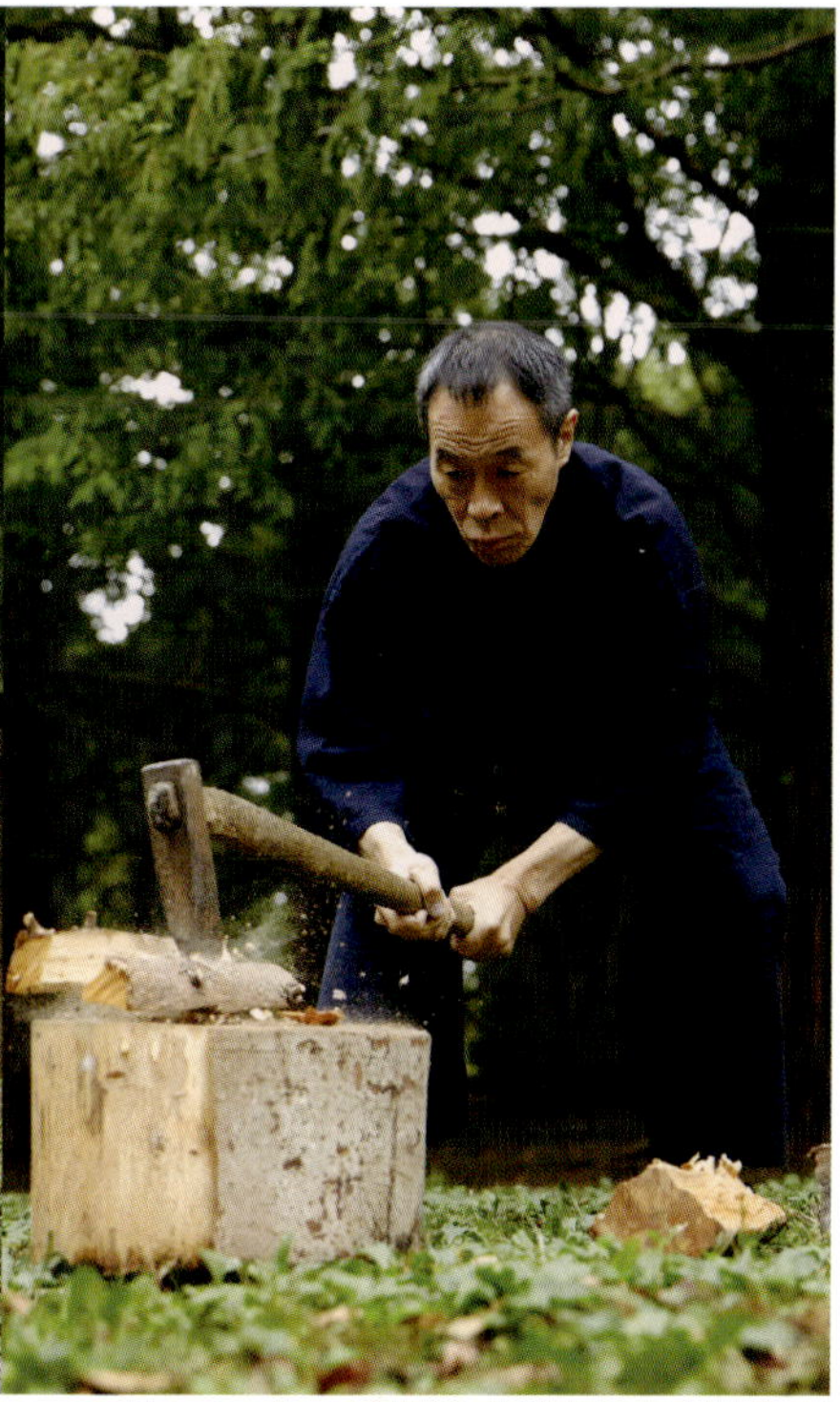
見た目にも見事な薪割りの動作。斧の動きに全身が同調している確かな手応えが伝わってくる

薪割りなどに使う斧は、与岐（よき）とも呼び、重さも十分にある道具です。したがって先端に重さのあるこの斧を、そのまま頭上に振りあげて振りおろす動作では力もいり、たくさんの薪を割る仕事には向きません。

斧は柄を広目にもって斜め横から振りあげ、その後、両手を寄せて柄の長さを十分に活かして振りおろすと威力が出ます。

もうひとつの大事な点は柄を強く握らないこと。

「道具に仕事をさせる」ぐらいの気持ちで、柄を軽く握り、仕事をする斧の行く道を決め、あとはその流れが滞らないようにこちらも流れに合わせて全身を動かしていく。

斧を思い切って振りおろすことができるようになれば、薪割りの技術も相当なものになっているはずです。

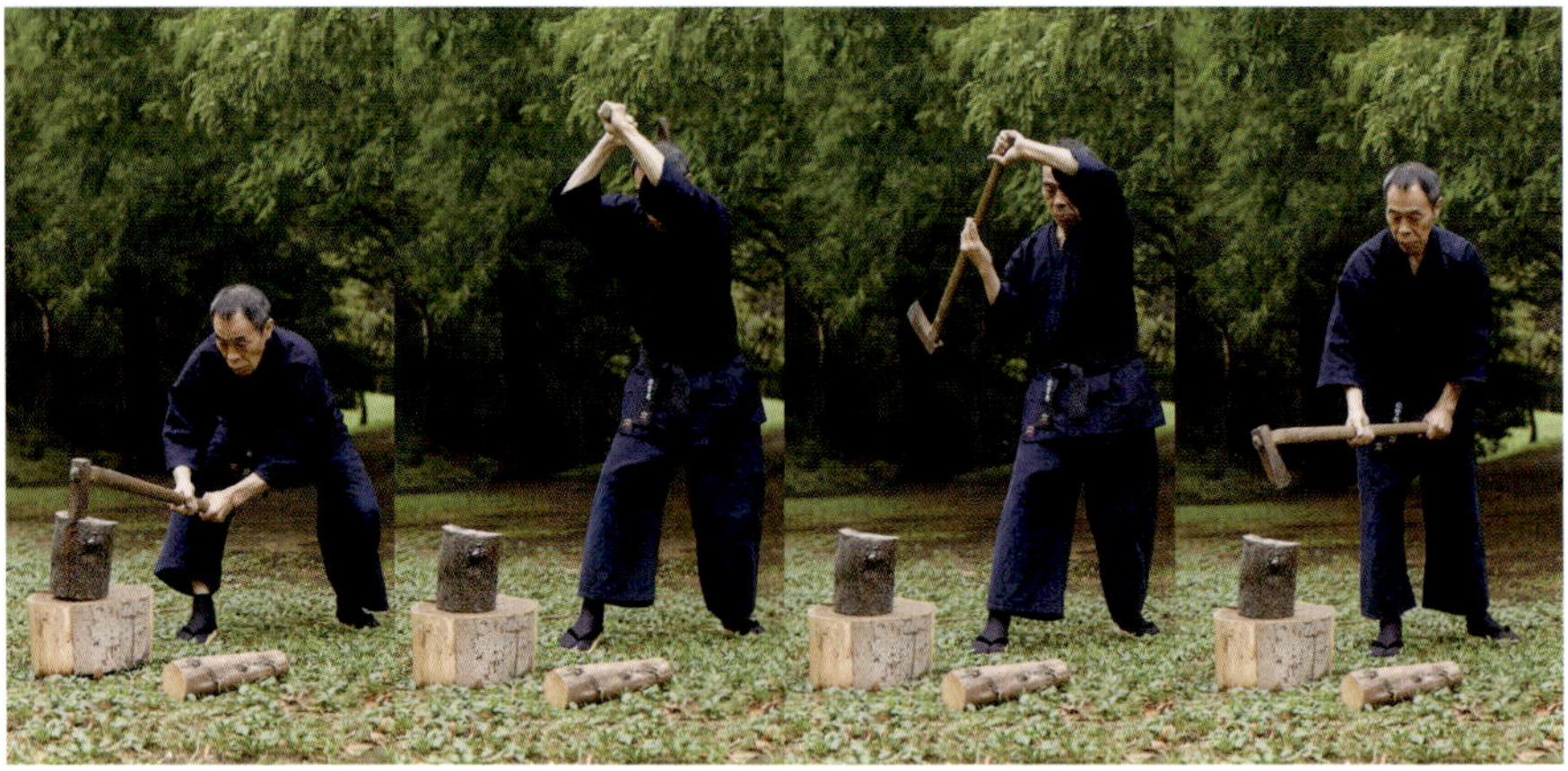

斧を振る手に力はいらない。斧はひとりでにおりてくる

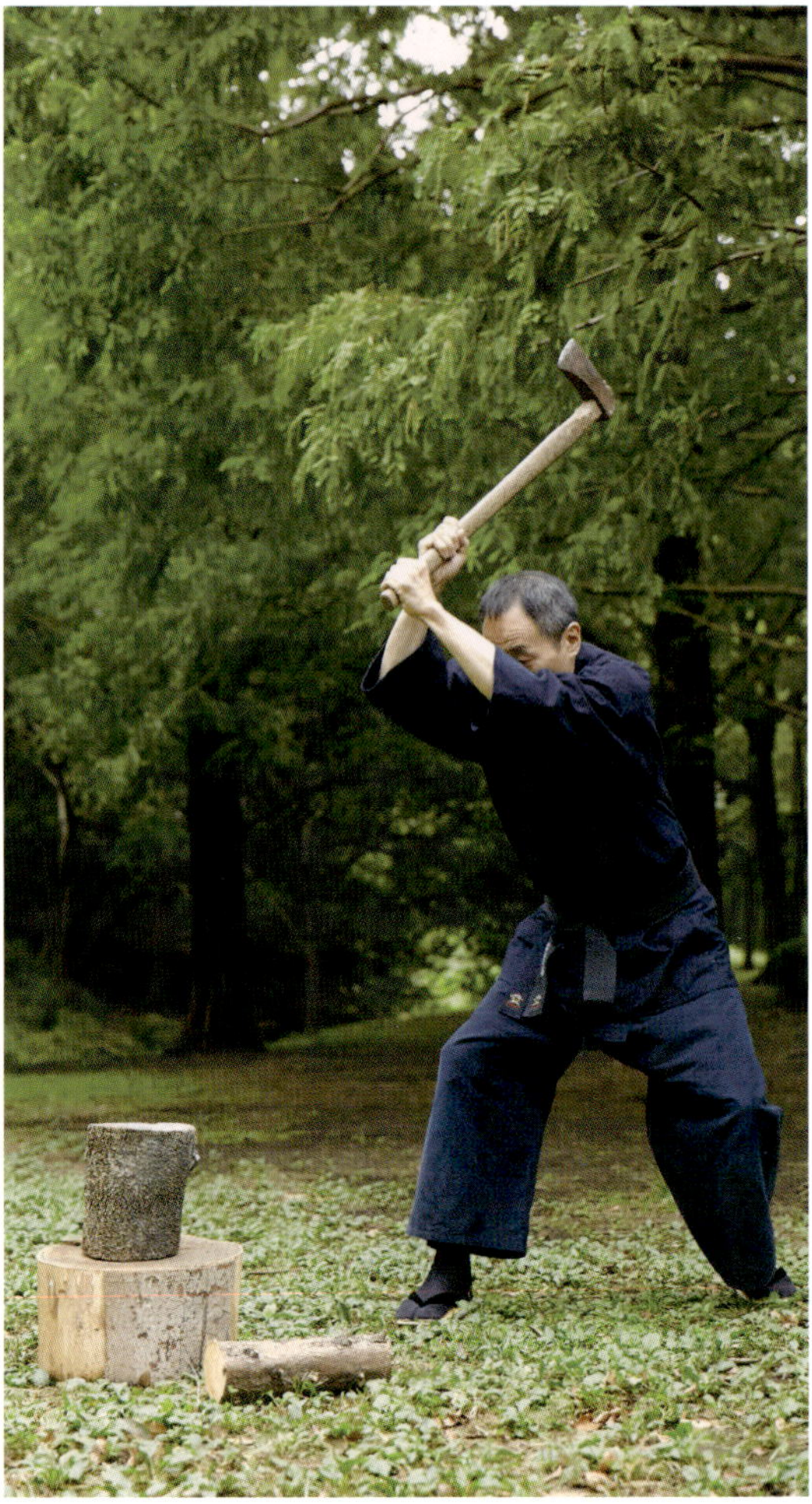

振りあげるときは、斧を真上にあげず、両手の間隔をあけて斜めにもち上げていきます。そうすれば、ずっと少ない力で斧はあがります。もち手は両手を使いながら、強く握りすぎず、振りおろすときは両手を寄せ、軽く添える感じで。そのとき、腰を折らず膝をやわらかく使うと、腰の負担が減り、斧のインパクトも強くなります。

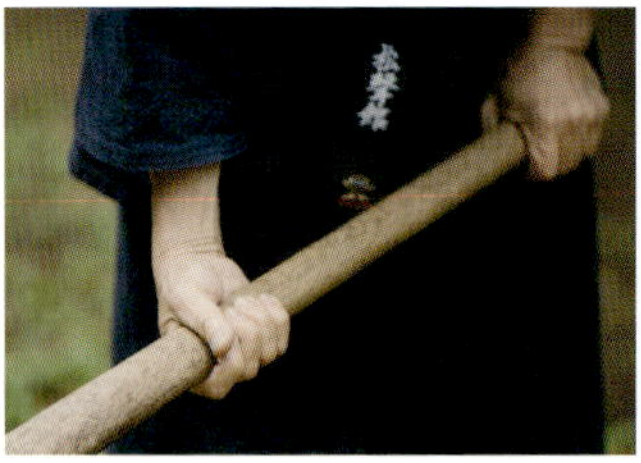

善紀流／道具との付き合い方

鉈の使いこなし編

アウトドア派なら山でも海でも きっと重宝する 鉈(なた)の力は こうして引き出す

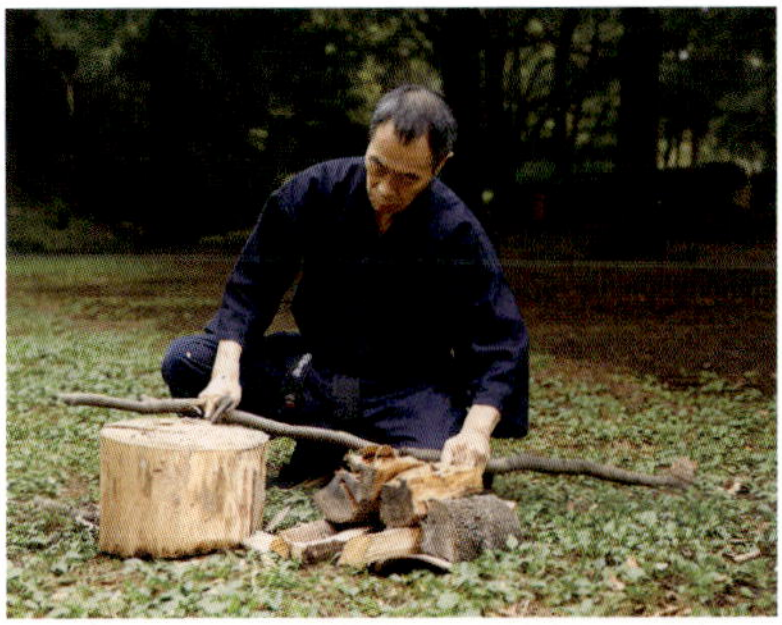

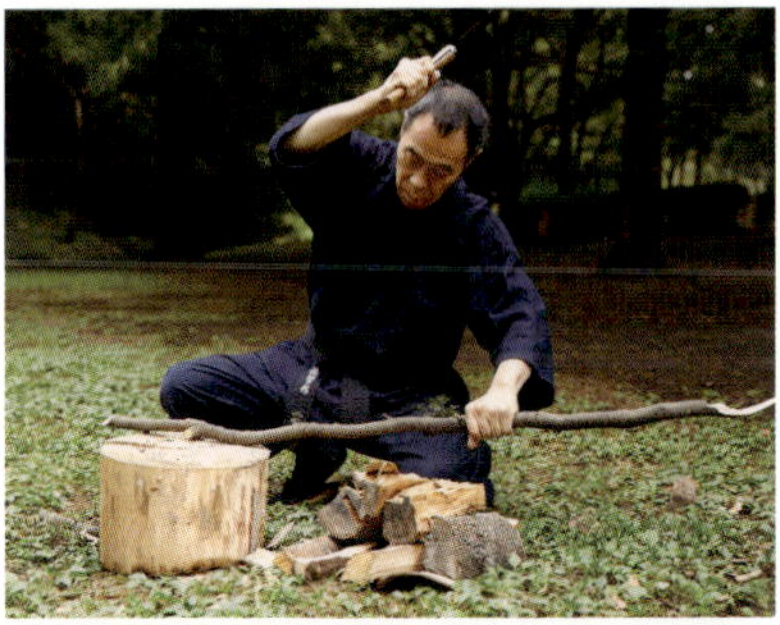

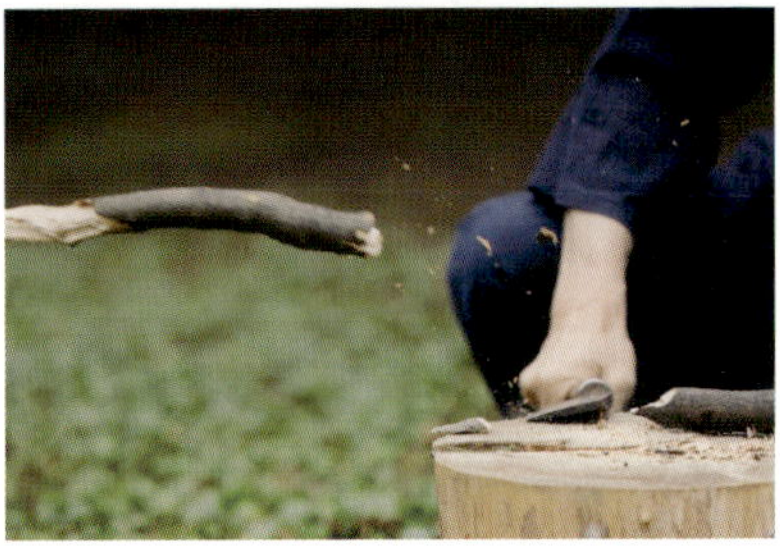

鉈の刃を外側にしてもち、内から外へ流れるように振りおろすと威力がでる

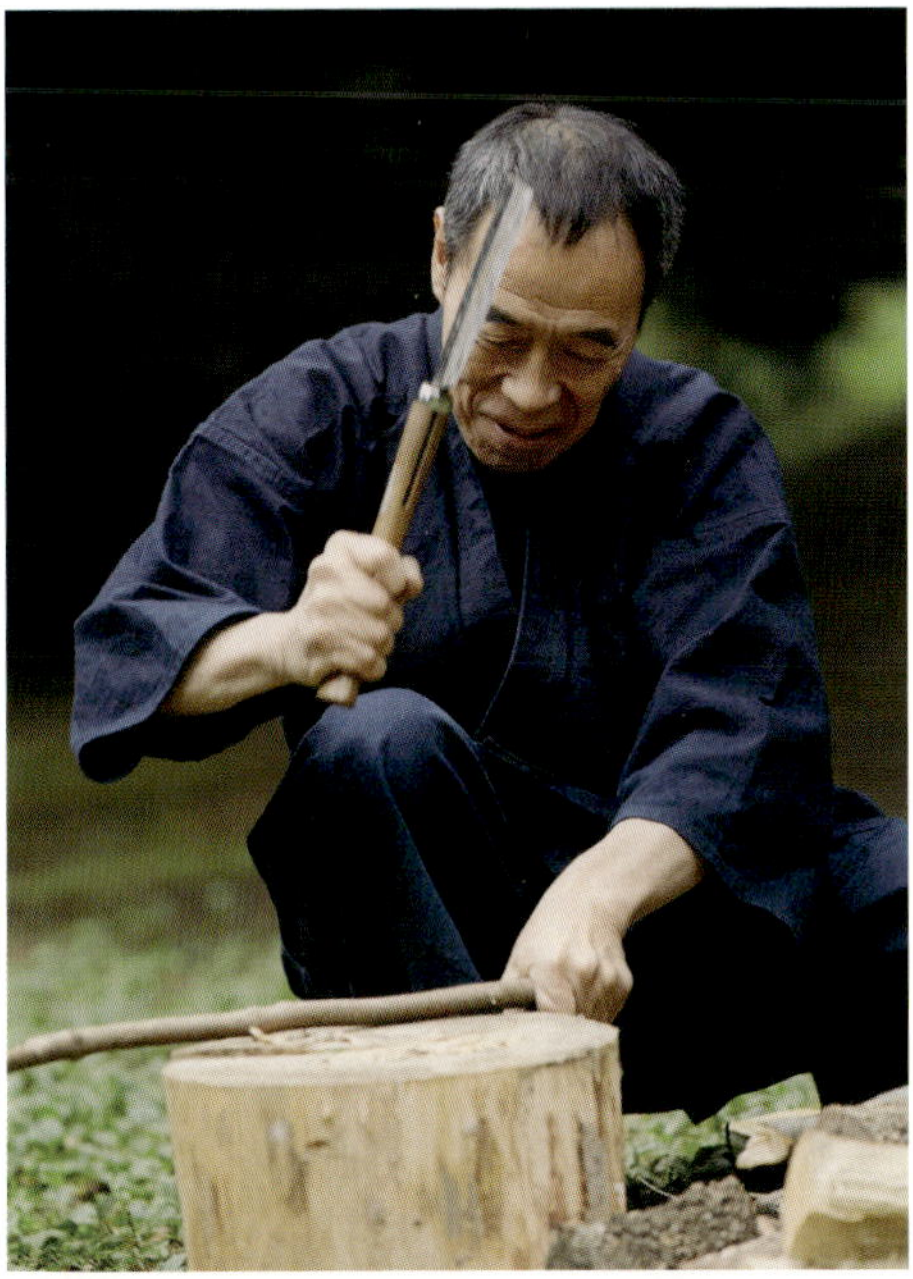

渓流釣りなどのアウトドア遊びでも鉈は重宝する

藪漕ぎ（やぶこぎ）や枝打ちなどに使われる鉈。刃渡りも短く女性でも使いこなせる道具ですから、山では一丁あれば非常に重宝します。斧と同じように軽く振りおろすことで切れ味を引き出す刃物ですが、使い方のコツは、切る対象物に対して、常に斜めに当たるようにして、その力が逃げないようにすること。そのとき、ヒジから動き出すような気持ちで振りおろすと、いっそう威力が出るようになります。

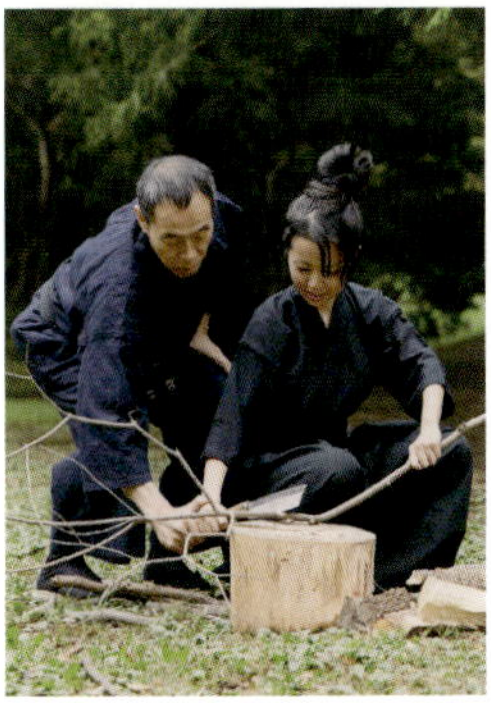

刃からではなく、ヒジから振りおろす気持ちで

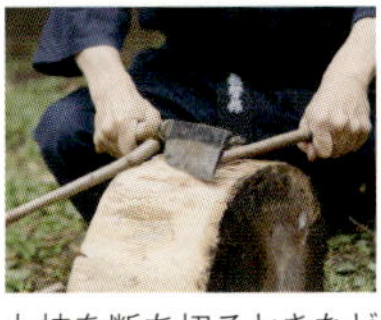

小枝を断ち切るときなどは、丸太の台の側面を利用してもよい。力が集中するので威力が出る

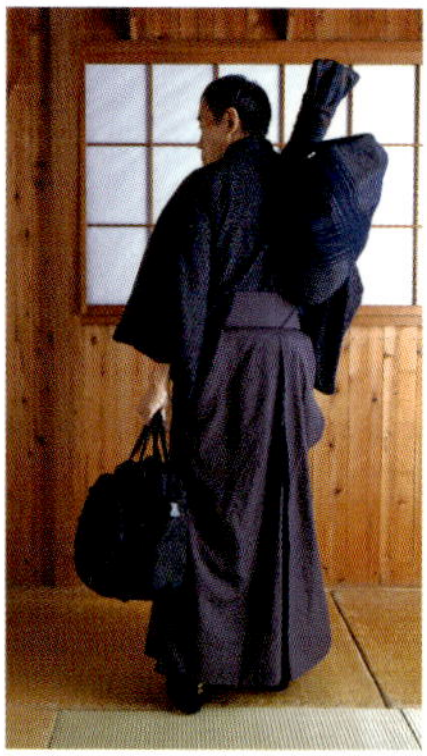

世界中どこでも出かけるときはこのスタイルで

まあ、いろんなものが入ってますよ。財布もこのバッグの一部がそれ専用に。財布はもっているとなくしますからね。小銭は袋に入れてやはりバッグに。文房具類は、いたるところに入れてます。ふつうのペンだけじゃなくて、筆ペン、のり、修正液に、携帯用の下敷きも。桐製なので寒いときに座面に敷くと断熱材にもなるんですよ。

資料もいろいろ。北斎漫画のような昔の資料は人に見せるためのもの。警察の職質用には、わたしが取材を受けたときの記事が載っている警察官の雑誌『番』を。これがいちばん強力でしょう？（笑）

みなさんは、おそらくもち歩かないものでは銃砲刀剣類登録証。よくわたしは日本刀を持参しますからね。

記念切手も少々。郵便用と、何かしてもらった御礼用に。

扇子、箸、竹のスプーンといった日用品に応急処置用の傷テープ。テーピング用テープは手で切れないぐらいの強さのものを。これは包装用のガムテープにも、また何かあったとき、捕縄の代わりにもなるなど（笑）、いろいろ使えますから。

大事にしているものといえば、木の葉の菓子匙。木彫彩漆の名工、渡部誠一翁の作品で、「もっとワザを磨かなくては」とわたしに思わせてくれる素晴らしい逸品です。それに、わたしのいちばん好きな香りであるニールズヤードのフランキンセンス。その小瓶ももち歩いています。

全国各地で講習会をやりますから予備もいろいろ。紙幣貨幣も何カ所かに分けて。糸何種類かに、針数種類。小さなハサミ、予備の眼鏡、携帯の予備の電池、充電器…下駄の鼻緒の替えも。エクストラダイニーマロープといって救命用にも使われる桁外れに強い素材です。突然荒天に見舞われたとき用に特製の雨合羽も。

ペンチ、眼鏡用のドライバーといった工具類に、倉田満峰という職人の毛抜き。「毛抜きのロールスロイス」だそうです。ノギスは、刀の小道具の寸法調べに使う日本最小のもの。時計は懐中時計。ipodは列車内での仕事に集中するため。そのほか刀用の油や打ち粉など、刀の手入れをする道具は一通りもち歩いています。

旅先で「もっててよかった」と何度か思ったのがこの竹刀のツル（弦）。コシがあるヒモは形を保つので、何かに通して手前に返したいときなどに具合がいいんです。ホテルの部屋には洗濯物を干すところがないでしょう。このヒモをわずかな隙間などに差し込んで、洗濯した足袋などを干したりするんですよ。

「一器をもって諸用に弁ずるは忍びの巧みなものなり」と昔からいわれているように、その道具がどんな用途に使えるのかをたえずシミュレーションしておくこと、これも武術を志す者としては大事なことではないかと思います。

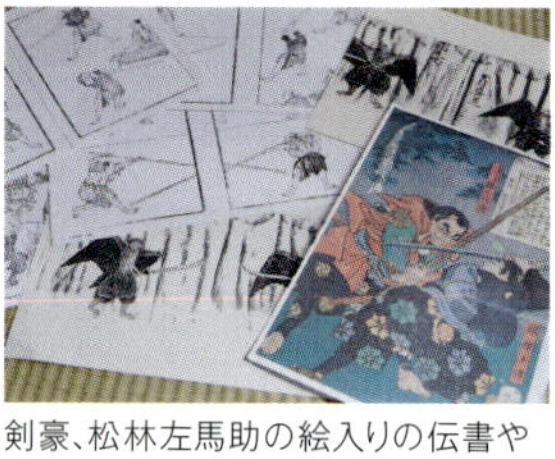

剣豪、松林左馬助の絵入りの伝書や『北斎漫画』なども

道具が語る武術家の「秘密カバン」

日本中、ときには世界中を飛び回る創作武術家がはじめて明かす「日常的道具術」

◎甲野 善紀＝談

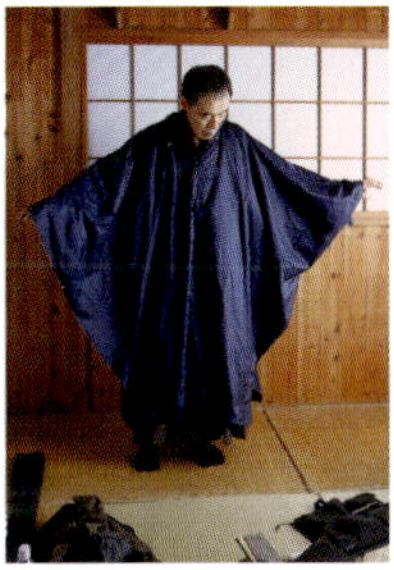

荷物をもった和装に合わせた特注品の雨合羽は、畳むと文庫本ほどの大きさに

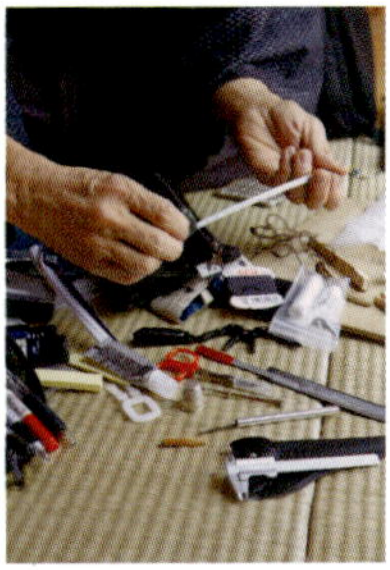

多種多様な工具類。手前に見えるのが日本最小という精密なノギス

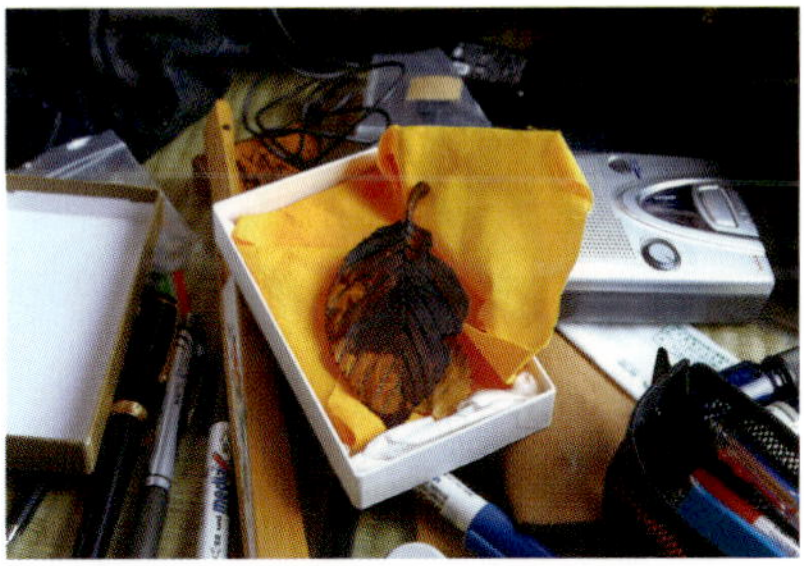

見事な細工の手彫りの菓子匙（渡部誠一作）

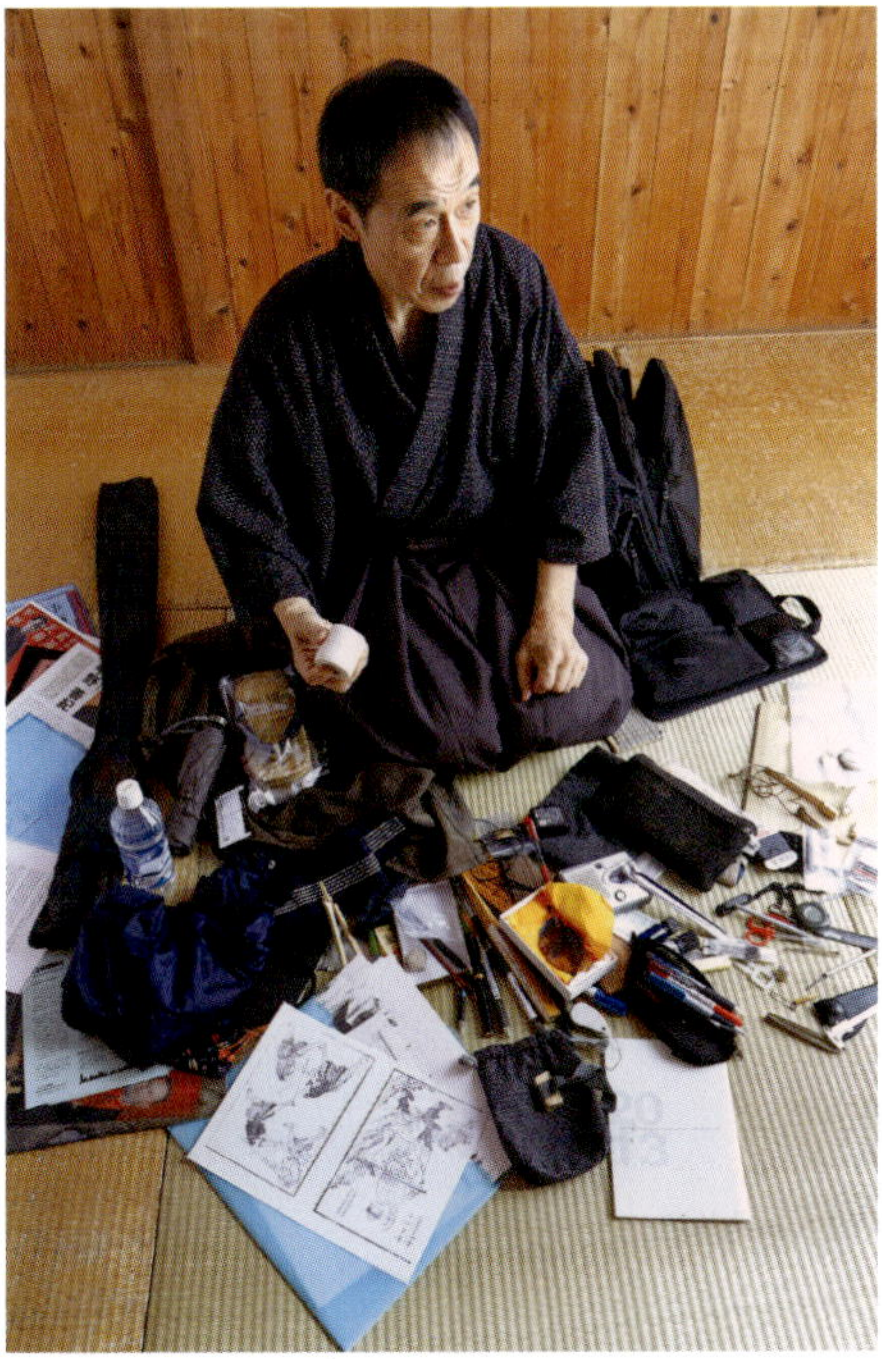

瞬く間に道具の海に。手にしているのはテーピング用のテープ。「強いのでロープの代わりにもなりますよ」

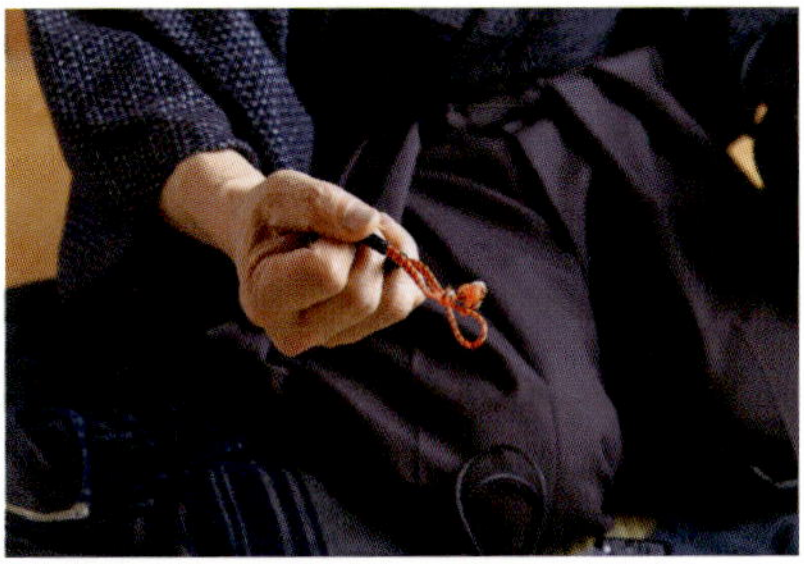

世界最強クラスの強さをもつ素材を鼻緒の替えヒモに。「これで 240kg までは耐えられます」

日本刀をよくもち歩くので、銃砲刀剣類登録証は必携。飛行機に乗るときは、「銃砲刀剣箱」に預けるので、そのときは必ず呈示を求められる

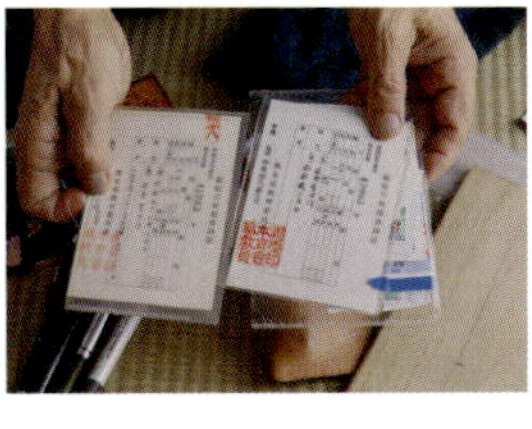

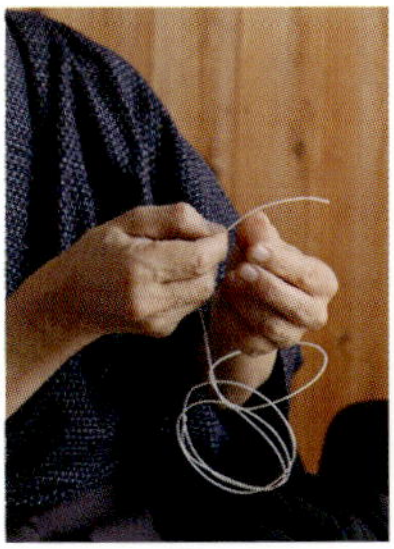

手にしているのは竹刀のツル。「コシのあるヒモはさまざまに応用できるので重宝しますよ！」

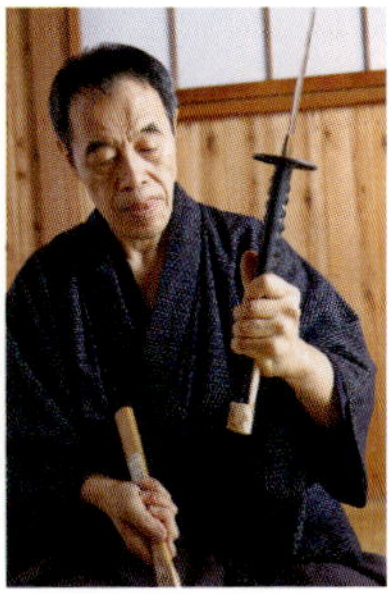

分解した柄を、刀身に戻すときにいる、柄頭への当て木も携帯する

Chapter 6

甲野 善紀＝文

「術」が意味するもの

私はなぜ「武道」と呼ばず、自分のやっていることを「武術」と呼んで「術」という文字にこだわるのかというと、「術」という名称は、単なる繰り返しによる「習うより慣れろ」式の延長線上にはない、質的に転換した動きを指していると思うからである。そして、その中には、ある事に気づく事によって、長年鍛えても決して得られないほどの能力を獲得出来るものが含まれている。

その代表的存在の一つに「虎拉ぎ」や「屏風座り」等がある。「虎拉ぎ」はすでに紹介したように、手の親指と人差し指を、「イスカ」という鳥の嘴のように互い違いに強く張り、拮抗させる事によって、脚部が強力になるというものである。これによって武術の場面では、寝技等に対して強力な対抗力が出るが、日常の場でも、階段や踏み台のような段差のある場所で大きな威力を発揮する。

武術の世界では、古来から「秘伝」と呼ばれているものがあり、それを教わることで、それを知らない者との間に大きな能力の差が出る事が昔から言われているが、現代武道の常識としては、そのような「秘伝」などは漫画の中の世界で、実際には地道にトレーニングを積むことには敵わないとされてきた。

しかし、「虎拉ぎ」を体験した人は、誰でも「秘伝」というものが単なる言葉ではなく、実際にあるのだという事を実感されると思う。また、「屏風座り」も「虎拉ぎ」と同じように、これができる場合と、できない場合との大きな違いに誰もが驚くと思う。

昔、相撲ではうっちゃりを得意とした初代若乃花などが、「二枚腰」と称賛されたことがある。「二枚腰」というのは、土俵際で反り身になりながらも粘り、頑張れる腰に対する誉め言葉だったのだが、私は「屏風座り」が出来るようになってから、そうした誉め言葉は実は大きな錯覚である事に気がついた。

どういう事かというと、両足を土俵の俵にかけ、反り身になって頑張る姿勢は、一見非常に不利なように見えるのだが、この形に似た、私が「屏風座り」と呼んでいる姿勢にはまれば、普通に腰を落として耐えるよりも、遥かに強力な力が発揮できるからである。現に私も、私より体重が八十キロも重い十両の現役力士と同じような形で組んで、この現役力士をうっちゃり、大変驚かれた。この「屏風座り」は、アメリカの天才建築家バックミンスター・フラーが「テンセグリティ」と呼んだ張力統合体の働きを、身体の中につくり出しているのではないかと私は思っている。

このように、武術の技というのは、身体の使い方の工夫によって、筋力トレーニングなどの常識的なトレーニングでは及ばない能力を発揮させることが出来るのである。

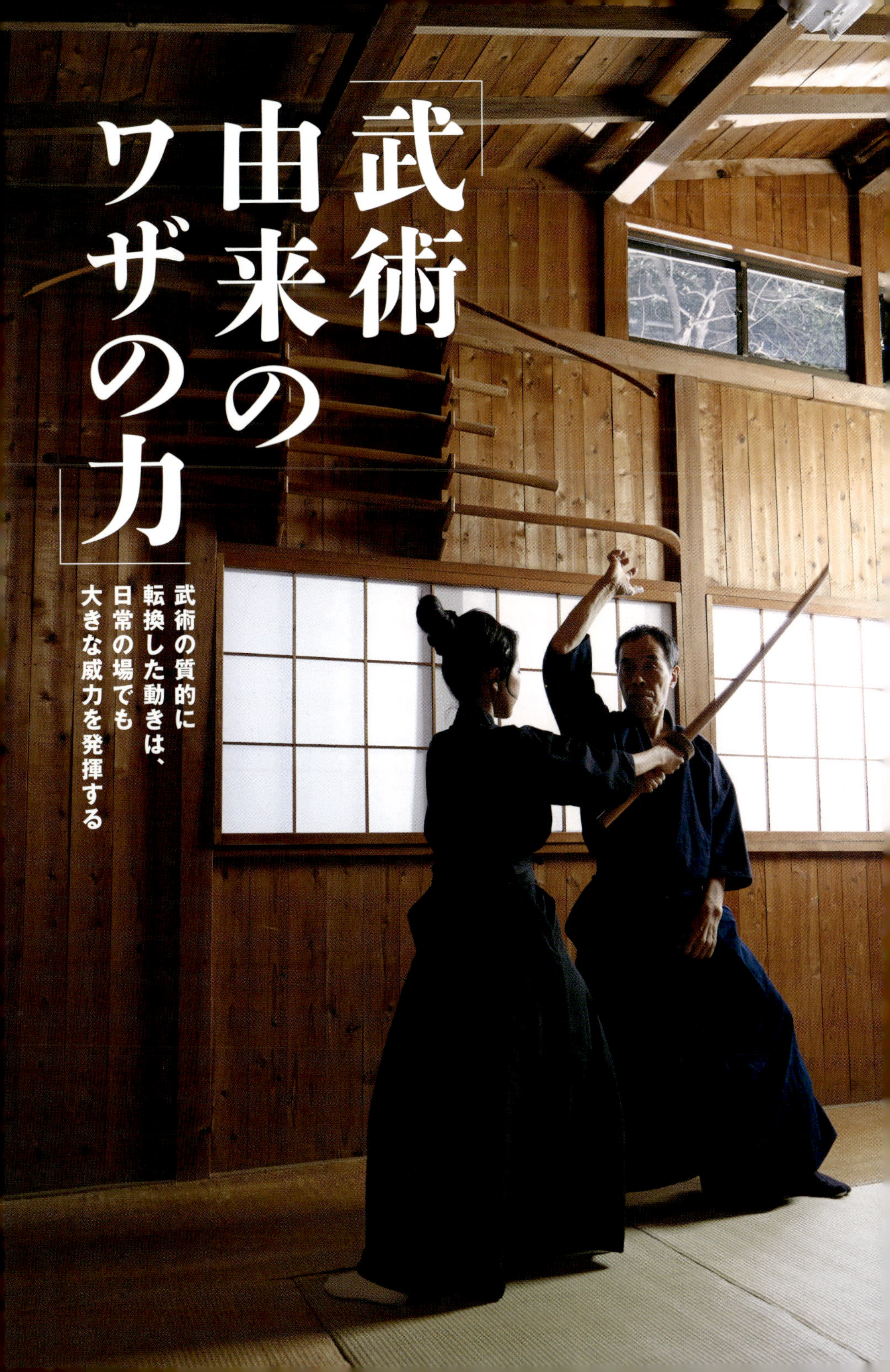

「武術由来のワザの力」

武術の質的に転換した動きは、日常の場でも大きな威力を発揮する

螺旋に描く指形がカラダ全体の力を引き出す

「旋段の手（せんだんのて）」

筋力に頼らなくても、人を動かすほどの力が出せることを体感してみよう！

先に紹介した「虎拉ぎ」と同じように、武術には手の形を創意工夫することにより、大きな力を引き出すワザがあります。その力は一般に理解されている腕力とは異なるもので、カラダ全体の力、体幹の力と呼ぶべきものでしょう。

ここで紹介する「旋段の手」もそのひとつで、五本の指を螺旋状にするところに特徴があります。手指をこの螺旋状にすることによって、意識しなくても肩が落ち、脇が締まり、腕全体から肩甲骨までが、まるで一本の弦を張ったような感覚でひとつにつながります。この状態でヒジを腰の腸骨の角に向かって沈ませ、それに伴って「旋段」の形にした手は、やや手の甲側から半円を描いて掌（てのひら）側を向くようになってきます。これによって、カラダ全体の力が使えるようになるのです。

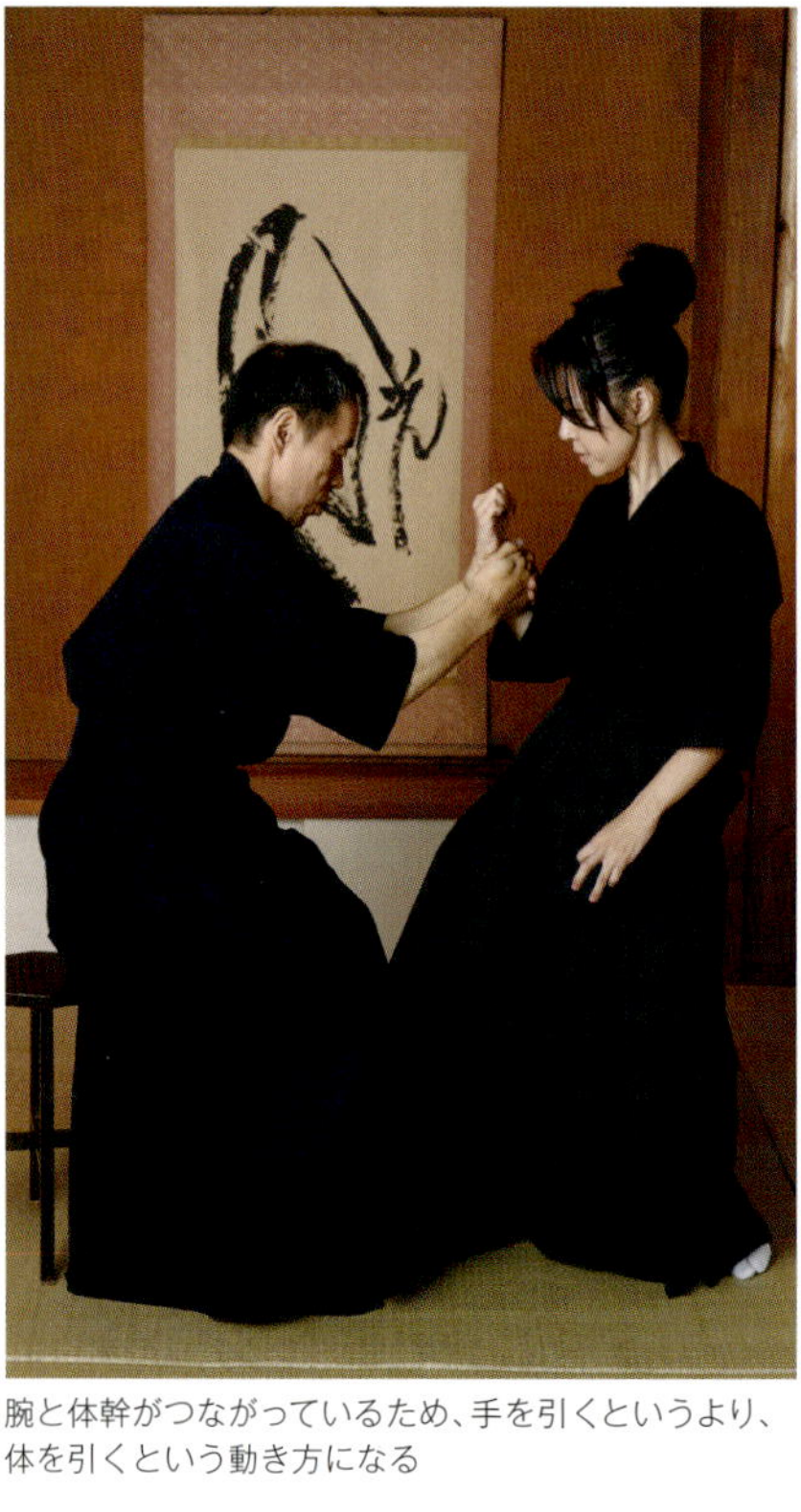

腕と体幹がつながっているため、手を引くというより、体を引くという動き方になる

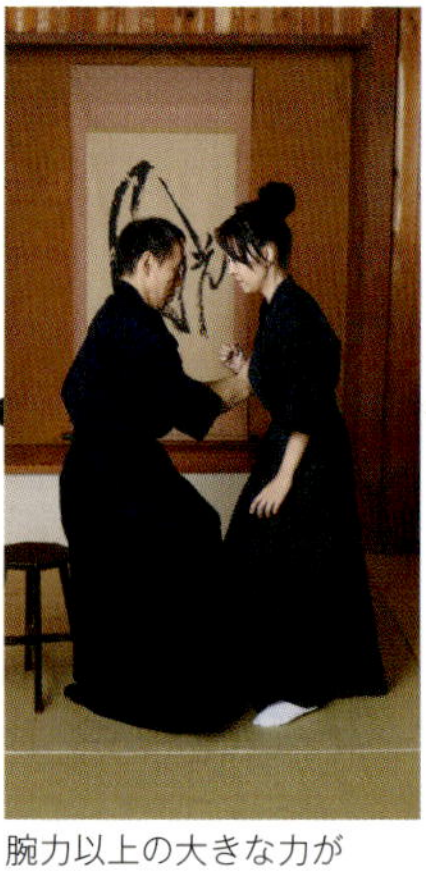

腕力以上の大きな力が女性でも容易に出せる

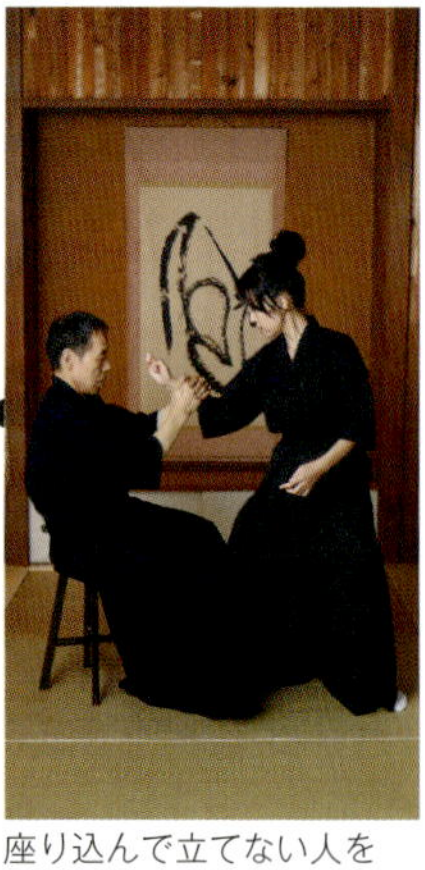

座り込んで立てない人を旋段の手で介助する場面

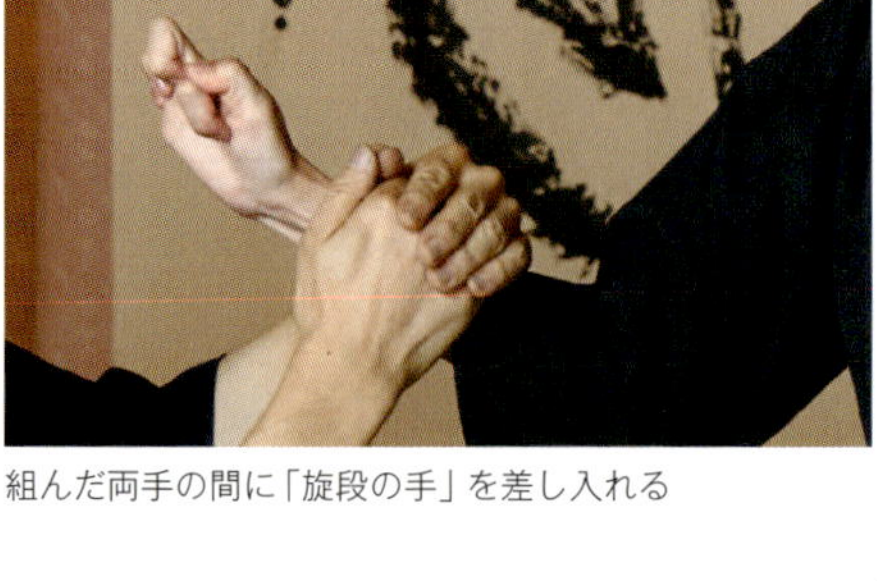

組んだ両手の間に「旋段の手」を差し入れる

「旋段の手」は螺旋の指形

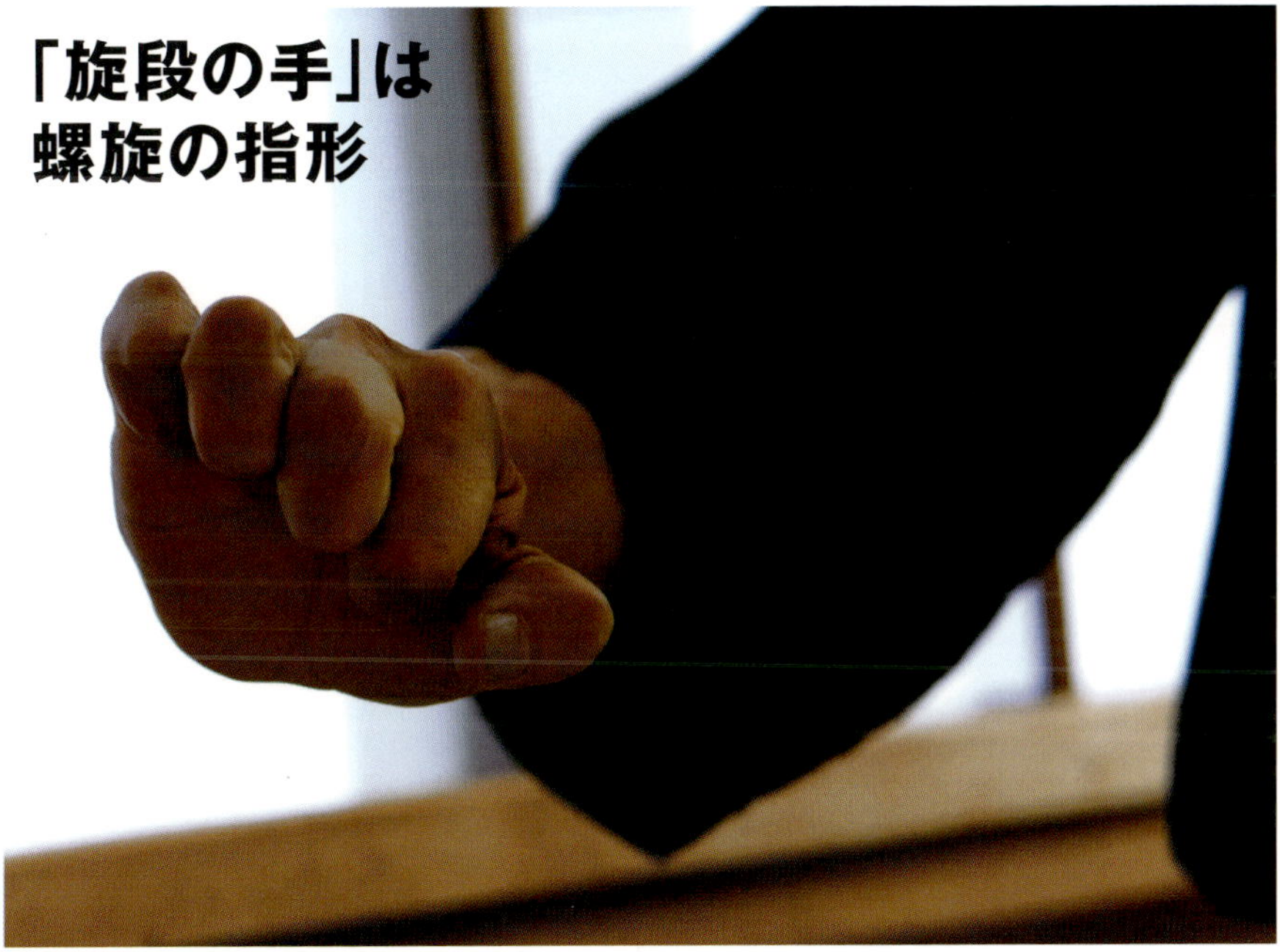

人差し指から小指にかけて螺旋状を描くところから「旋段の手」と名づけられた

介護や救護のときに、覚えておくと重宝します!

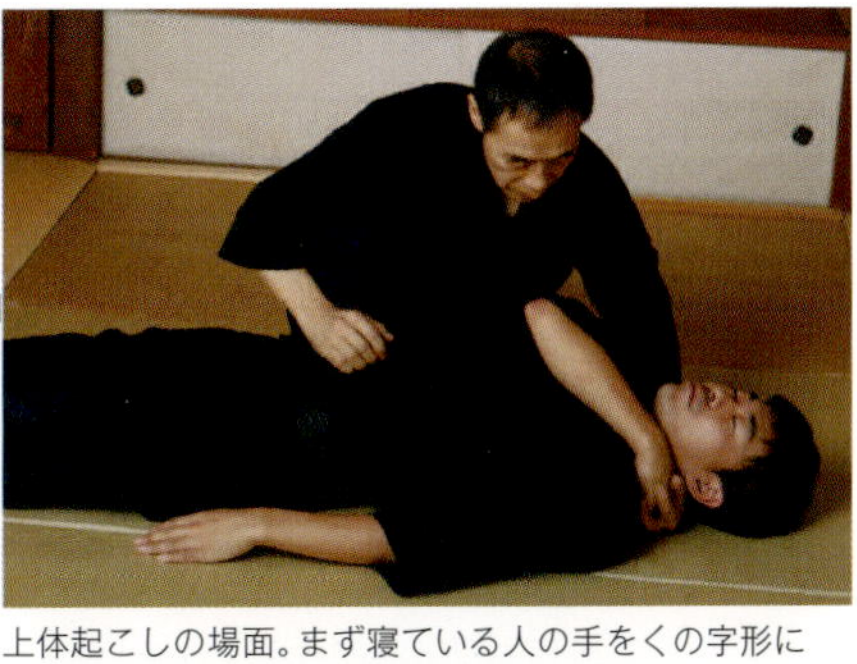

上体起こしの場面。まず寝ている人の手をくの字形に

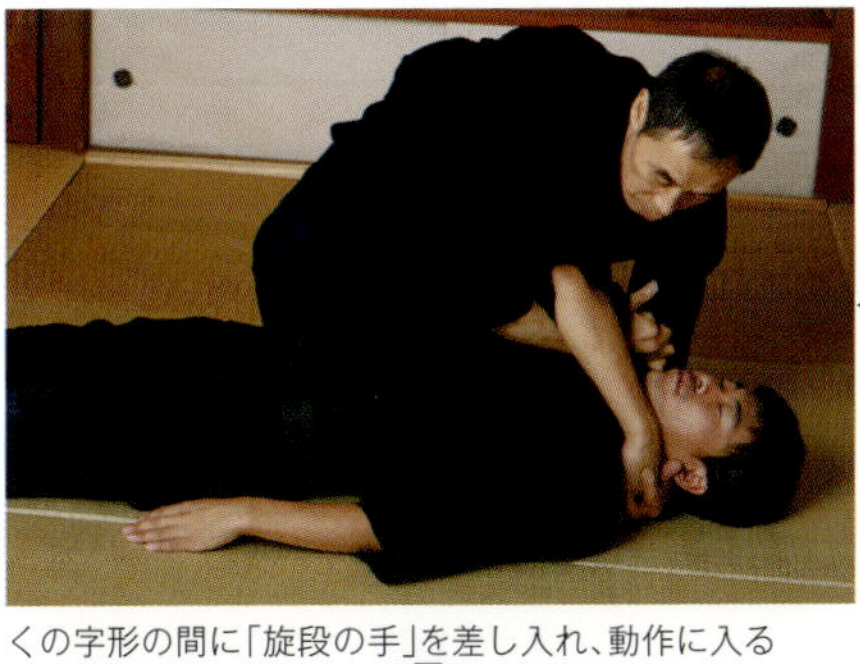

くの字形の間に「旋段の手」を差し入れ、動作に入る

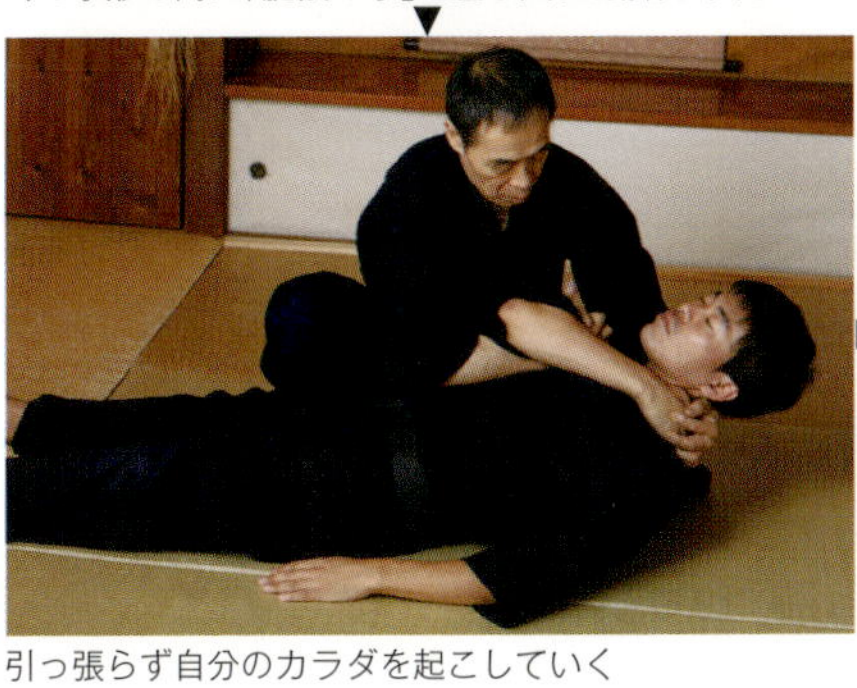

引っ張らず自分のカラダを起こしていく

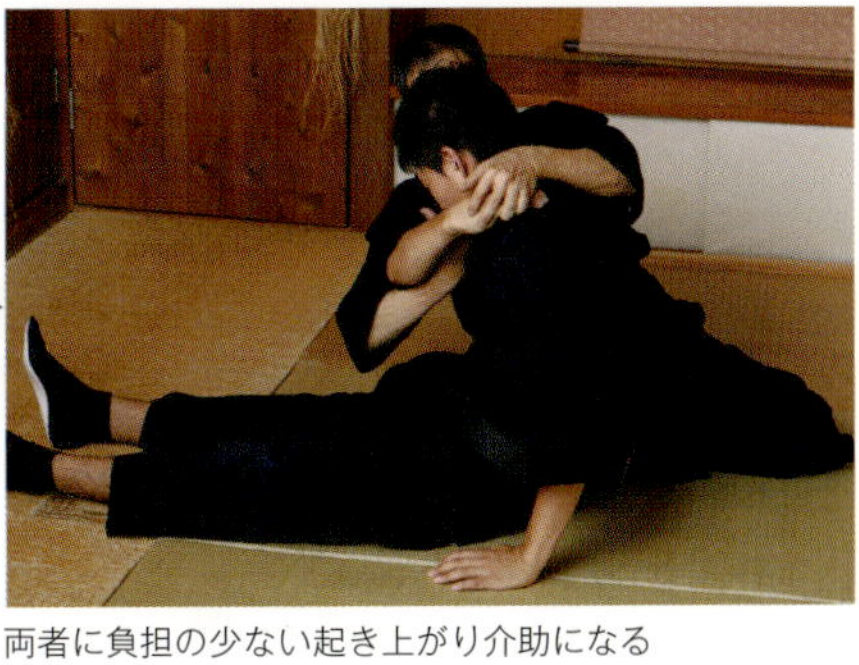

両者に負担の少ない起き上がり介助になる

拳銃操作の動きが生み出す力は体格差を軽々こえる!

撃鉄を起こす手（げきてつをおこすて）

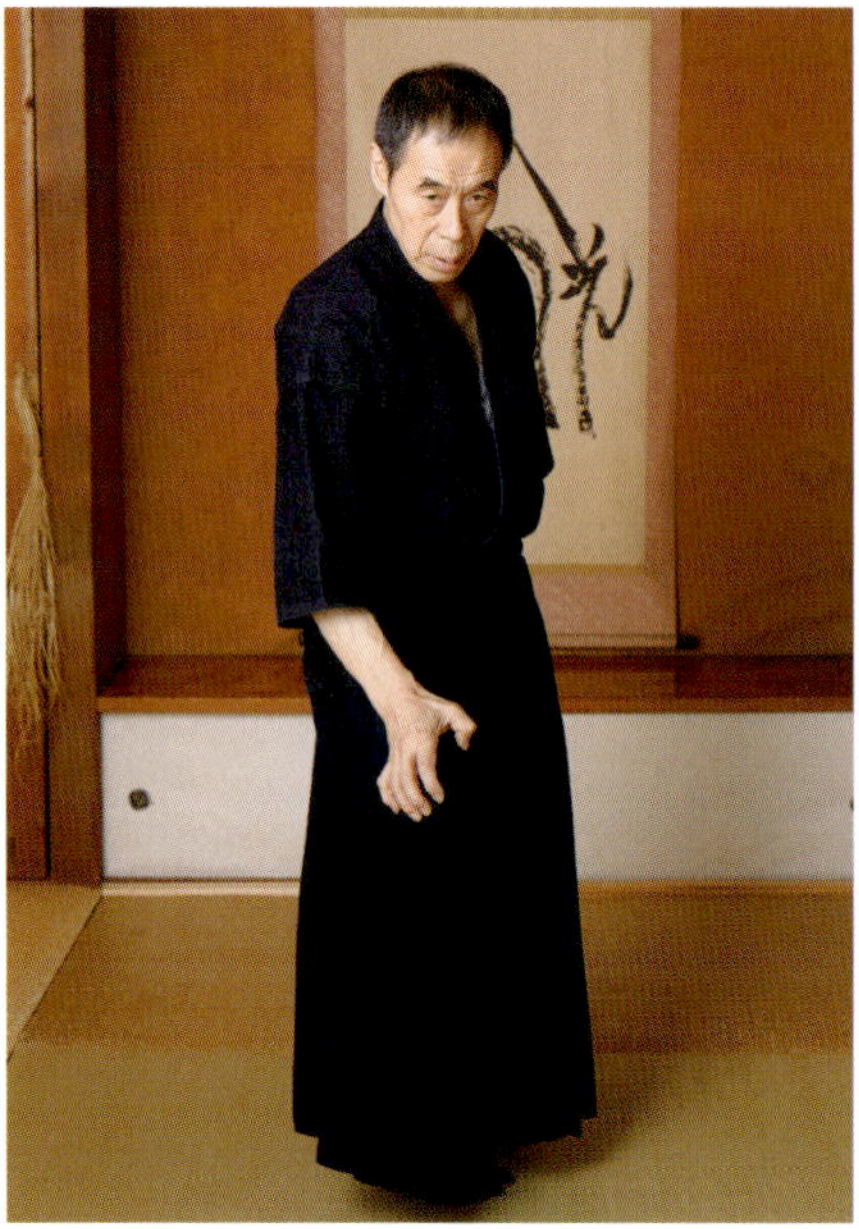

手のひらの真ん中あたり（拳を握ったときに中指があたるあたり）、経絡では「労宮」（ろうきゅう）と呼ばれる急所の辺をくぼませながら、鉤状の親指の形をつくっていく

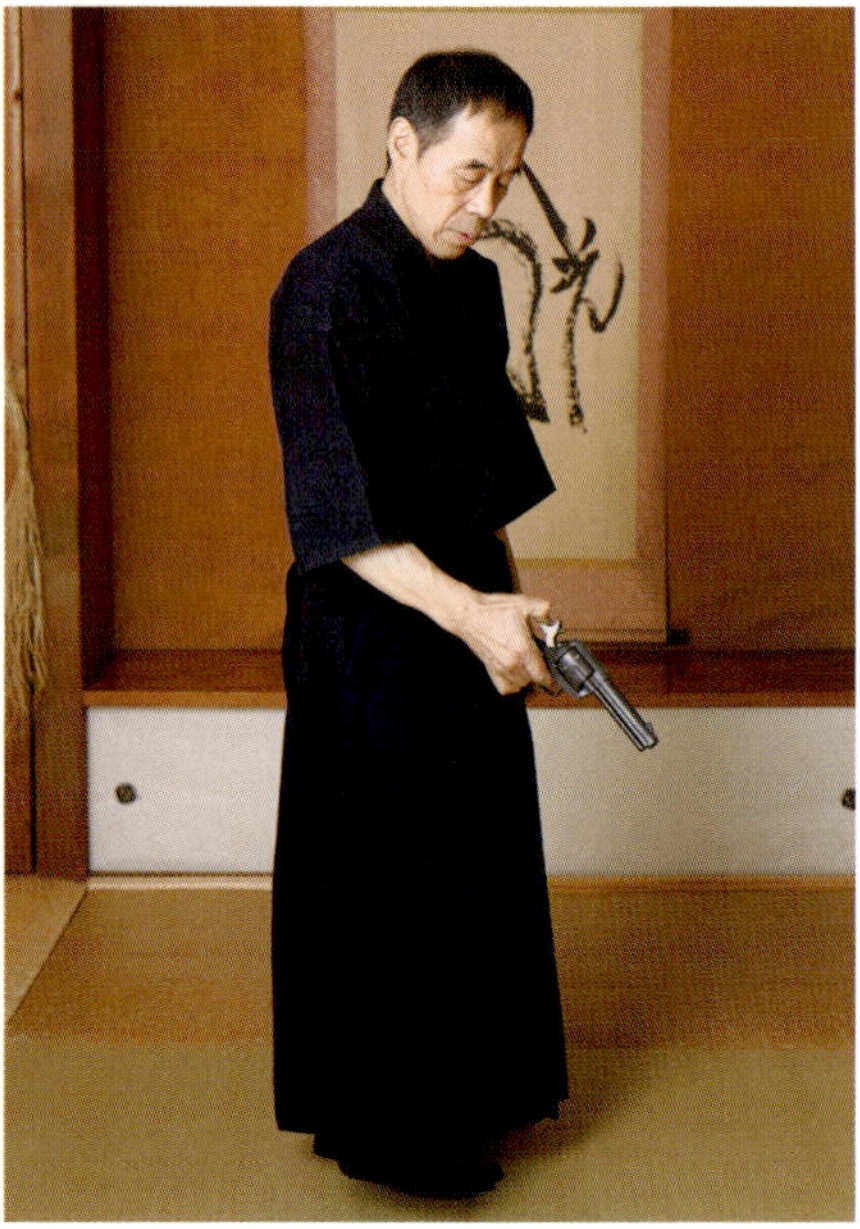

西部劇のガンマンがよくさげていたシングルアクションの拳銃の撃鉄を起こす手によく似ていることから、このワザ名が誕生

「旋段の手」と同様に、救助や介助などの場面で優れた力を発揮するのではと思われるのがこの「撃鉄を起こす手」。

特徴のひとつは鉤状にする親指の使い方。その形は、昔、アメリカの西部で主に使われていたシングルアクションの拳銃の撃鉄を起こすときの親指の形によく似ています。

何かを握るときに親指に力を入れすぎると腕力だけしか使えなくなるのですが、この形にすると、腕と体幹部のつながりをつくることができるようになり、筋力に頼らずに大きな力を出すことができるようになるのです。この理由は、人間が動物として四足で歩いていた頃の足の使い方に通ずることではないかと、私は考えています。

親指を鉤状にするときは、「手の内をつくる」といって、手のひらの真ん中あたりをくぼませるようにしながら「撃鉄を起こす手」をつくると、より効果的なワザになります。

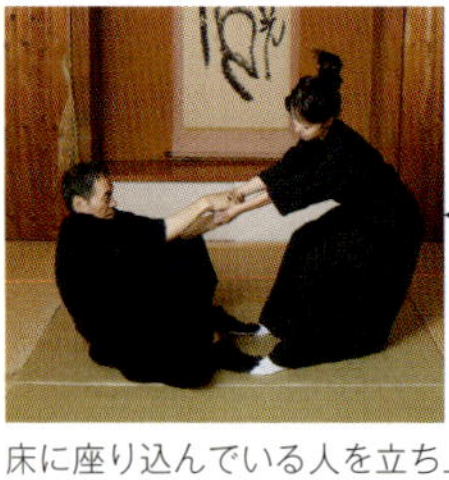

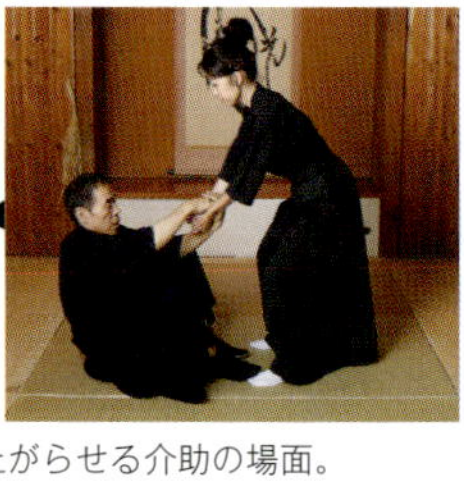

床に座り込んでいる人を立ち上がらせる介助の場面。力任せに引っ張っても引き上げることはふつうは難しい

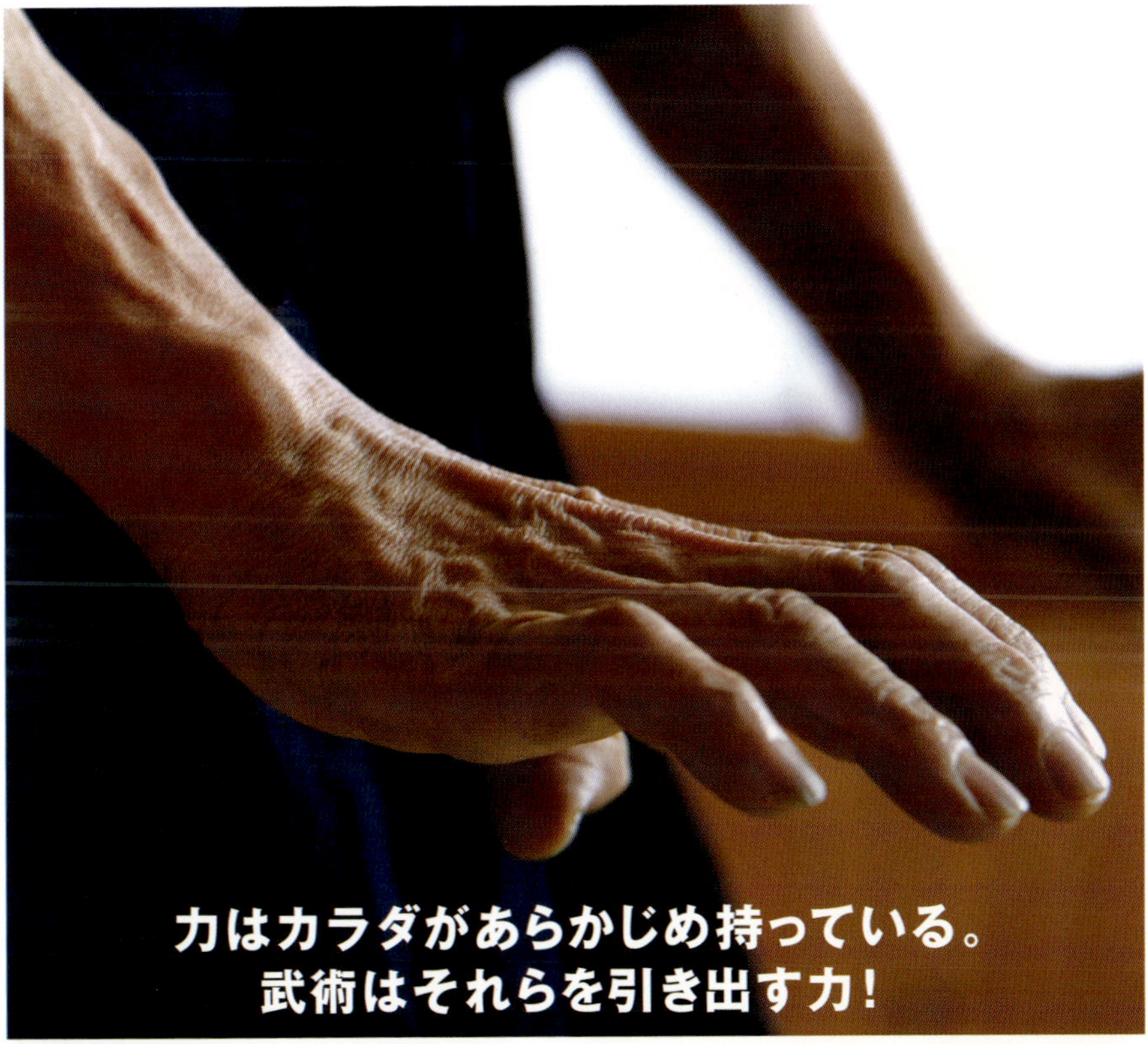
力はカラダがあらかじめ持っている。
武術はそれらを引き出す力！

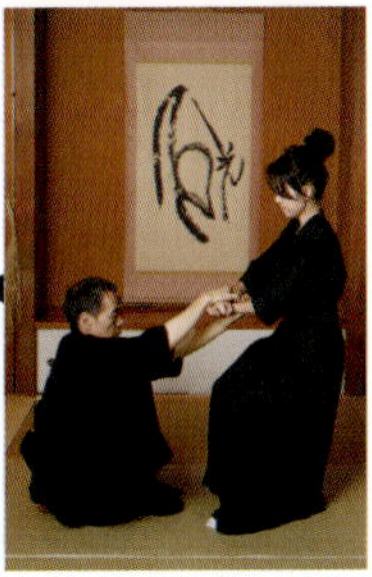

まず両手を「撃鉄を起こす手」の形に。次に、手のひらを重ね合わせ、ヒジに軽くゆとりをもたせる。すると、前腕、上腕、胸で形づくるラインがちょうど五角形になる。この形を崩さないようにして相手を起こす

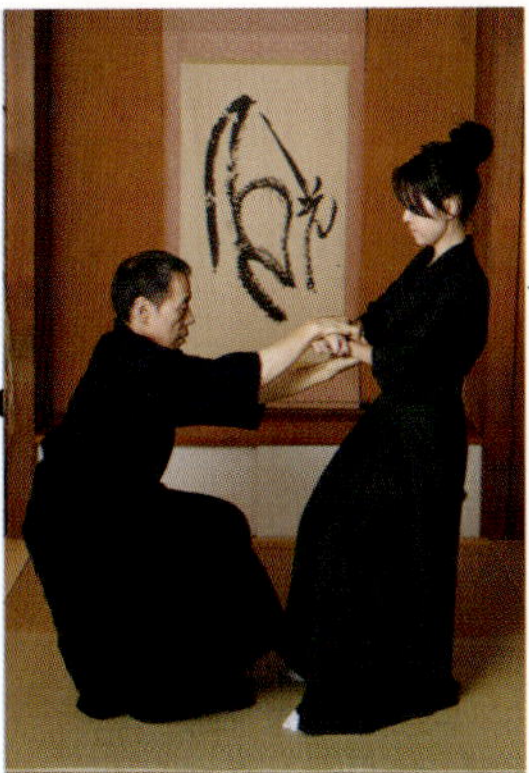

座り込んでいる人の手を「撃鉄を起こす手」の交差部分にかけてもらう。そのままゆっくり後ろに引いてくると、相手も自然に起き上がってくる

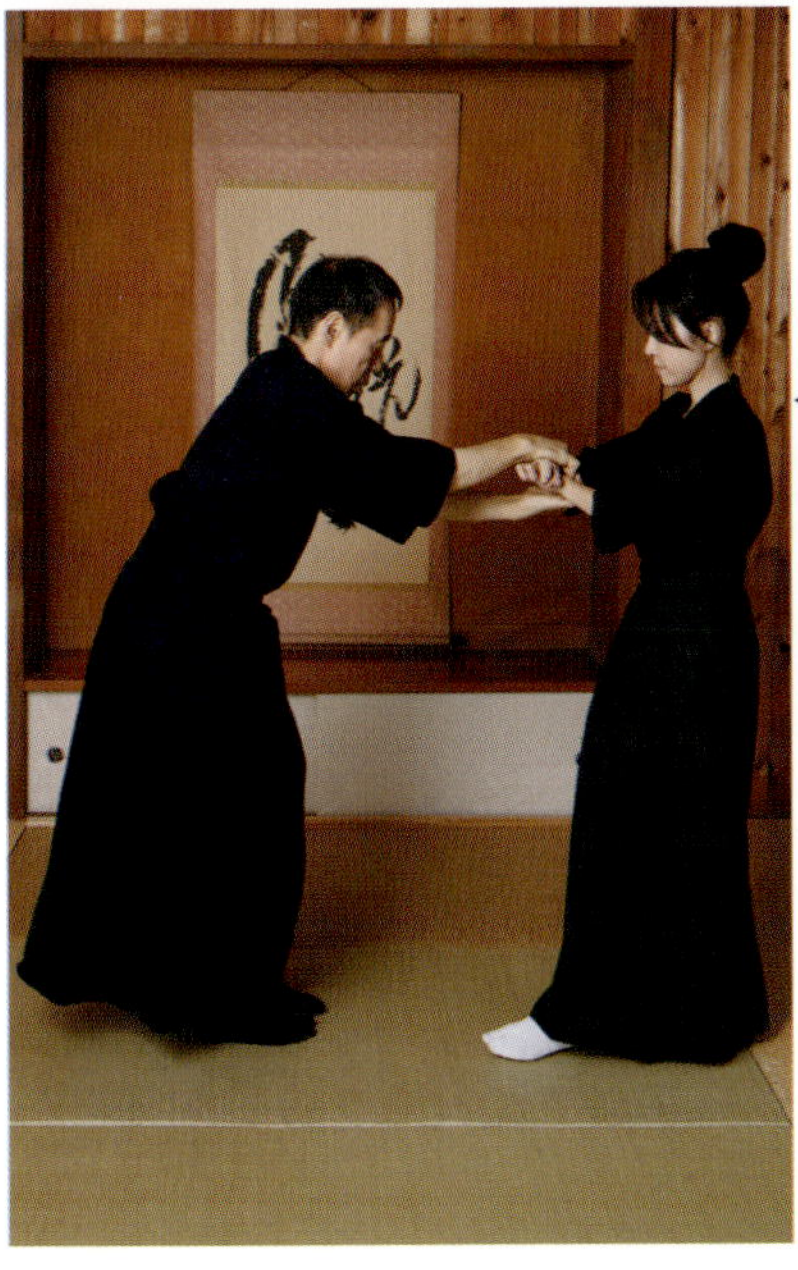

立ち上がりが終わる位置まで引いてきたら完了！
腕の力ではなく、カラダ全体の力を使っているので、
力を使ったという感じが残らない

無理がかからないから心地よい。でも力は、十分！

抱えワザ

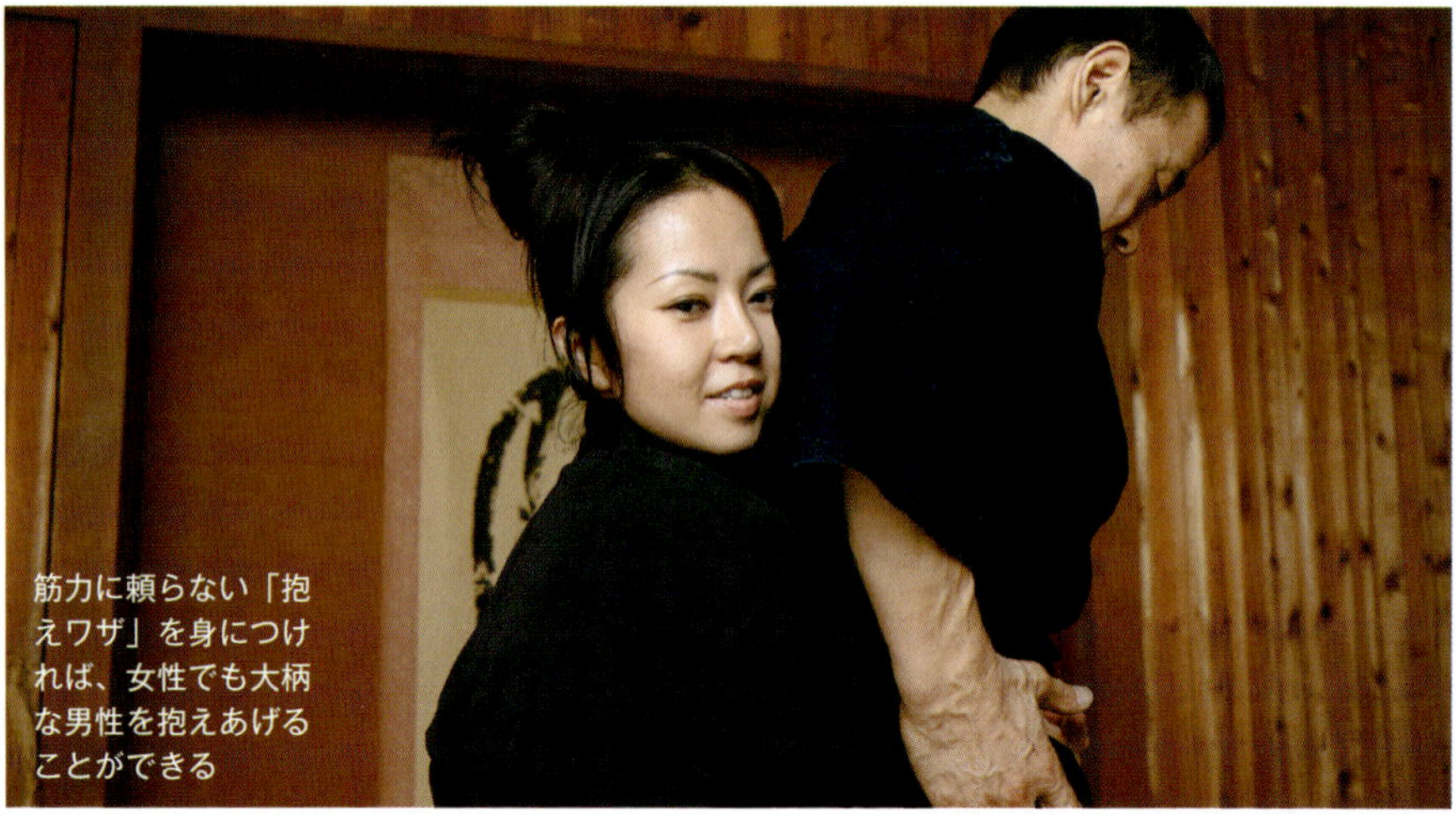

筋力に頼らない「抱えワザ」を身につければ、女性でも大柄な男性を抱えあげることができる

人を抱えるワザはふだんはよく使うものではないかもしれません。どちらかというと思いがけないときに必要になる動作でしょう。倒れている人を助け起こす、酔っぱらって眠ってしまった友達を抱き起こすなど、緊急かつ選択肢の少ない場面では、とにかく抱き抱えることだけに気をとられてしまいがちですが、しかし、ときに自分より重い大人を抱き抱えることは、双方のカラダに負担がかかります。

　そんなとっさのときのために覚えておきたいコツは二つ。ひとつは、抱き抱えるときにできる限り相手と密着すること。もち上げるときに一体感がないと腰に大きな負担がかかります。もうひとつは、低い姿勢からもち上げるときには、膝を伸ばすように動くこと。腰の負担を減らし、体幹の力を引き出すためにぜひ大切にしたい動き方です。

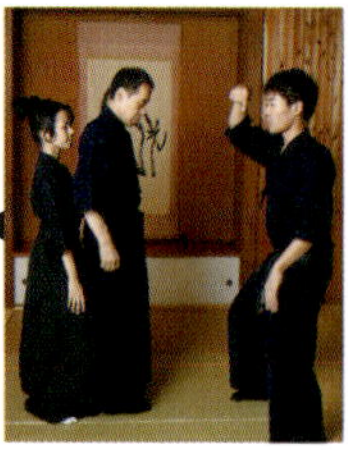

上下の動きは「真上に」「真下に」動くつもりで。膝が使えると腰に負担がかからない

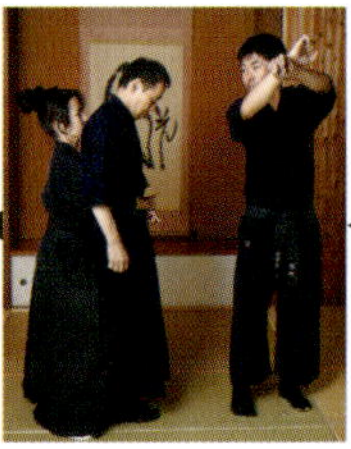

腕は手の甲を上にして回していく。回ったら人差し指を中心にしてくるりと返す

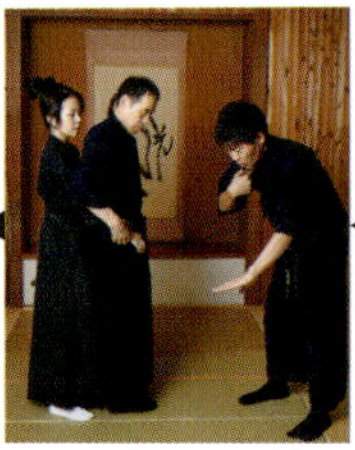

回した腕で相手のカラダを包み込むように軽く締めると、密着感が高まる

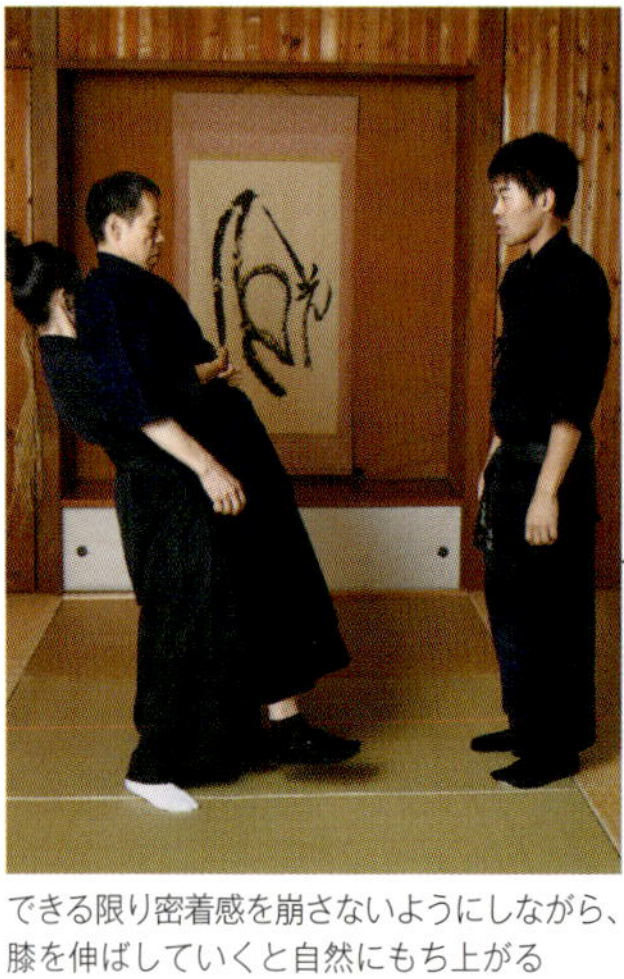

できる限り密着感を崩さないようにしながら、膝を伸ばしていくと自然にもち上がる

1 手の甲を上にして

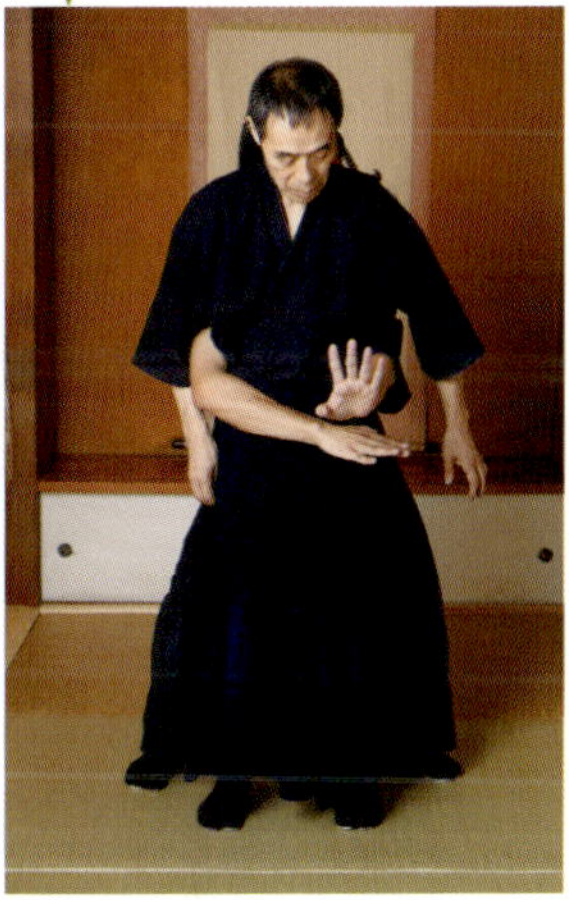

手の甲を上にしながら腕を回すと体幹部とのつながりが切れない

2 交差させて

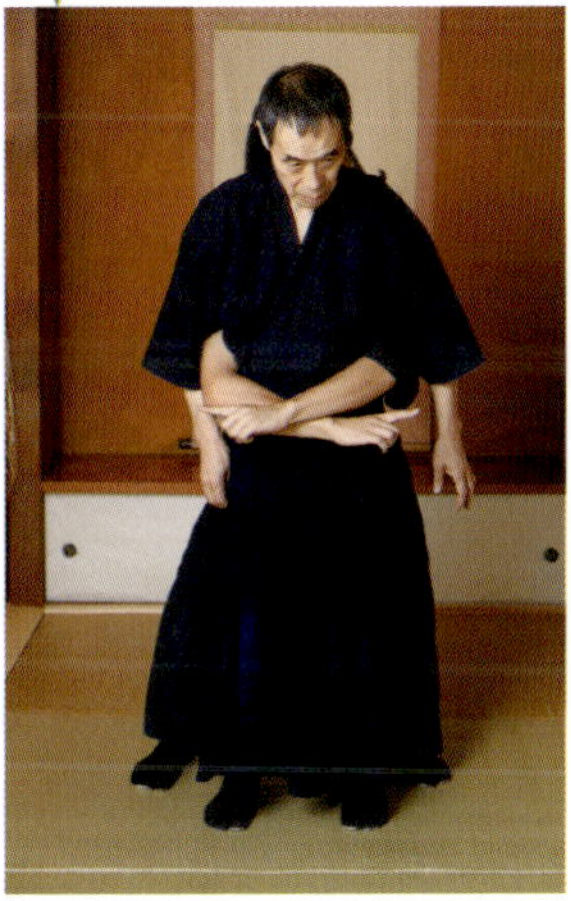

きっちりと手が回ったら人差し指を中心にして手を手前側に返す

3 軽く手首を返す

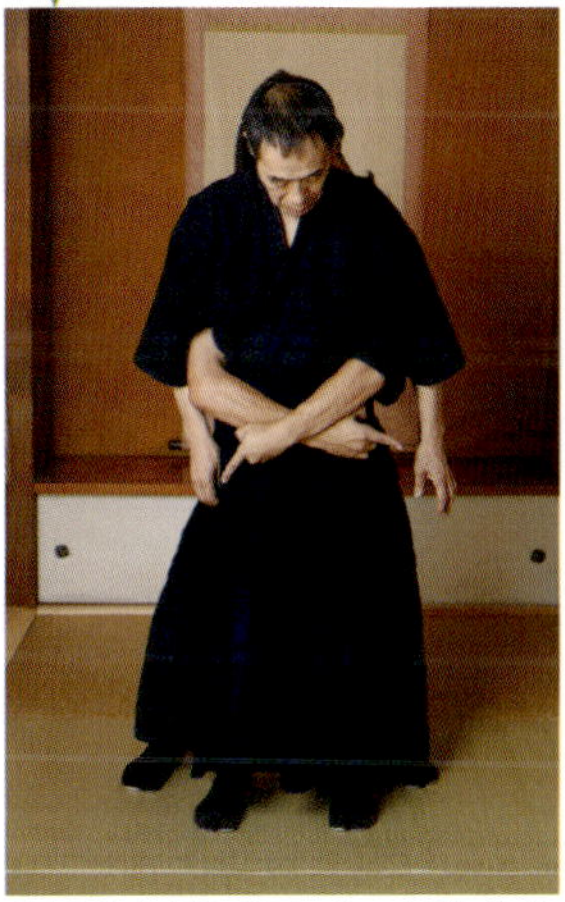

手を返しながらさらにゆっくりと抱き締めるように密着感を高めていく

陽紀先生からのひとくちアドバイス

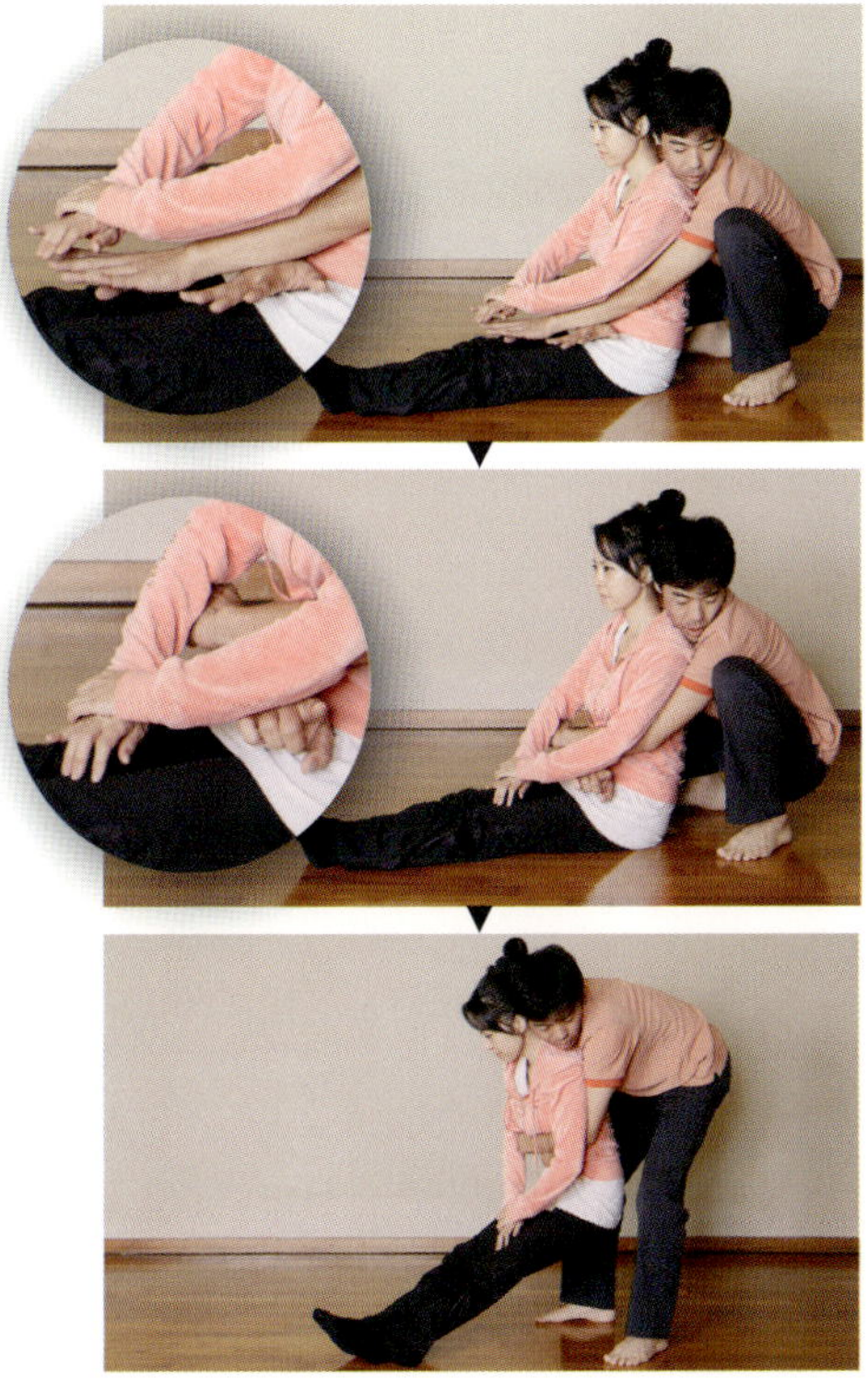

介助する人のカラダにも無理な力がかからない! 介護ワザの定番「添え立ち」

床に座り込んでいる人を立たせるにはどうしたら? という難題から生まれた介助のワザがこの「添え立ち」。基本的にはここで紹介した抱えワザと共通する動き方ですが、低い姿勢から立ち上がる動作なので、雑にやってしまうと介助する人の腰に大きな負担がかかります。少しでも無理があると感じたら、別の方法へと切り替えてください。急がず、とくに抱えたときの密着感を大切にしながら、取り組んでみてください。

ポイントは抱えワザと同じように、しっかりと相手との密着感をつくること。持ち上げる動作は、抱えた腕を手前にひく動作をきっかけにしながら、膝の動きを使って「自分が」立ち上がっていく感覚で

膝を前に出さないまましゃがみ込む…

一見、弱そうに見える動きから無類の「強さ」が生まれてくる!

屏風座り

どうしてその動きからこんな力が出てくるのだろう?と対した相手が訝しく思うほどのカラダの動きをワザというなら、この「屏風座り」はまさにその筆頭に位置するワザといっていいでしょう。

一見したその姿はまるで屏風を立てただけのような頼りなさ。にもかかわらず、そんな姿に誘われて攻めこんできた相手は一瞬のうちにふわりとやり過ごされ、押そうとしたその自分の力をそのまま自分が崩される力に使われてしまう…なんとも不思議な強さを持つワザなのです。

先の解説コラム(78ページ)でも触れましたが、かつての相撲の名力士、若乃花のうっちゃりの強さもおそらくこの「屏風座り」に共通するカラダの使い方にあったのだろうと思います。

動作はきわめて単純です。つま先を少し開いて立ち、そのまま腰を落としていく。このとき、「かかとを床につけ、上半身が前傾しないようにする」のがポイント。そのとき、背中を少しまるめて骨盤を後傾気味に。できたかどうかは、前から押されたときのカラダの強さで判断します。「屏風座り」ができていれば、根の張った樹木のような安定感が感じられるはずです。

この「屏風座り」、武術や武道だけではなく、スポーツや日常動作への応用もずいぶん広くできるようです。まだまだ発展途上、応用分野はみなさんの発想次第かもしれません。

1 押されると後ろにさがってしまうのがふつうですが…

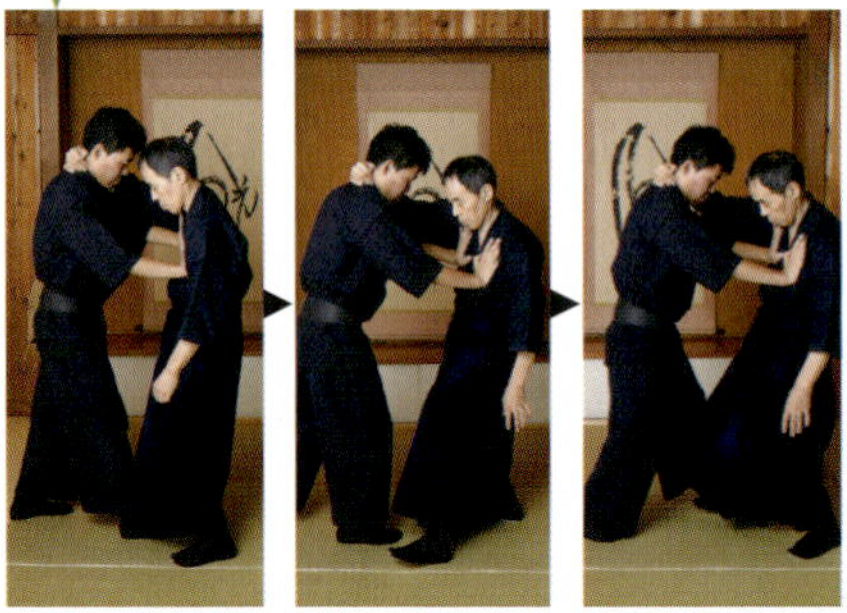

押されると後ろにさがる。がんばって相手を引き寄せようとしてもこの立ち姿勢ではこれが限界

2 屏風座りにすると一転、相手をいなすまでに

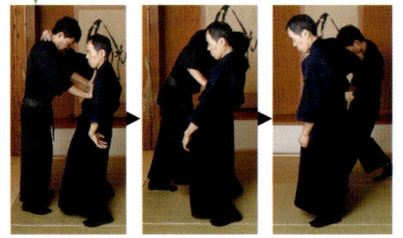

ところが「屏風座り」にすると、押してきた相手が自分が背中を押されたように崩れていく

3 女性でも負けない

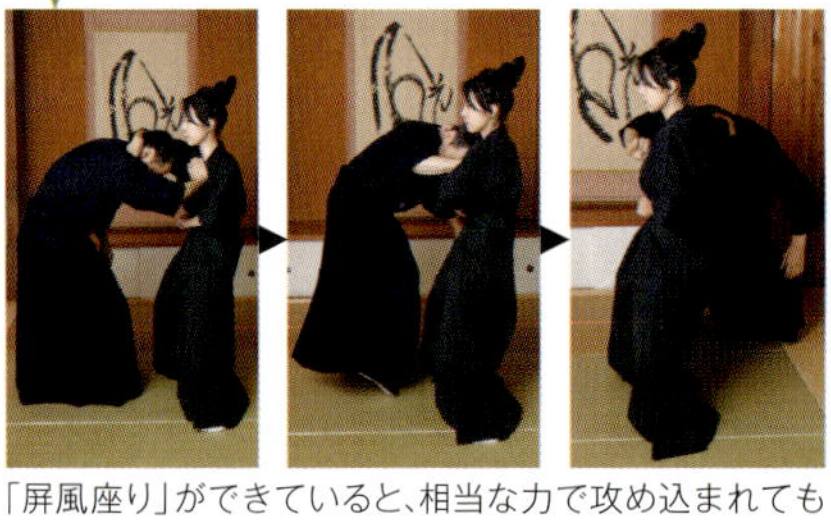

「屏風座り」ができていると、相当な力で攻め込まれても体勢が崩れない

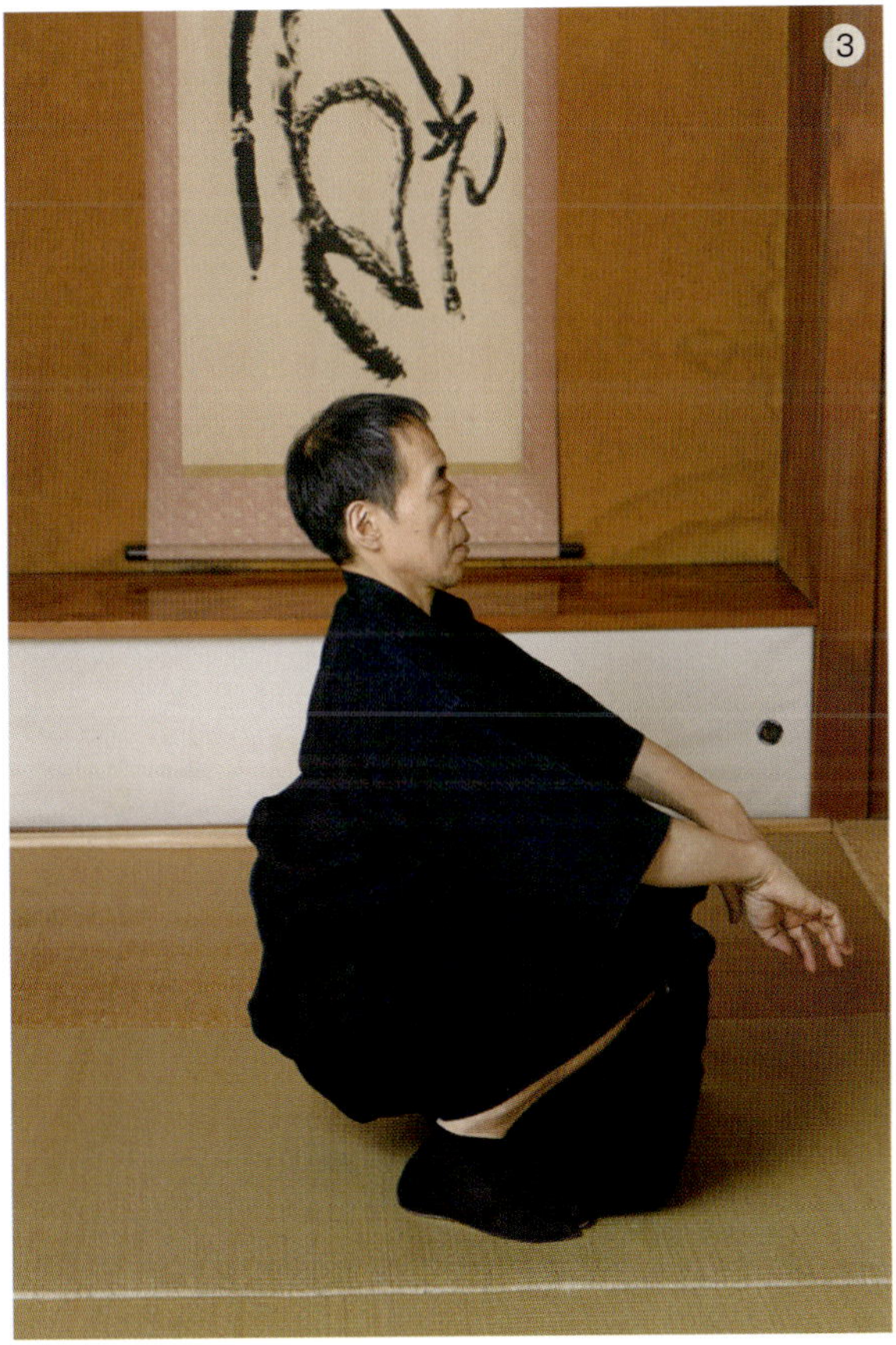

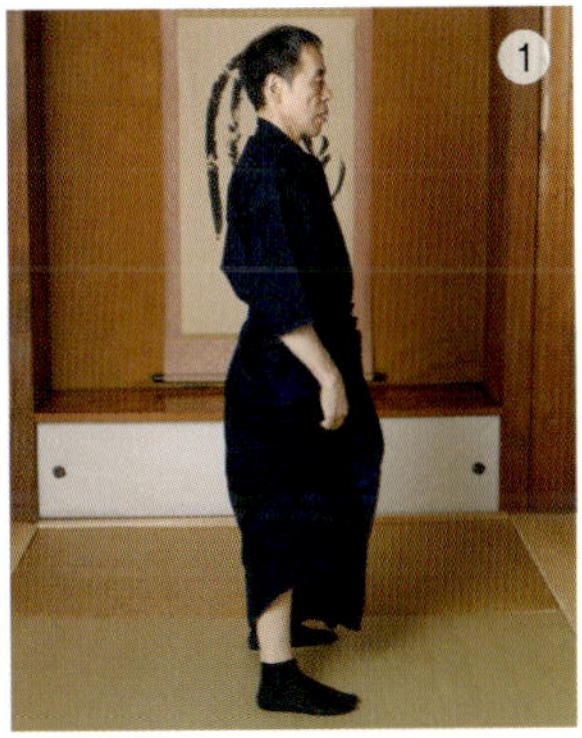

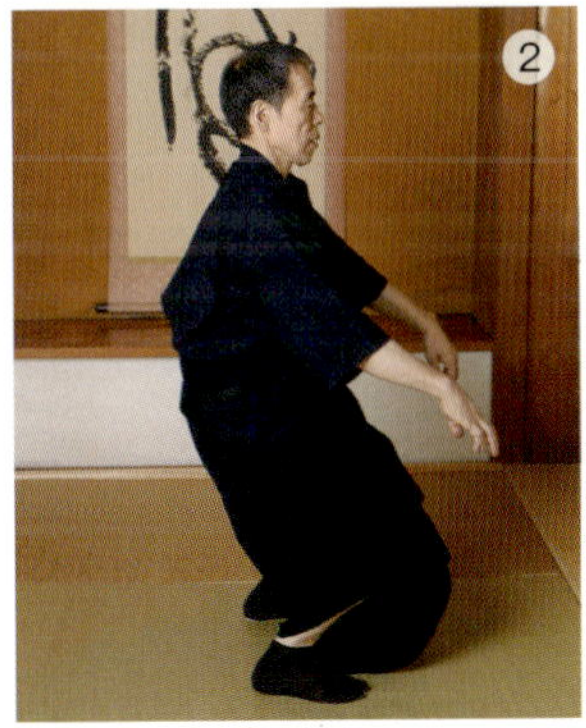

「屏風座り」の手順 ❶つま先を少し開いて立つ。目安は30度ぐらい ❷骨盤を後傾させるぐらいにして沈み込んでいく。❸しゃがみ込んだ状態。実際のワザは沈みかけのときに使うが、ここまでできる状態でカラダを沈めはじめることが重要

善紀先生からのひとくちアドバイス

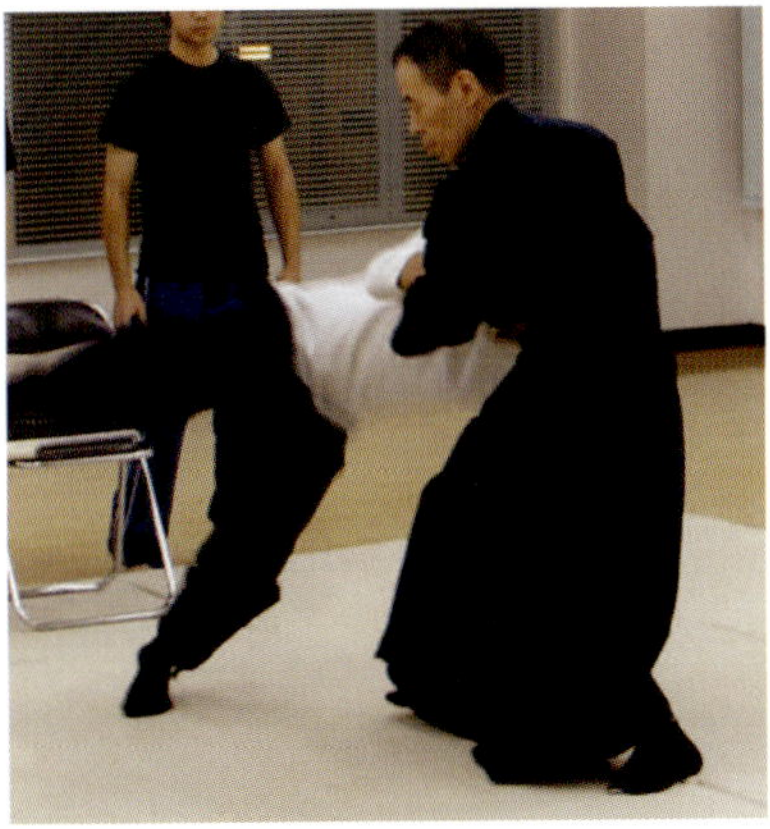

軽く横に払っただけでこの力。スポーツでは強力な武器になりそうだが…

「屏風座り」はサッカーのようなスポーツでも有効なワザだと思いますよ

カラダを接する競り合いに抜群の強さを発揮するのが「屏風座り」です。バスケットボールやサッカーの選手には、すでに体験してもらっていますが、背中合わせの競り合いをしながら相手を抜いていこうとするような場面で「屏風座り」を使うと、実にさりげなく抜いていくことができます。あまりにさりげないので、相手は驚きます。なぜなら「屏風座り」ができると、ふつう二挙動かかるところが一挙動で済むからです。

みなさんの悩みにお答えします!
こんなときはどうしたら…?

その9 介護術の実践編

Q. ベッドから車イスへ、など移乗の介助をするときの良い方法があれば教えてください

A 介護の現場では毎日の仕事でもあるベッドや車イスからの移乗介助。移動距離も短く簡単に見えますが、相手の方に負担がかからないように配慮しながら、同時に手際の良さも求められる動作です。時間に追われているとつい力任せになってしまいがちですが、そうした動作は相手に不快感を与えてしまうばかりか、介助する人自身の腰や膝、腕などを痛めてしまうことにもなります。

「お互いに心地よく」は、介助動作すべてに共通する目標のひとつでしょう。「心地よさ」を感じさせる動きに、腕力のような部分的で強い力は必要ありません。心がけたいことは、カラダ全体がひとつになって働く動き方を見つけること。そのきっかけを開く役目を持つ力が先にご紹介した「指先の力」や「足先の力」です。カラダ全体がひとつになることで生まれてくるやわらかい力。まずこの力の感覚を体験することから始めてみましょう!

1 ベッドの上で上体を起こすとき
「カラダがまとまる感覚」を上手に引き出しながら

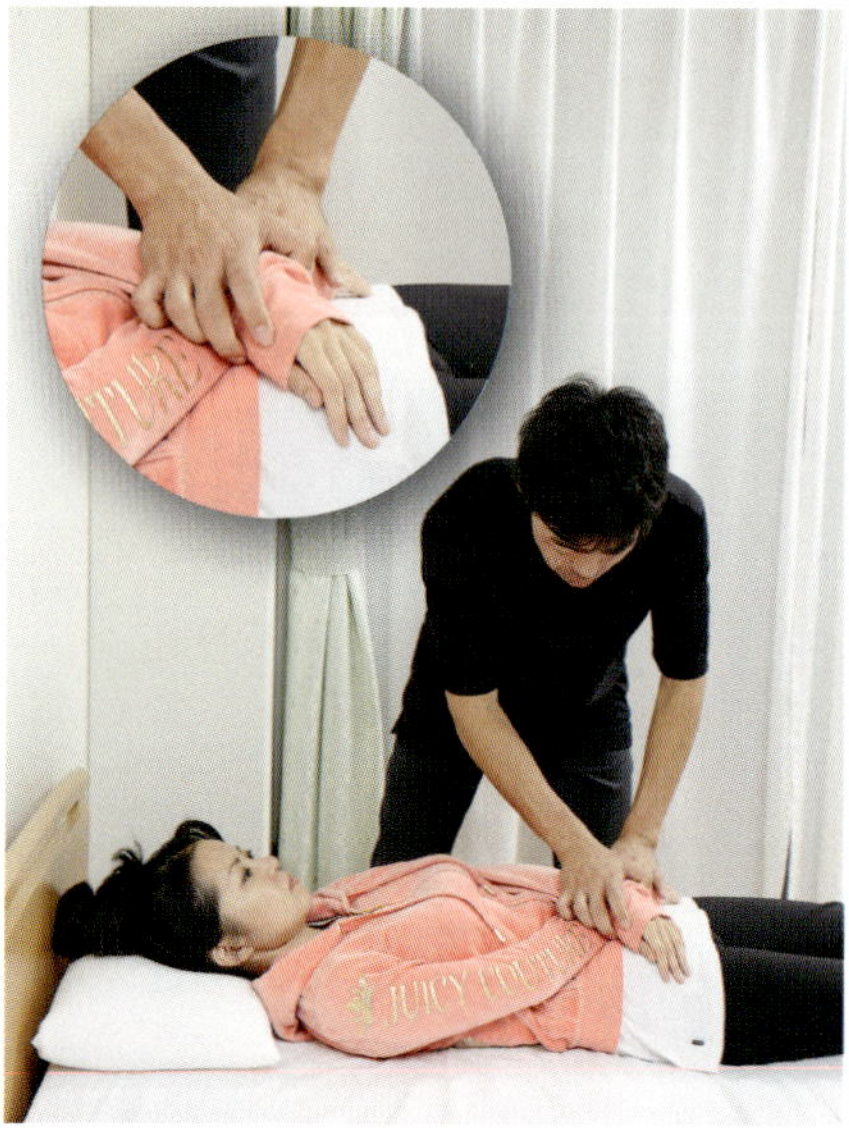

両手は重ねるようにしてお腹の上に。すると、介助を受ける人のカラダのまとまりがよくなる

◀

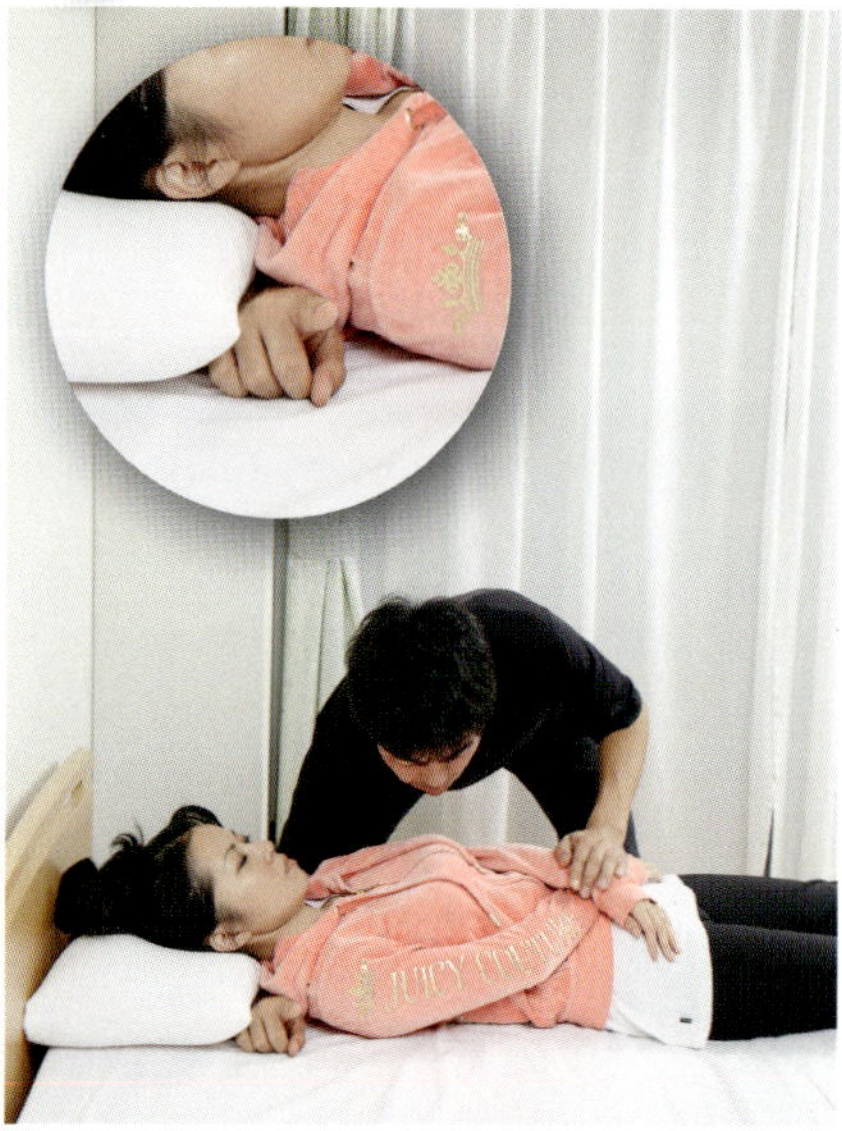

上体を支える手は手の甲を上にして首の下から差し入れ、肩甲骨のあたりに届いたら、人差し指を中心にしてくるりと手首を返す

相手を起こすのではなく、自分から立ち上がっていくと自然に…

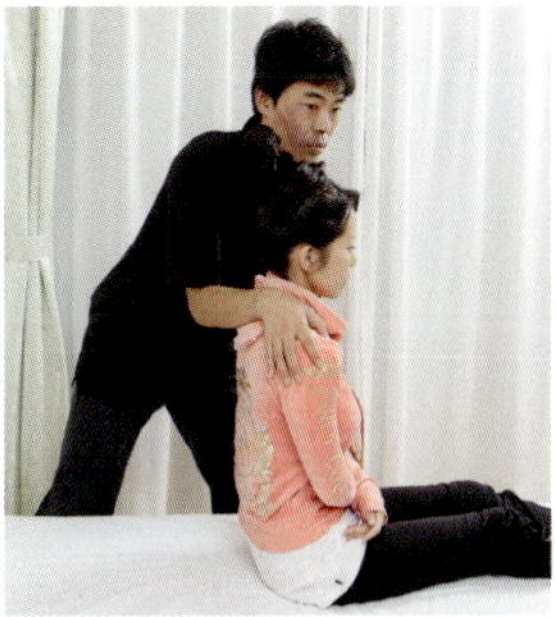

起き上がるまで動作はていねいに。急な力が加わらないことは、介助を受ける人にとっても気持ちがよいもの

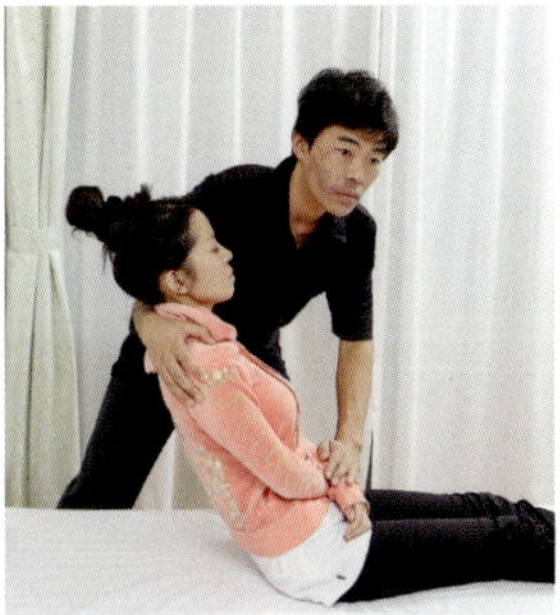

腕で起こそうと思わず、自分が立ち上がる感覚で。そうすると相手に無理な力がかからない

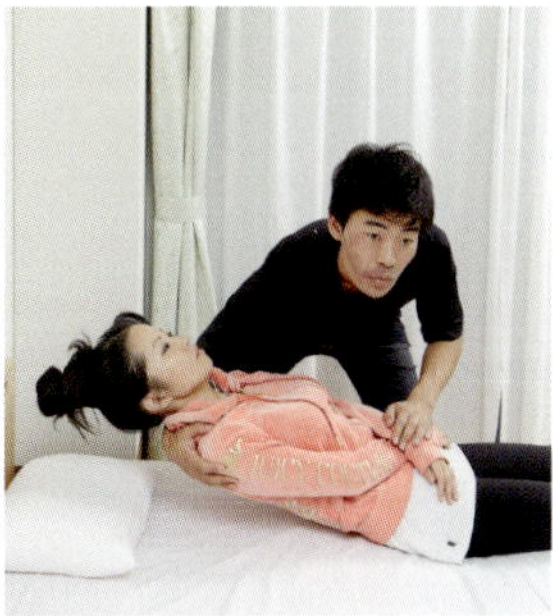

一方の手は肩甲骨の付近をやわらかく支え、もう一方の手はお腹の上に重ねられた両手に添えて

2 仰向け姿勢から直接、ベッドサイドへ動きたいとき 抱えながら、自分から向きを変えていくように動く

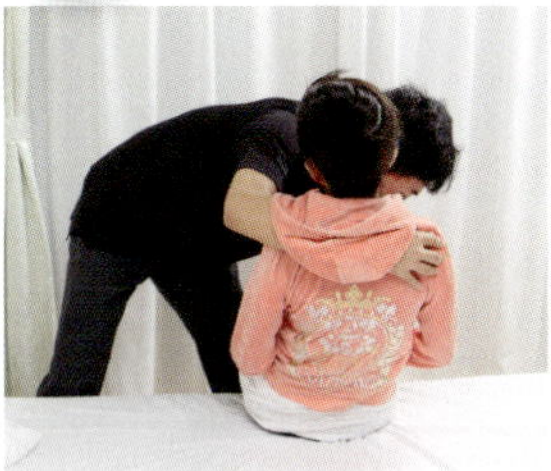

上体が起きながら向きも変わっていく。あとは力をいれなくても自然に腰掛ける姿勢に

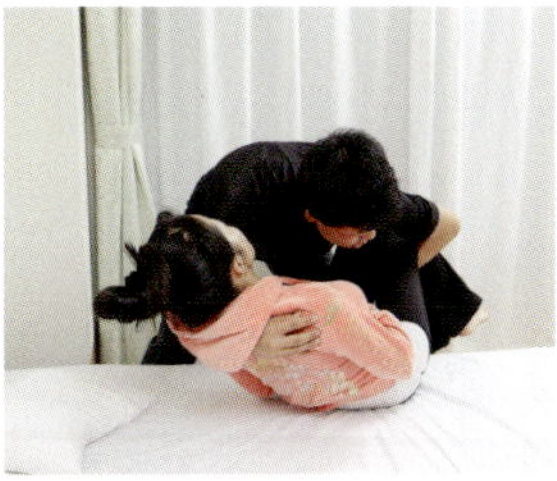

相手を動かすのではなく、自分から向きを変えていくような気持ちで動き出す

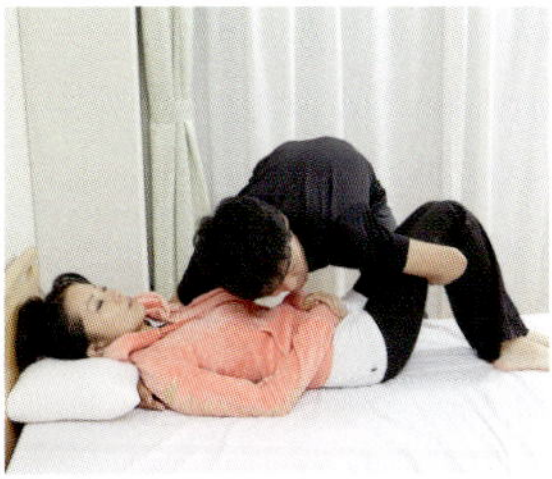

一方の手は上体を、もう一方の手は向こう側から膝裏へ通して下半身を支え、抱きかかえるような姿勢から

陽紀先生からのひとくちアドバイス

人を動かそうとするのではなく、自分が動く。そうすると心地よい動きになりますよ！

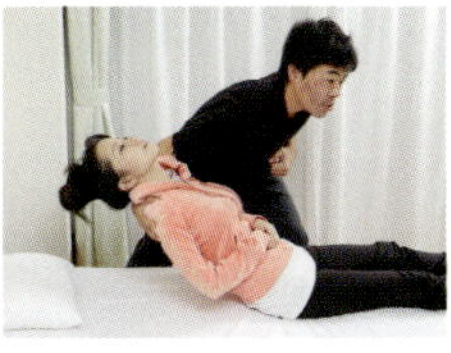

腕力に頼ると強い力が部分的にかかり、介助されている人も苦しくなる…

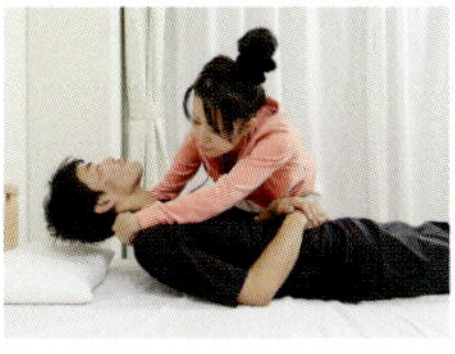

首が曲がり頭が上体より下になるようなときは、無理な力がかかっているということ…

「相手を動かそうとしない」。これがポイントです、というと意外に思われるかもしれませんが、相手を動かそうとすると、どうしても力が入ってしまい、それが不快感を与える動作につながってしまうのです。逆に「自分から動く」気持ちになると、不思議なことに、余分な力をいれなくてもお互いスムースな動作に。それが心地よさにもつながるのです！

3 介助があれば立てる方の場合
お互いに力のいらない自然な立ち上がりになる導き方

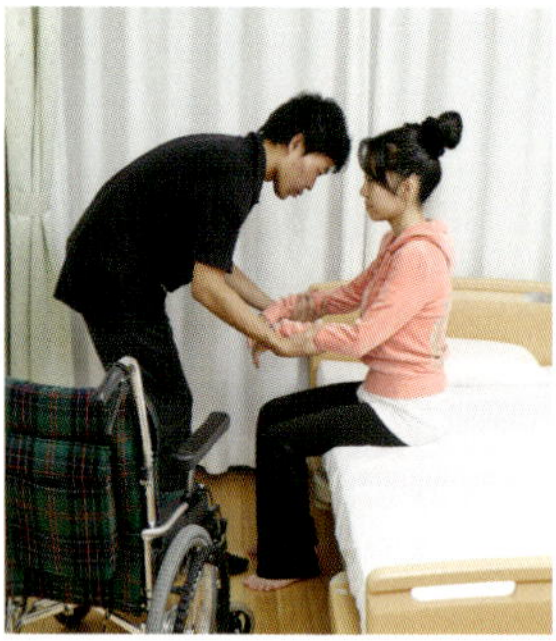

相手の前腕を下から支えるように軽く両手を添える。指先の力を活かすように手のひらはやわらかく

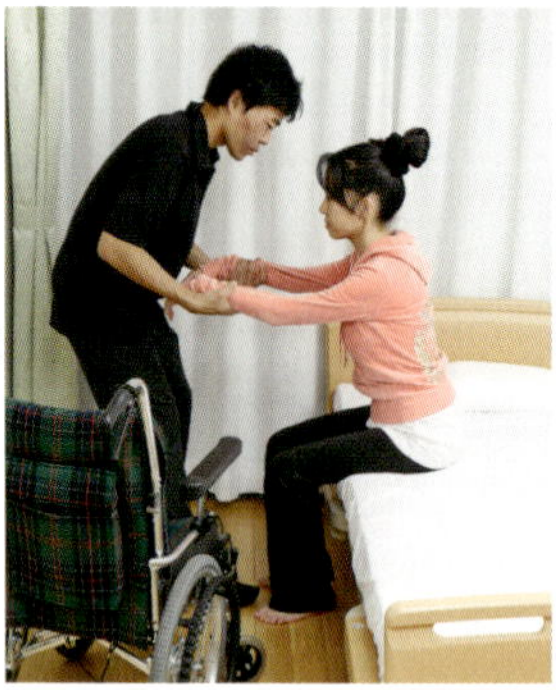

そのまま静かに手前に引いてくる。ポイントは「引っ張らない」こと

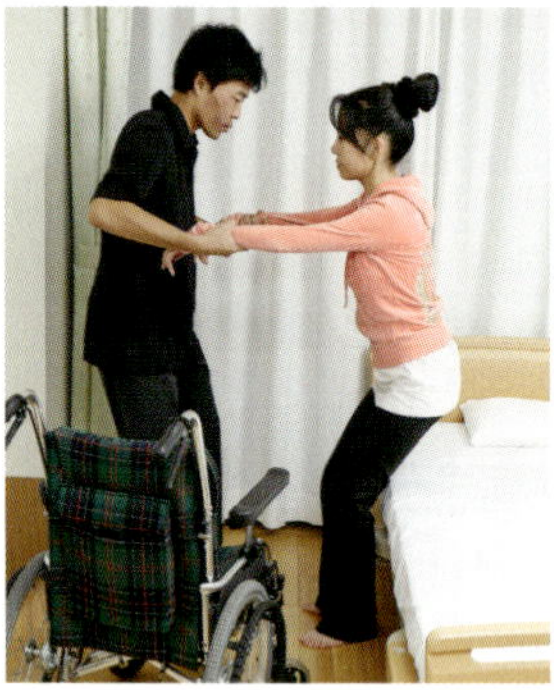

手の動きにつられるようにカラダが起きてきて、立ち上がり成功！

手を軽く添えたまま力を加えずに手前に引いてくると…

人のカラダには「鏡のように反応する」興味深い性質があります。強い力には強く反発し、優しい力には優しく反応する――思いあたる方も多いのではないでしょうか。

力を上手に使いたい介護術にも、この性質は大いに利用したいところ。

たとえば「立ち上がり介助」のとき。立ち上がってもらおうと引っ張ったり、力を入れて抱き抱えるのは相手の方に不快感を与え、逆に抵抗感を引き出してしまうことが多いのですが、介護の場面に限らず、無理な力に対してはだれもが同じように反応するはずです。ところが、相手の方の手を軽くとり、そのまま手前に引いてくると、「手に導かれるように」何の苦労もなく立ち上がりができるようになるのです。

「優しい力、やわらかい力」を受け入れたとき、人のカラダは自分も一緒に動いてみようと思うのかもしれません。こうすればこうなる式の介護術ではとらえきれない力をわたしたちのカラダは持っているのです。

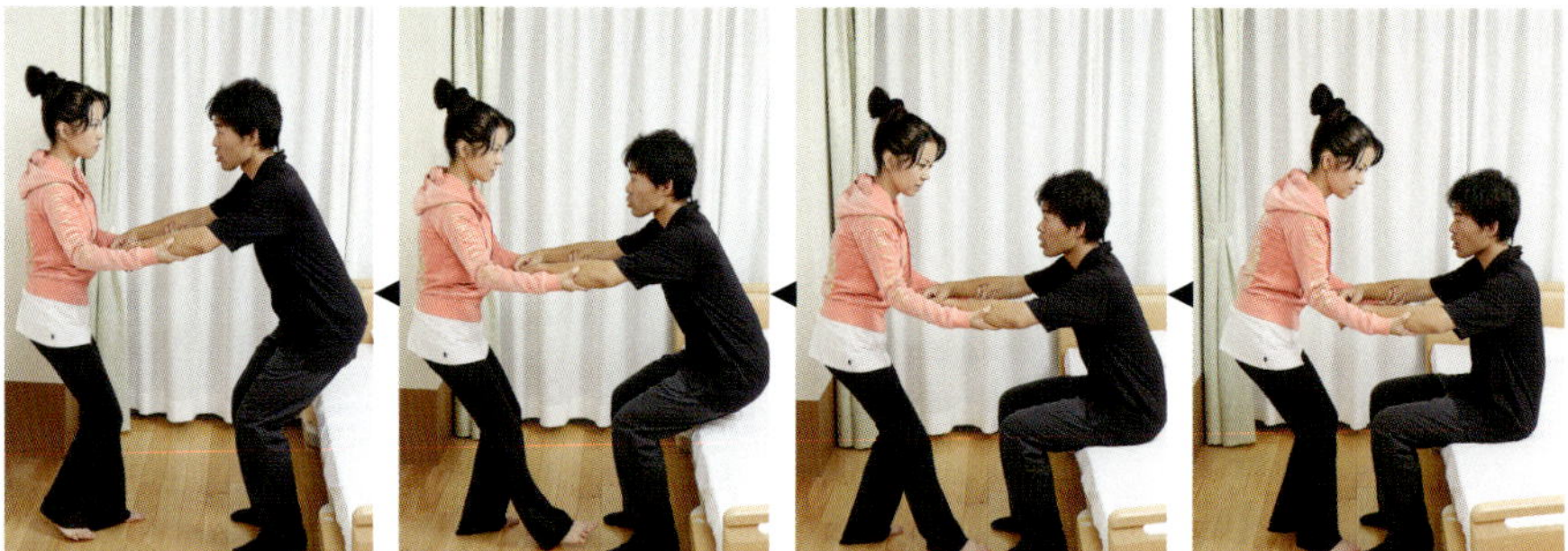

手を引く動作が難しいときは、手を添えたまま介助する人が少し後ろに下がっていくことでも効果は得られます

4 移乗の介助～立ち姿勢の向きを変えるとき

カラダを支えるとき、お互いのカラダが「やわらかく+しっかりと」密着する感覚を大切に

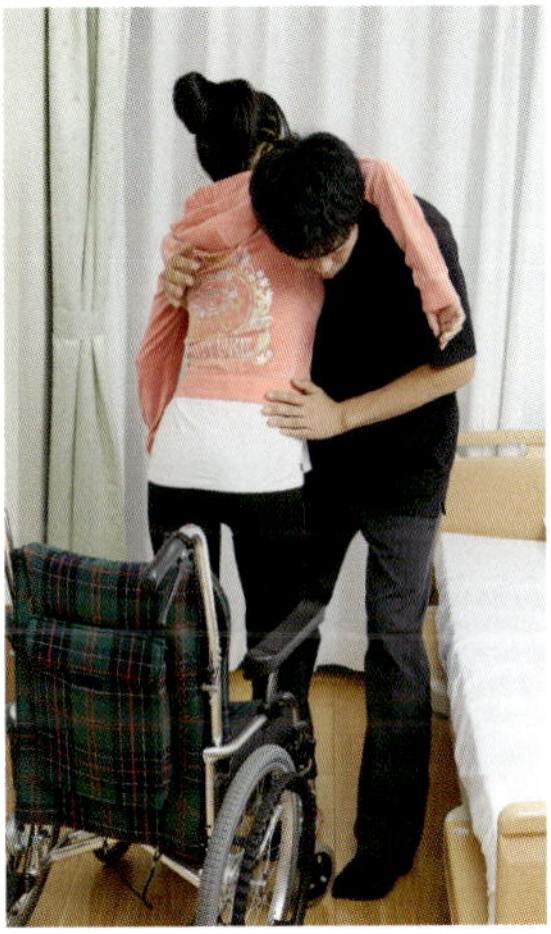

向きを変えるときは相手を動かす、ではなく、いつも自分から。やわらかな接触感があると、相手のカラダも自然についてきてくれることがわかるはず

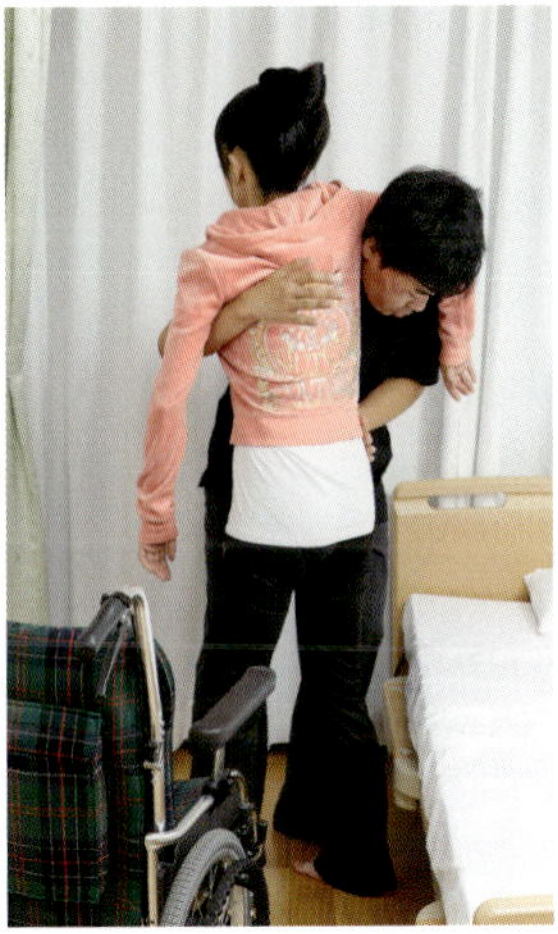

やわらかく、かつ、しっかりとした密着感は、心地よい動きを生み出すポイントのひとつ。相手の脇の下を首と腕ではさむような感覚を意識すると、適度なしっかり感が出る

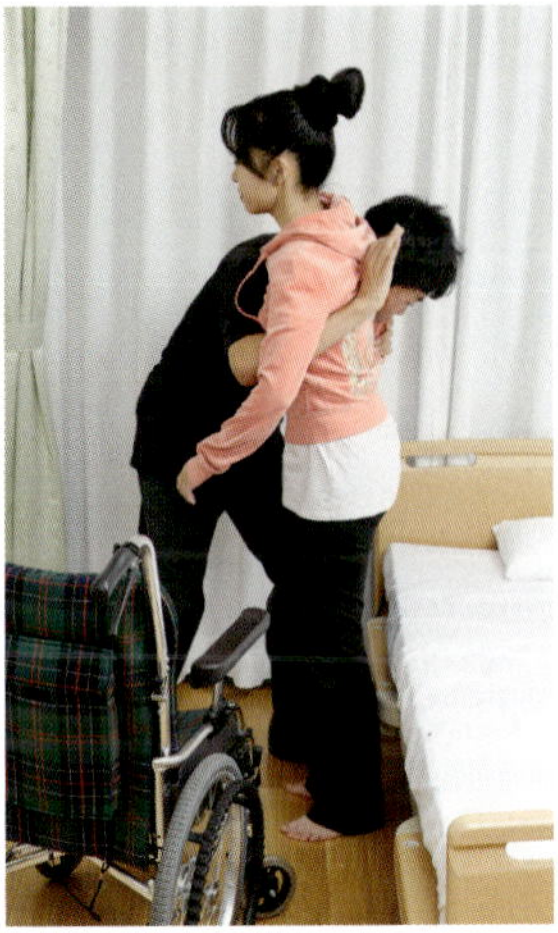

上体起こしのときと同じように、相手を支える手は最初、手の甲を上にして脇の下に手を差し入れてから手首を返す。そうするとカラダのつながり感が増す

移乗の介助～端座位(腰掛けている姿勢)から立ち上がるとき

ベッドから直接、車イスへ移乗するときも同じように。立ち上がるときは「自分が立ち上がる」つもりで

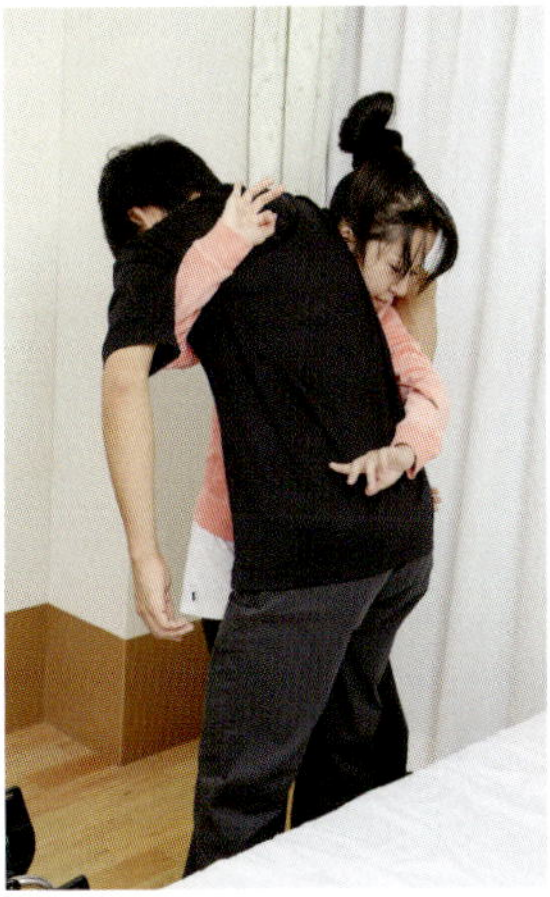

心地よさを感じる動きなら多少の体格差があってもだいじょうぶ！

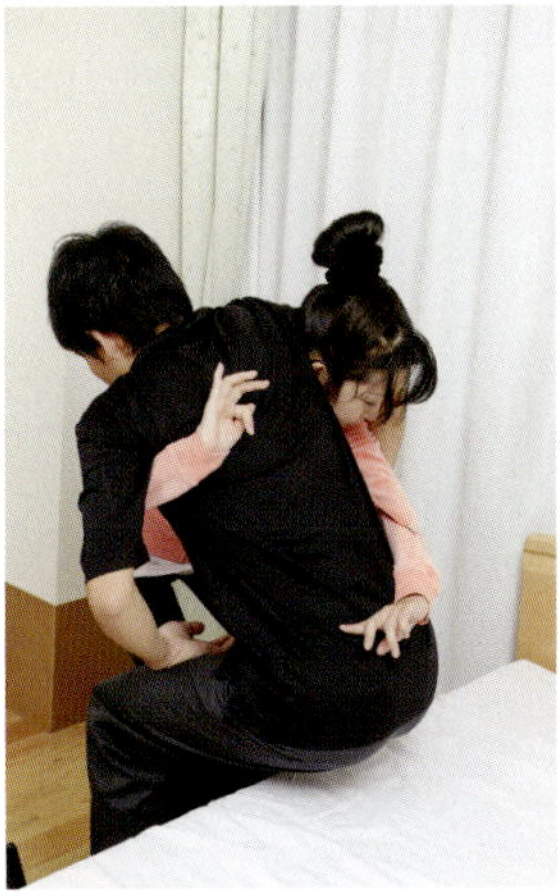

お互いの一体感ができたら「自分から立ち上がる」。相手を引っ張りあげようとしなくても、カラダは自然に動き始める

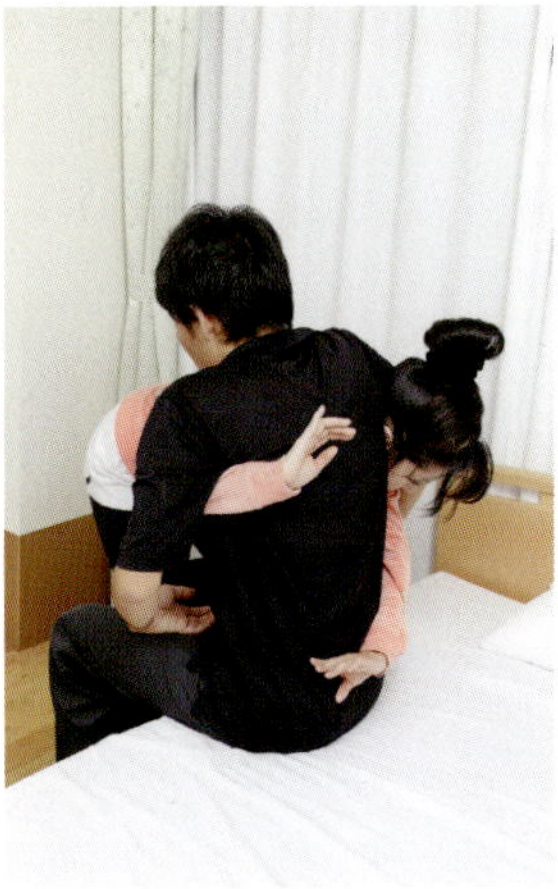

抱き抱える感覚ではなく、両手ではさみながら包む感覚。これがやわらかく、しっかりとしたホールド感を生み出す

5 移乗の介助～立ち姿勢から車イスへ

座る瞬間の衝撃をやわらげるために、その手前の動作をいっそう丁寧に

車イスの位置を確認して

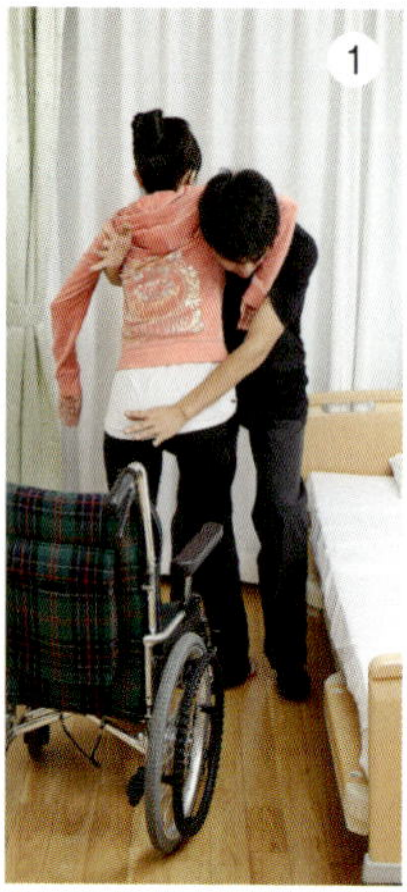

自分から向きを変え、車イスに座りやすいポジションへ

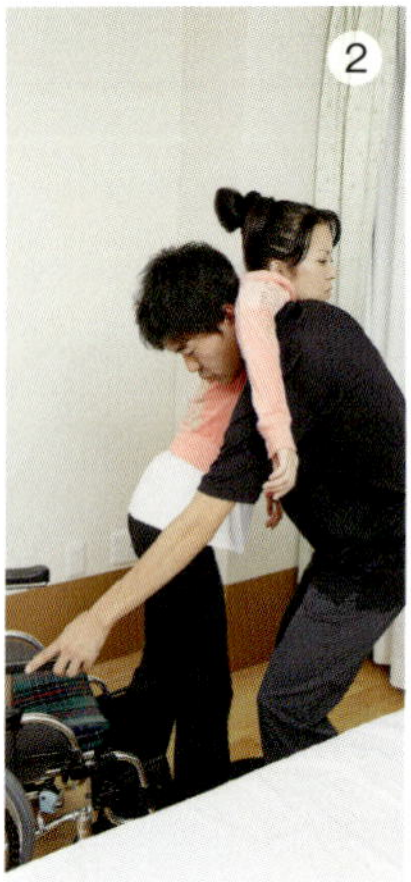

車イスの位置の確認も大切。一度の動作でよいポジションに座ることができるように、車イスの位置を調整する

お腹に手を添えながら、ゆっくり沈み込むように

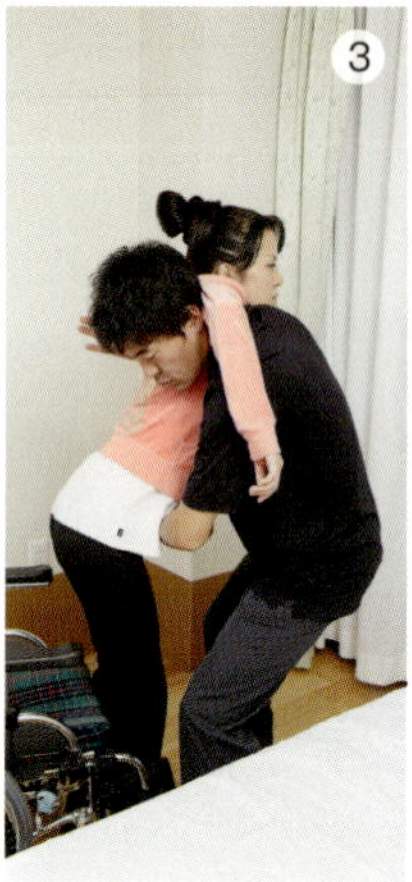

腰を支えていた手を今度はお腹側に移動。手の甲をお腹に軽く添えるようにしながら…

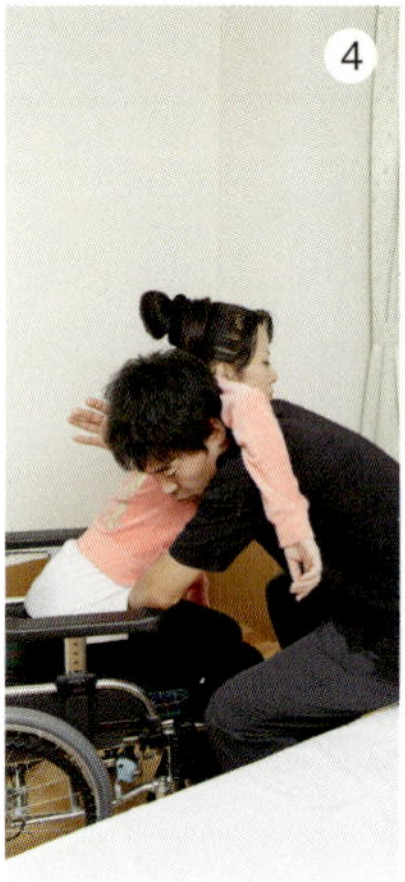

ゆっくりと自分から真下に沈み込んでいくように。腰から曲げずに、膝のやわらかい動きを上手に使うことがポイント

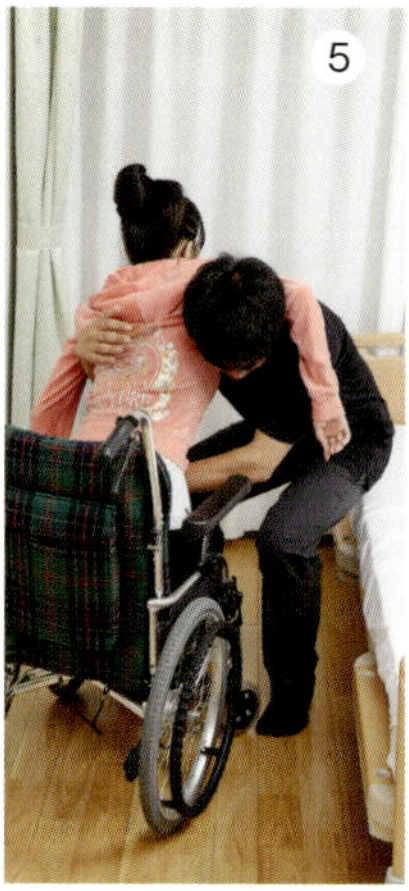

座る動作が終わるまで一体感は大事に。座りきらないうちに支えを解くと、どすんと衝撃を受ける座り方になってしまう

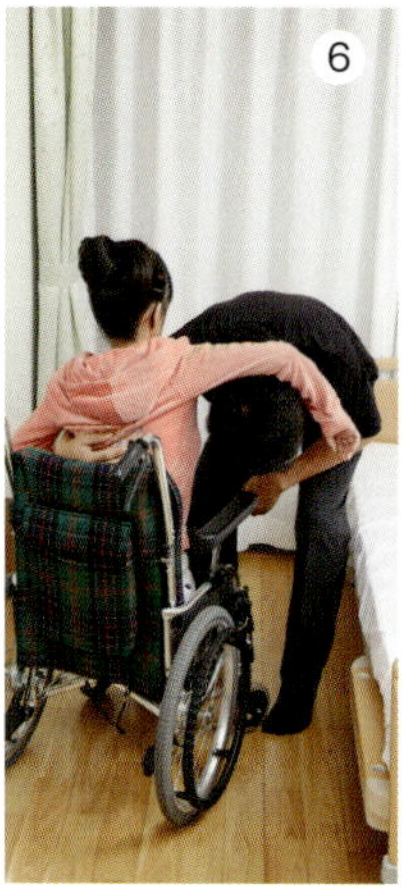

動作が完了してから、ゆっくりと支えを解いていく。終わりを急ぐ動作は不快感が残る。「終わりのよい」動作は、心地よい介護術につながる

真下に自分が沈み込む感覚で

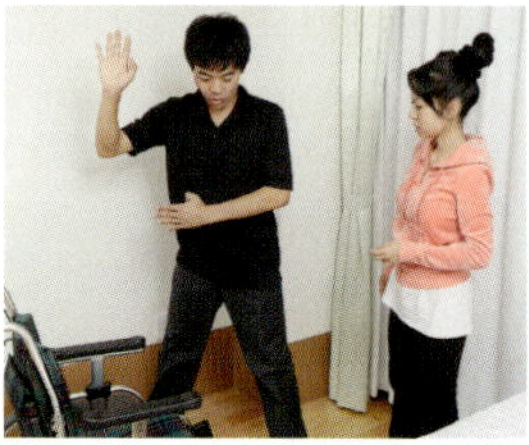

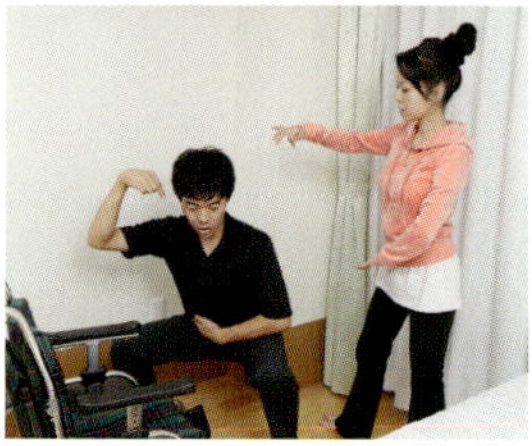

沈み込むときの動作は、状況によっても姿勢は変わるが、ほぼ真下に沈み込む感覚。腰を曲げずに沈み込もうとすると必然的に膝を使うことに。これが腰痛を回避することにもなる

6 移乗の介助～「車イスからベッドへ」を一連の流れで行なう場合

お互いに心地よい動きだと感じられたらOK!

立ち上がりはゆっくりと

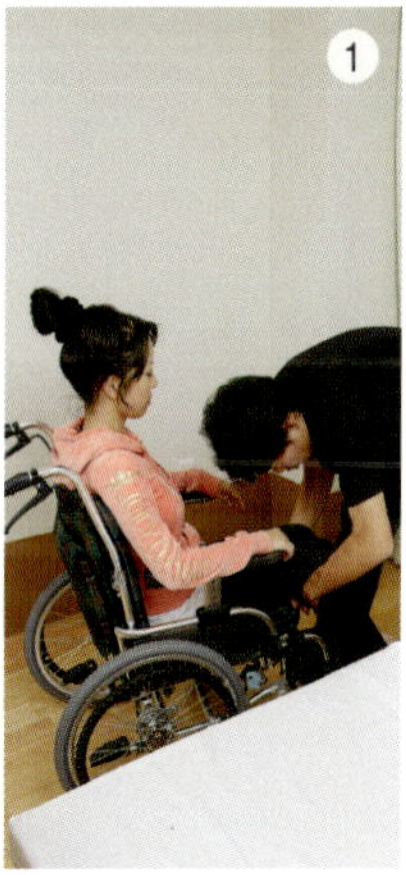

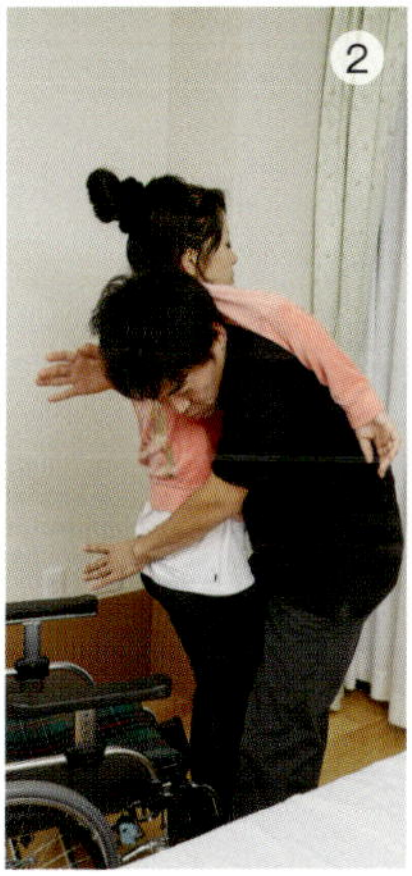

まず足の位置を整えて。ベッドからの立ち上がりと同じように、カラダの一体感を大事にしながら、ゆっくりと自分から立ち上がり動作を始める

自分から向きを変えて

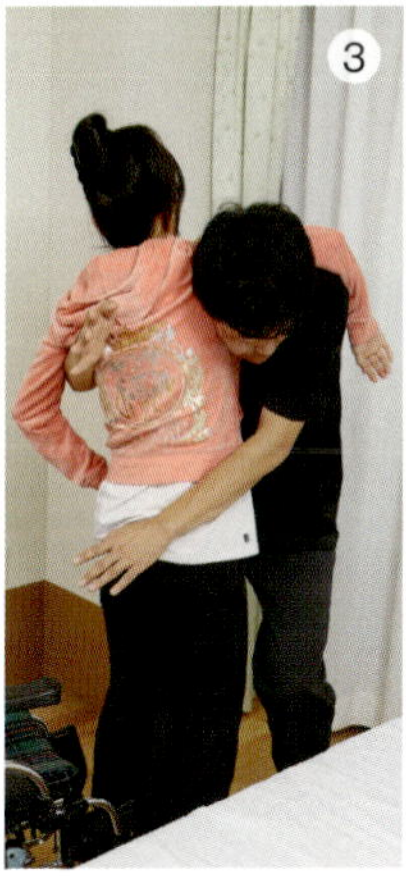

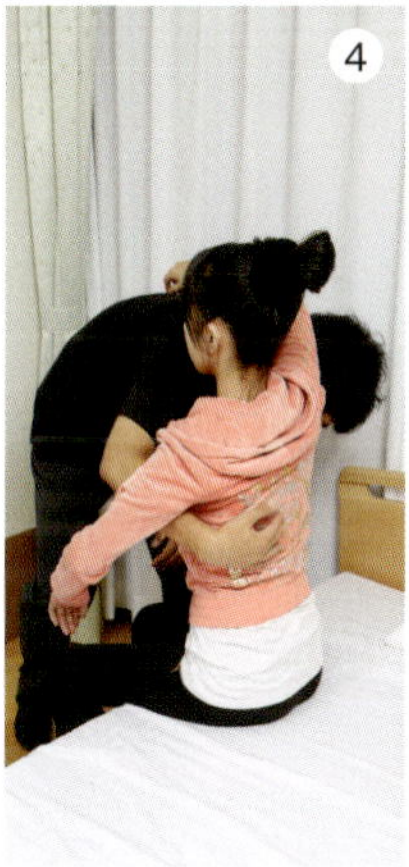

立ち上がり動作が完了したら、自分から向きを変えていく。座る動作に入ったら自分から静かに沈み込んでいく

膝下を手の甲でサポートしながら

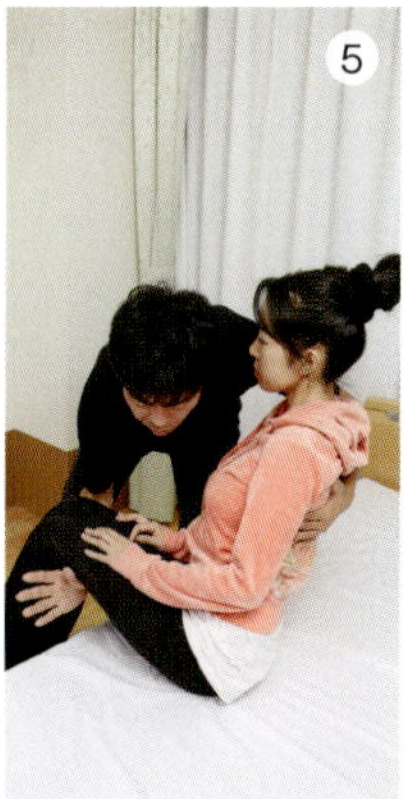

次はベッドへ足を上げるサポート。片手は肩甲骨のあたりを支えながら、もう一方の手は親指の背を上にして膝下に差し入れ、両手で支える形に

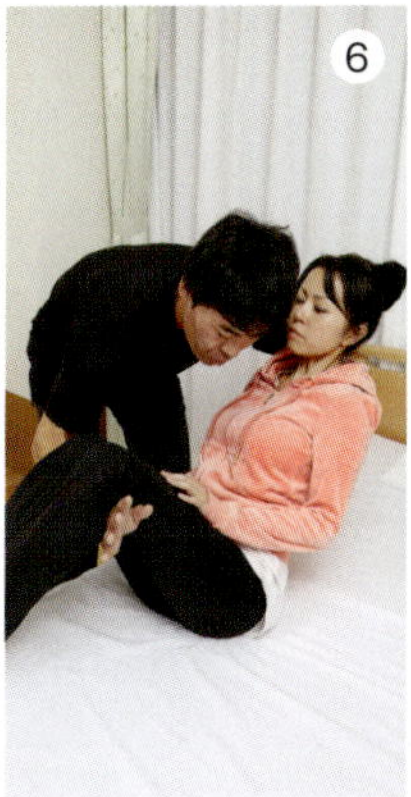

膝下の手を「引っ掛けながらもち上げる」ような感覚で使いながら、足をベッドにのせるように動いていくと、カラダの向きも自然に変わっていく

支えは順に解いていく

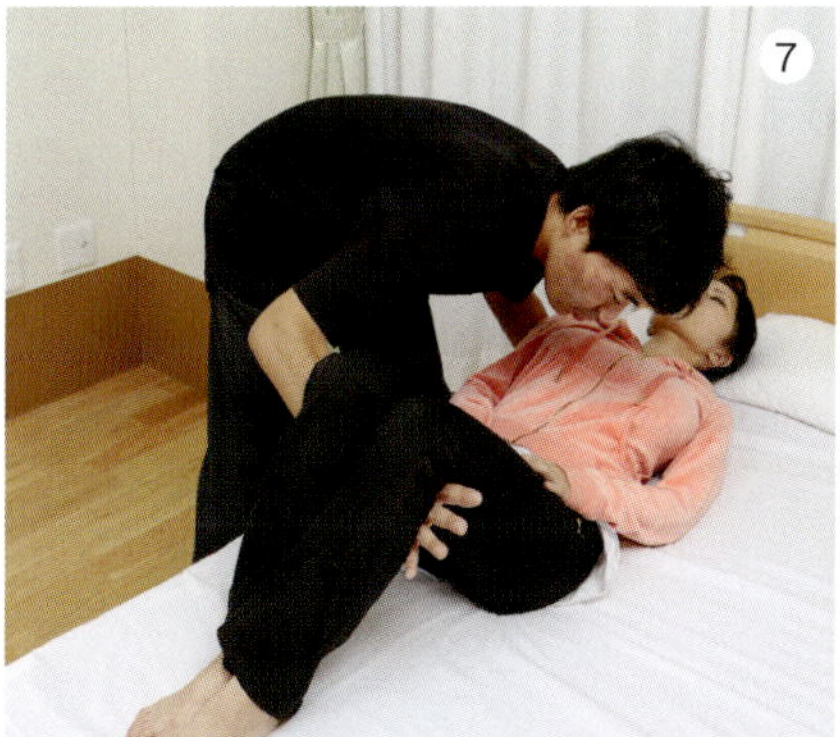

ベッドでの位置が決まったら、支えを静かに解いていく。両手の支えを一緒に解いていくのではなく、まず上体の支えを解き、それから下半身の姿勢を整えていく、というように順を追っていくと、心地よさをキープすることができる

7

体格の差があるとき

触れ合うところの密着感をしっかり保つこと。そして自分に合ったカラダの位置を見つけること

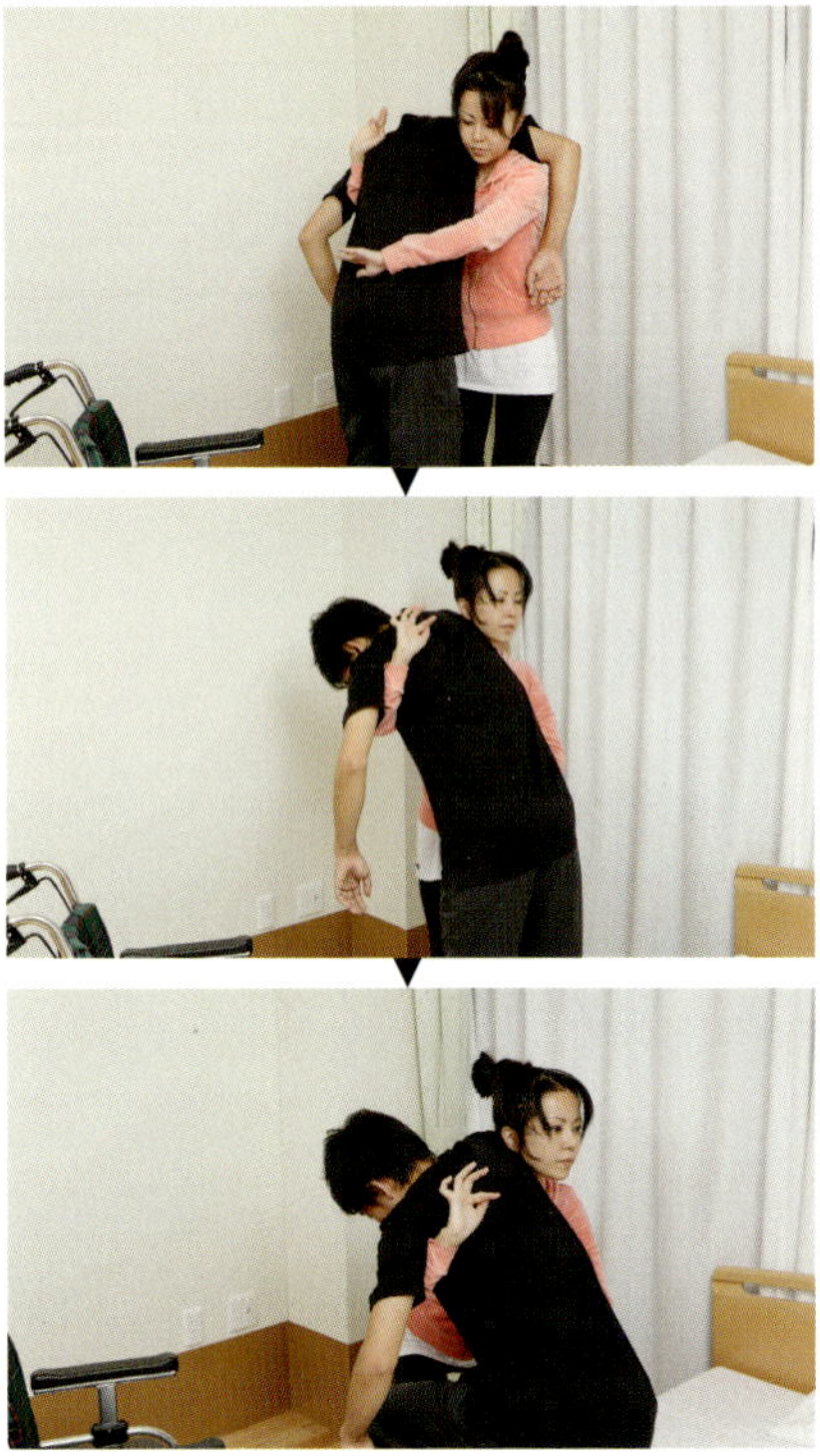

自分より身長のある人を介助するときは、カラダとカラダの間に隙間ができやすいもの。そうなると、体重を支えるような動きが必要になって辛い動作に。体格差があるときほど、やわらかく、密着感を維持しながら支える。この感覚を大切に

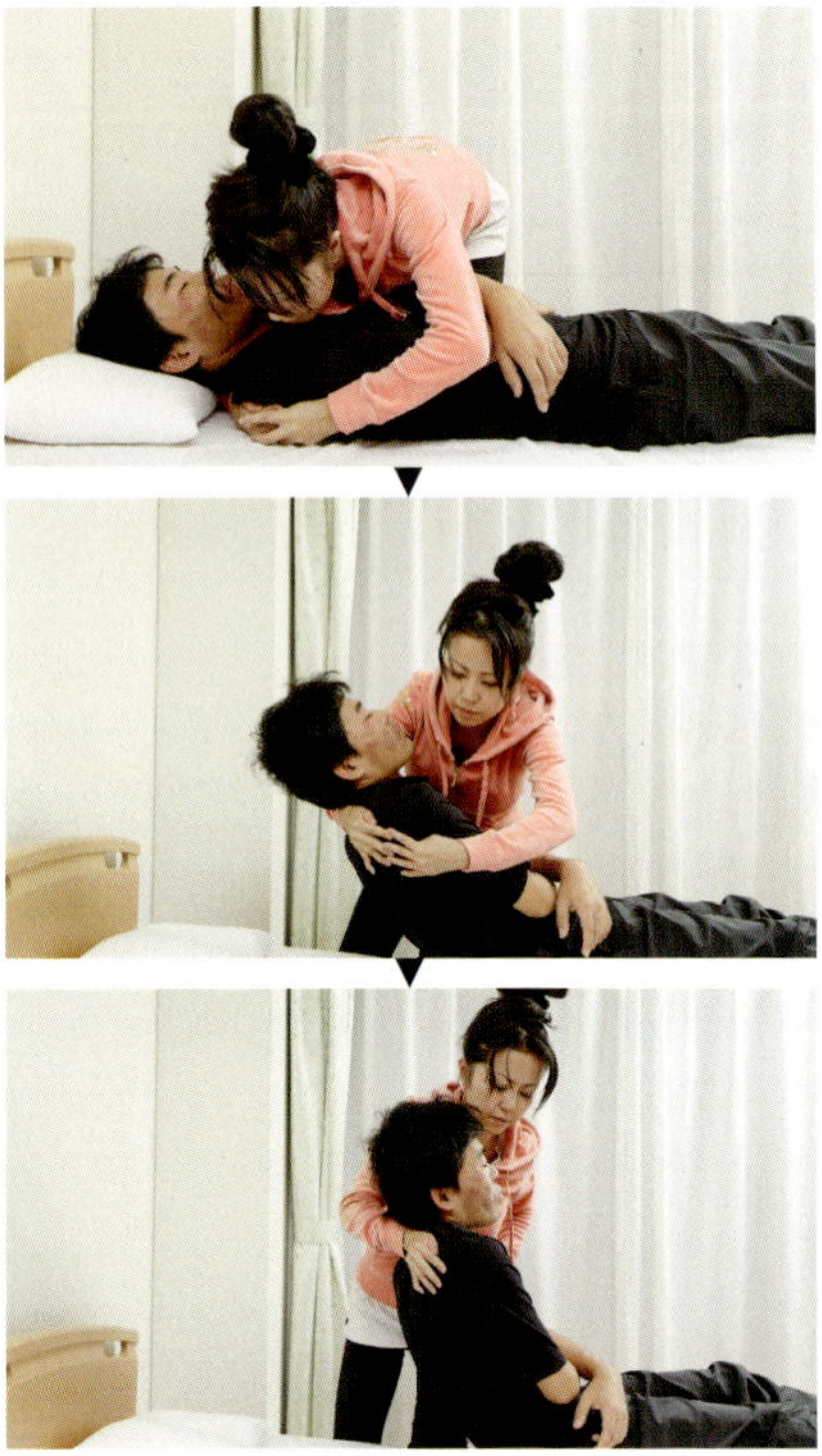

ベッドサイドからの介助が難しいときは、まず自分が動ける位置を見つけること。(写真のケースでは、ベッドに左膝をのせる方法を選択)。上体を支える手も両手のほうがやりやすいようなら、自分流でOK。大切なのは「やわらかく、かつ、しっかりとした密着感」を失わないこと

大柄な人の介助がたいへんなんです…とは介護のプロからもよく聞く悩みです。たしかに、女性が主役で活躍する介護の現場では、力持ちの男性がいてくれたら、と思うときもあるかもしれません。実際、腕だけで重いものをもち上げなくてはならないような介助が必要な場合は、力自慢の出番でしょう。

でも、通常の介助の場合は、大きな力より、カラダ全体のつながりを活かした力のほうが、間違いなく役に立つはずです。今回の撮影でも、女性が自分より身長で約二十センチ、体重で二十キロ以上は差のある男性を楽々と支えたり、移乗の介助をしてくれました。

どんな場合にも共通することですが、体格差が気になる場合はとくに「やわらかく＋しっかり」とした一体感を大事にすること。そのために自分が動きやすい位置を見つけることが介助のポイント。無理なくできているかどうかは、カラダがきっと教えてくれるはずです。

第三章 からだに効く こころを癒す

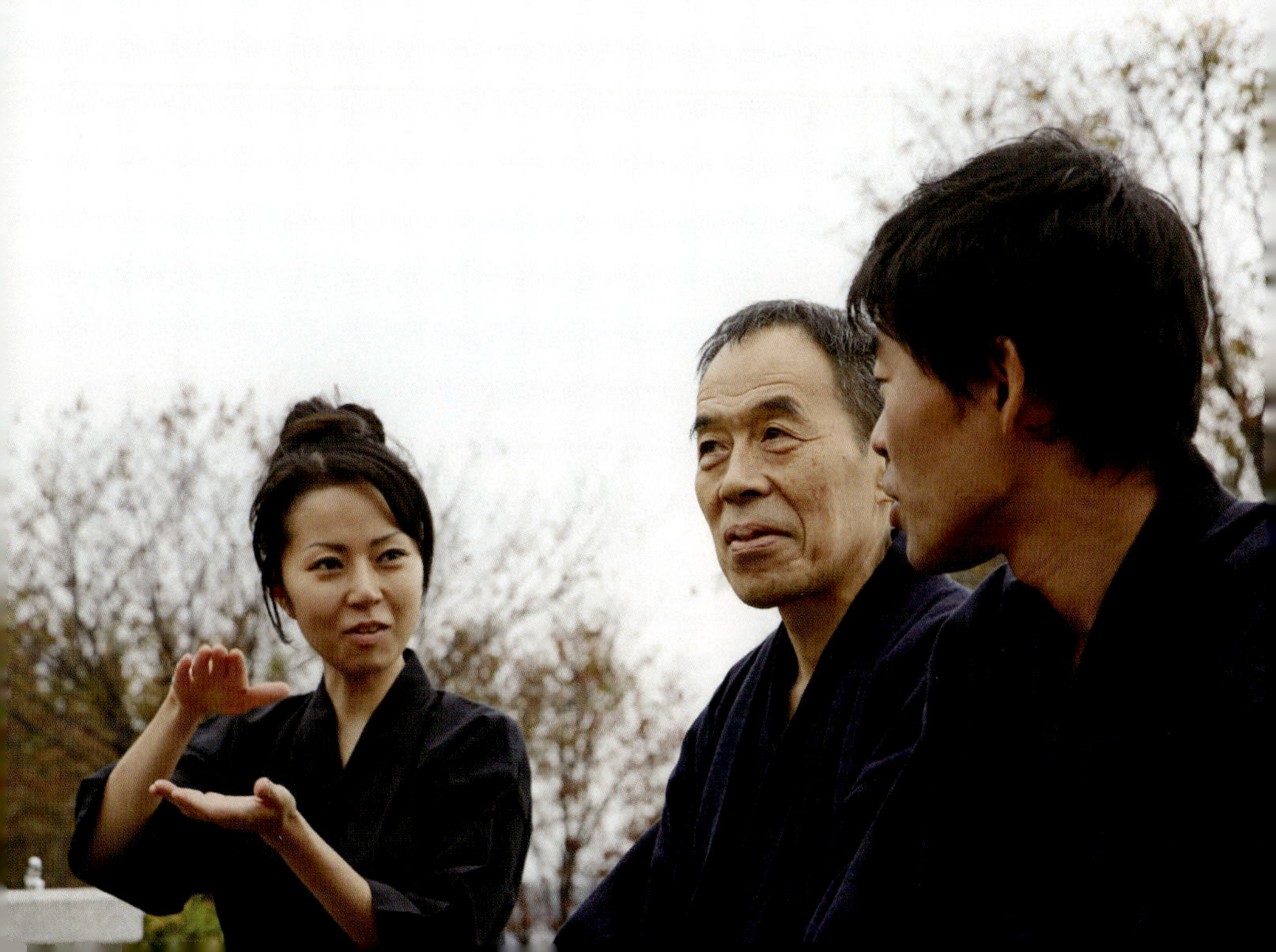

Chapter 7

甲野 陽紀＝文

「カラダ」と「こころ」はつながっている

「カラダとこころはつながっている」とはある意味、常識かもしれません。悲しいときはカラダも思うように動かなかったり、楽しいことがあると思ったら疲れもふっとんでしまったり。こころのあり方でカラダもどんどん変わる、これはふだん実感されることだと思います。

それは「こころからカラダへの道」ですが、こころとカラダは、一方通行というわけでもないのです。

たとえば、考えごとをしていて答えが見つからずもやもやしているときに、お風呂に入ると何かが急にひらめくことがあります。これはお風呂に入ったことで、カラダが変わり、そのことで、こころが変わった、ということです。散歩にでかけたり、遠くの景色を眺めたり、音楽を聞いたり、人と話をしたり…そんなふうに「カラダを動かしてみることで気持ちがスッと変わり、気分転換になった」という経験もたくさんあると思います。

「気分転換をした」という一見、こころの経験のように見えることの裏には、カラダを動かしたことによる「カラダ自体の変化」があるのです。

緊張して肩に力が入ってしまったとき、歩いてみたら肩から力がスッと抜けて楽になったり、パソコン仕事などで目を使いすぎたときに、休憩をして音楽を聞くと、目に集まっていた緊張がスッと抜けたり。そうやって、わたしたちは無意識のうちに緊張したり使いすぎてしまったカラダをラクにさせてあげることで、こころを落ち着かせることをしているのです。

そんなふうに考えていくと、「日常生活の中にある緊張する場面をどう克服するか」というようなテーマにもいろいろと役立つヒントが出てきそうです。たとえば人前に立って話をしなくてはいけないとき、カラダの動かし方という面から緊張を解く方法を考えてみる、というように。カラダは具体的ですから、少し立ち位置を変えただけでも敏感に反応します。立つべき位置があるとしたら、そこから半歩でもほんのわずかでも、自分の立ちやすいと感じるところを探してみる。そして立ち直してみてよい感じがしたら、それから話しはじめてみるといったこと。カラダが立ちやすいと感じたところでは、こころもあわてることなく、いつもよりも話しやすくなる、というようなことがきっとあると思います。

身体技術を考える、探求するということにはこんなふうに、「カラダとこころの関係を考える」ということも含まれます。カラダの使い方を考えていくことで、同時にこころも整っていくという道はたしかにあるのです。

「自分のこころ」が思っている以上に「自分のカラダ」はどうするべきかわかっていたりするのですね、おもしろいことに。

「カラダに効く力 こころを癒す力」

こころからカラダへ、
カラダからこころへ、の道

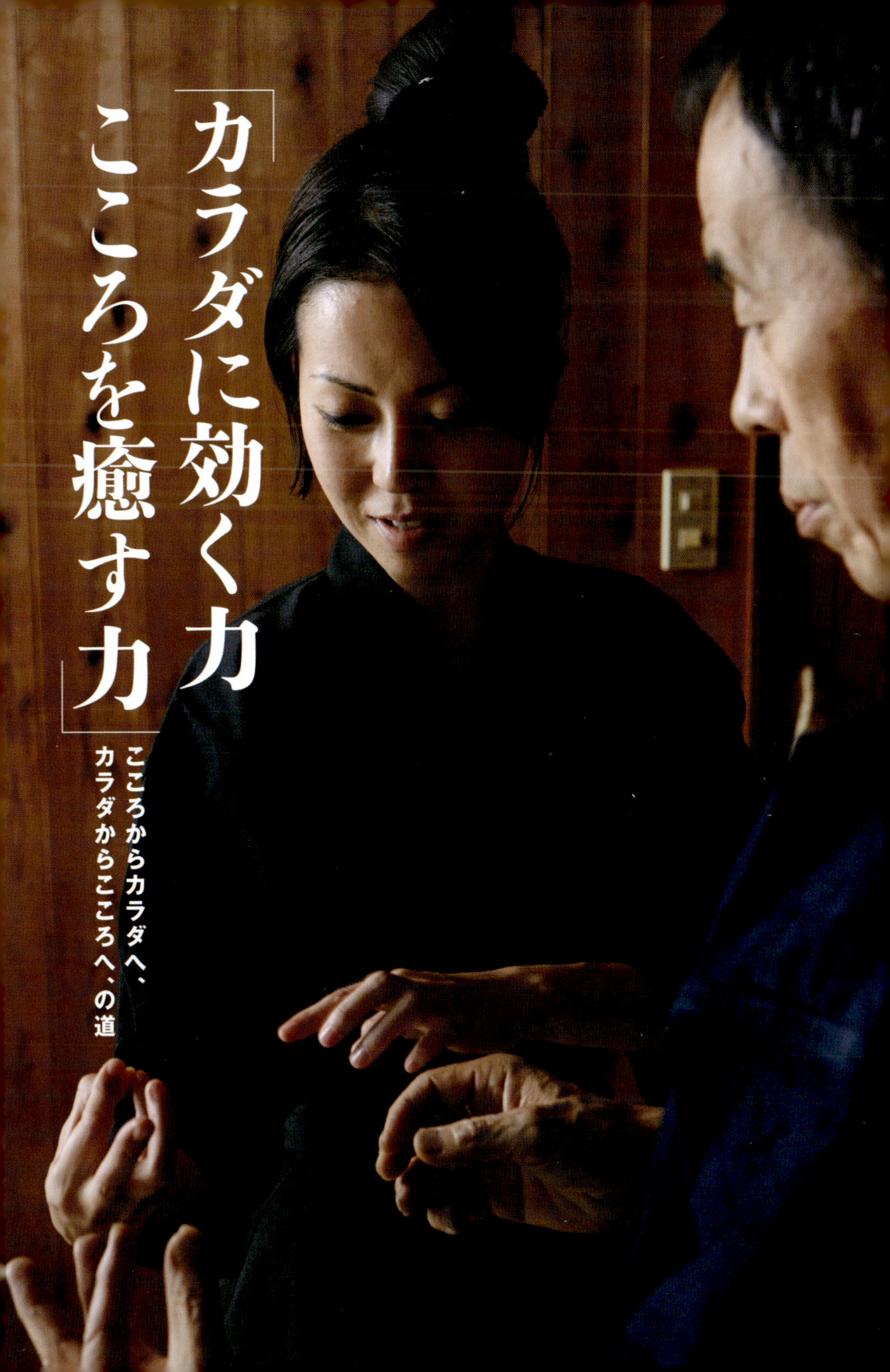

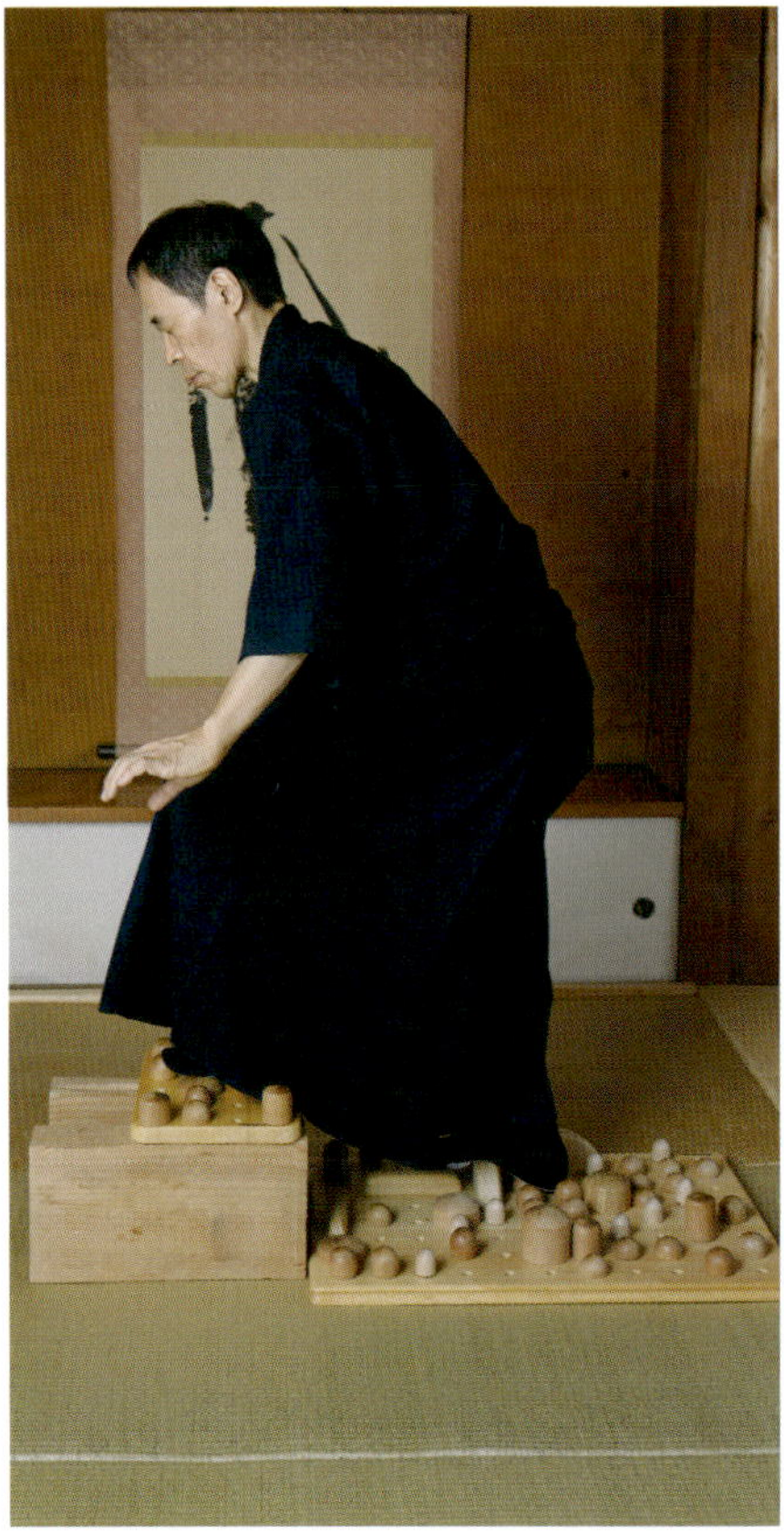

カラダの調整力を引き出す「でこぼこ道」を、道場の中で体験中の甲野善紀先生。この「でこぼこ道」は甲野善紀先生自身が考案した『みちのく山道』という身体調整器具で、渓谷を歩いたときに実感したことが発想のヒントになったという

カラダを整えるワザ

「でこぼこ道」を歩いてみよう！カラダが自然に整ってくる

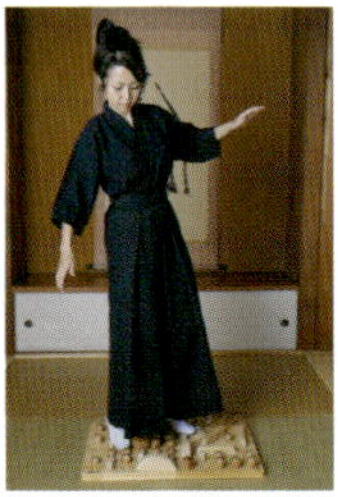

カラダは一種の道具のようなものです。使っているうちに、どこかに滞りや偏りが生まれてきます。それが腰痛や肩こりなどを誘い出す要因のひとつになるのだろうと思いますが、カラダには本来、そうした滞りや偏りを自ら調整する力、伸びたバネが元に戻ろうとするような力が備わってもいます。

その力はどのようにすれば引き出せるのか？ということも、実はカラダ自身がよく知っています。たとえば机仕事ばかりしていると、気分転換に散歩したくなる——こんなことも、カラダが発する声のひとつでしょう。

そんなときは、舗装された道路を歩くより、山道のような「でこぼこ」のある起伏の多い道を。カラダはつねに、その場の状況に対応しようと自律的に動いていますから、「でこぼこ道の不安定さ」に出会うと、特別な意思を持たなくても、カラダは勝手にその不安定さに対応しようとして動いていき、そのことがカラダの中の滞りや偏りをほどいていくような役目を果たすのです。

でこぼこ道を歩いているうちに、いつのまにかカラダが温まって楽になってきた——そんな感覚を実感することができるでしょう。

カラダの一部分を外側から刺激したり、曲げ伸ばしのような単純な運動をすることよりも、「カラダ自身が持っている調整力や回復力を引き出す」ような動き方を研究してみること、そのほうが長い目で見たときには、カラダのためになることではないかと思います。

でこぼこ道の起伏がカラダが本来持っている「知恵」を誘い出す

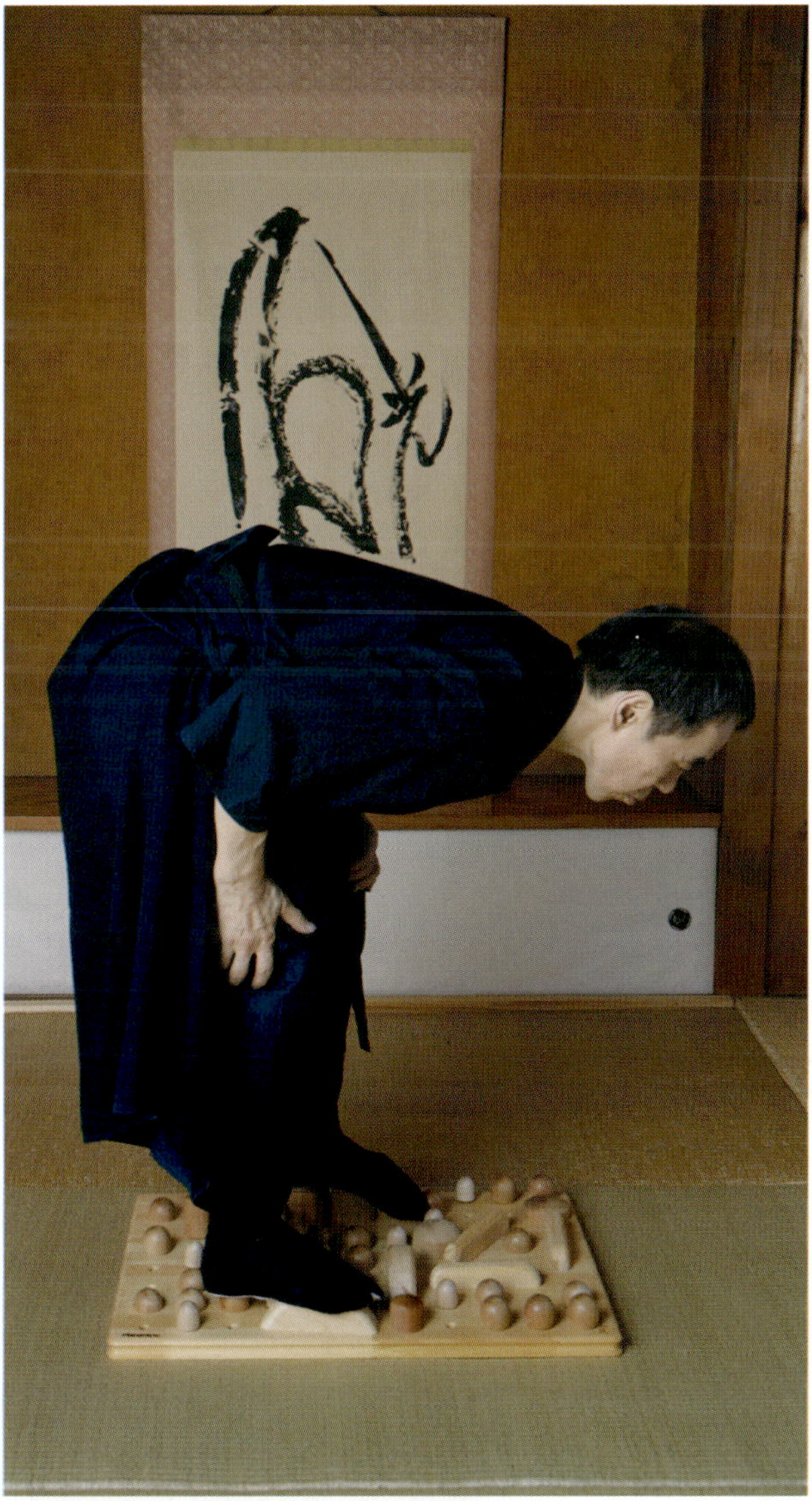

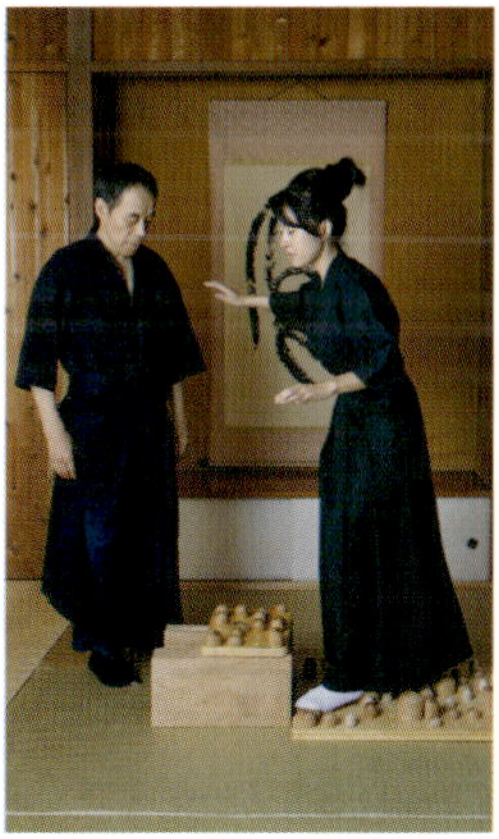

目を閉じると、足下の不安定さがいっそう際立って感じられ、不安感も増してくるが、そのぶん身体調整力への働きかけも大きくなる

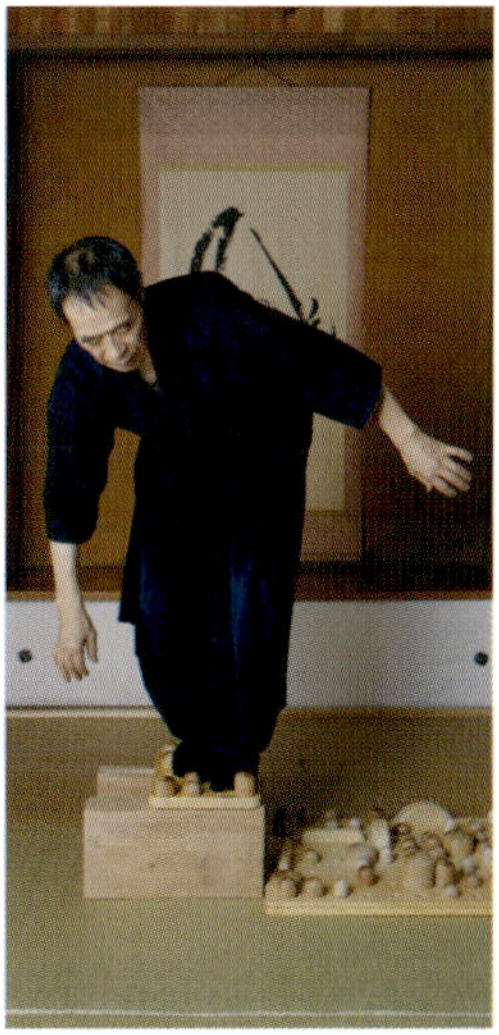

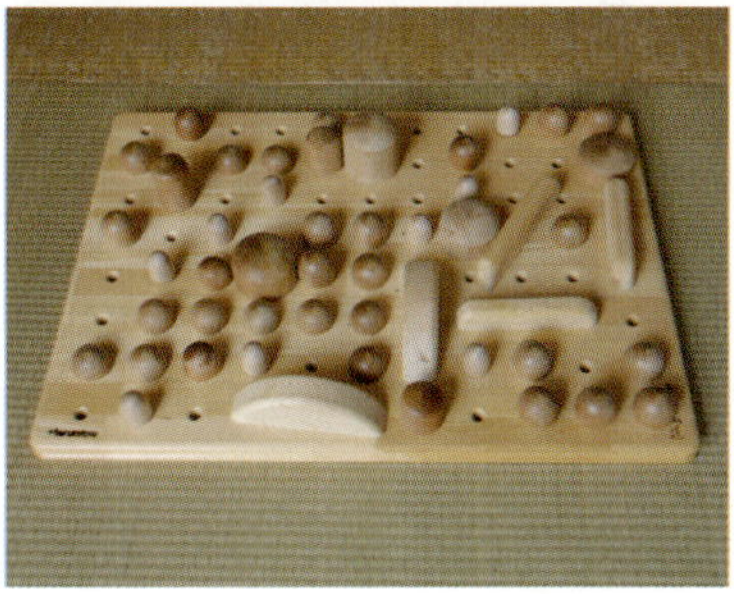

身体調整器具『みちのく山道』（製作／Marumitsu www.m-bbb.com/g/）の「でこぼこ」は着脱ができるので、でこぼこ感を自分でデザインすることができるようになっている

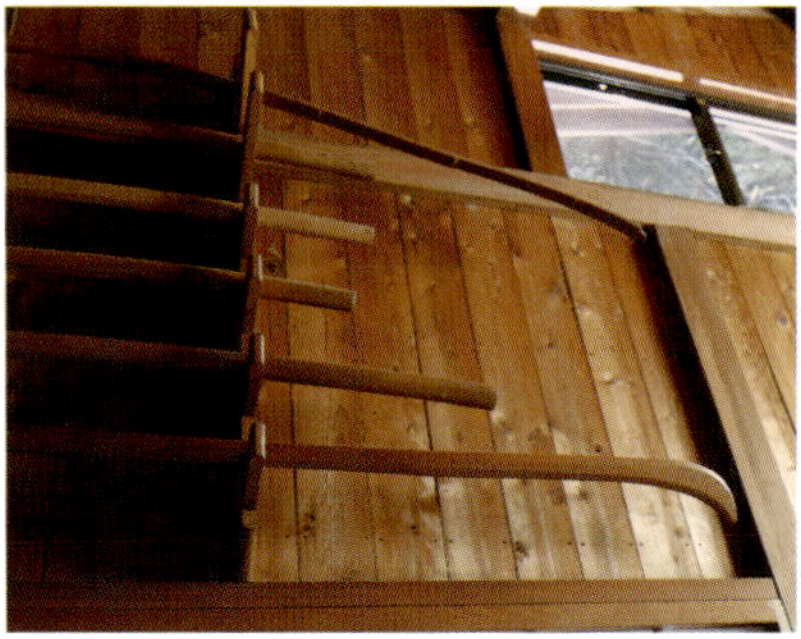

カラダを整えるワザ

女性にも扱いやすい武具の杖(じょう)に親しんでみよう!

武具と生活の道具は異なるもの、というのが現代の常識ですが、元をたどれば源流は重なります。「切る道具」が武具として特化すれば日本刀のようにもなりますが、使い方次第で、武具にも生活の道具にもなるナイフのような道具もあります。

逆にいえば、いま武具とされているものも発想によっては、「役に立つ道具」に変身するということでしょう。

杖と呼ばれる武具は、均質な棒状をしており、女性でも片手で振り回すことができる程度に軽く、扱いやすいものです。そうはいっても、一般的な歩行の補助具であるツエよりは長さのある独特の形状ゆえに、簡単には人の「思い通り」を実現させてくれないところに、武具としての奥深さが感じられます。

慣れないうちは戸惑いを感ずるかもしれませんが、そのうちに、杖が「あること」を教えてくれます。それは「思い通りに動くとは、自分勝手に動くことではなく、杖と自分のカラダが調和して動くための〈理〉を見つけることだ」ということ。

そのことに気がつく頃には、杖とカラダとの調和が自然に生まれ、「身体調整効果」も十二分に発揮されていることでしょう。

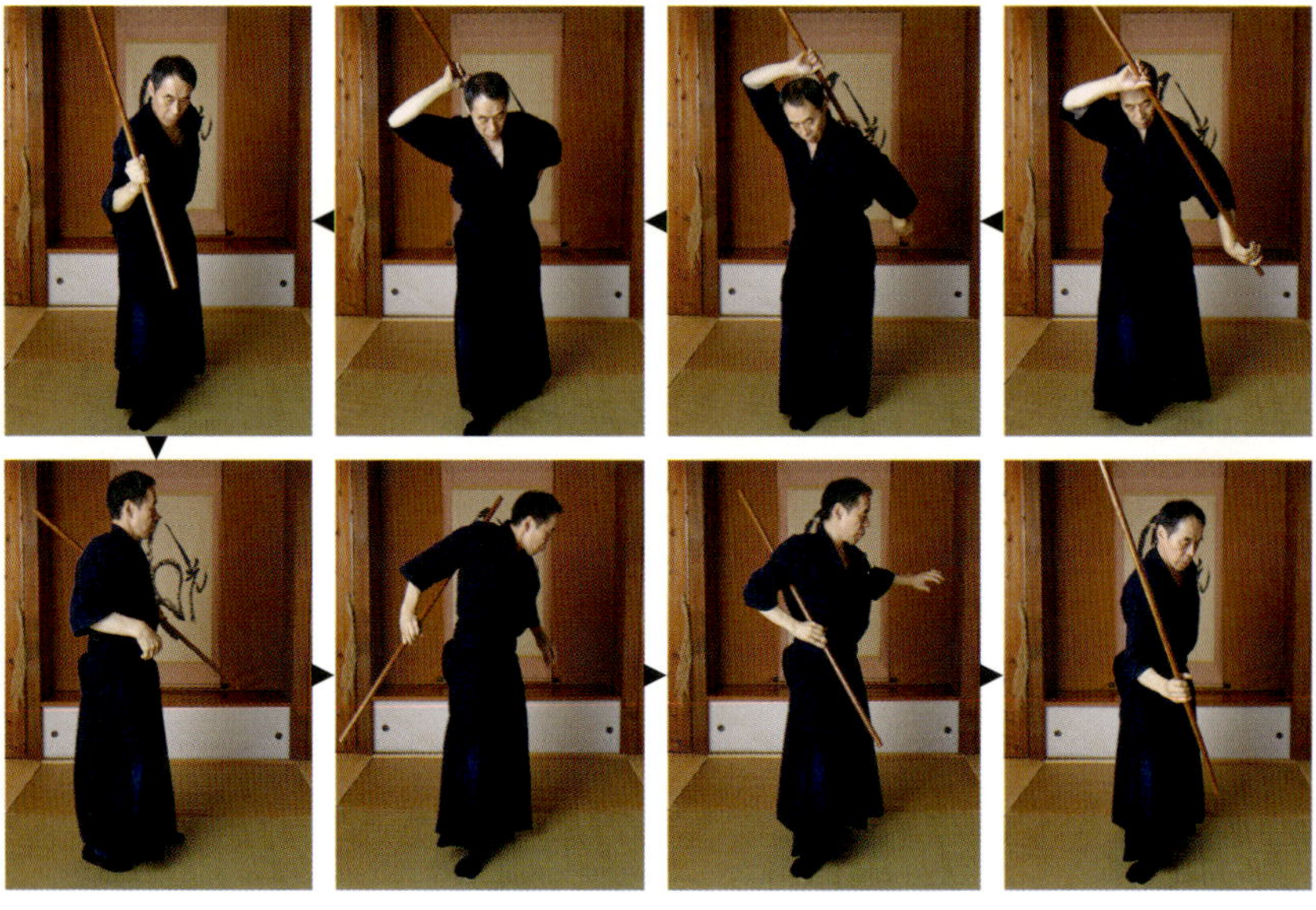

杖を使った動き方の一例（DVD収録）

杖とカラダは「理にかなう」ように無理なく動いていく

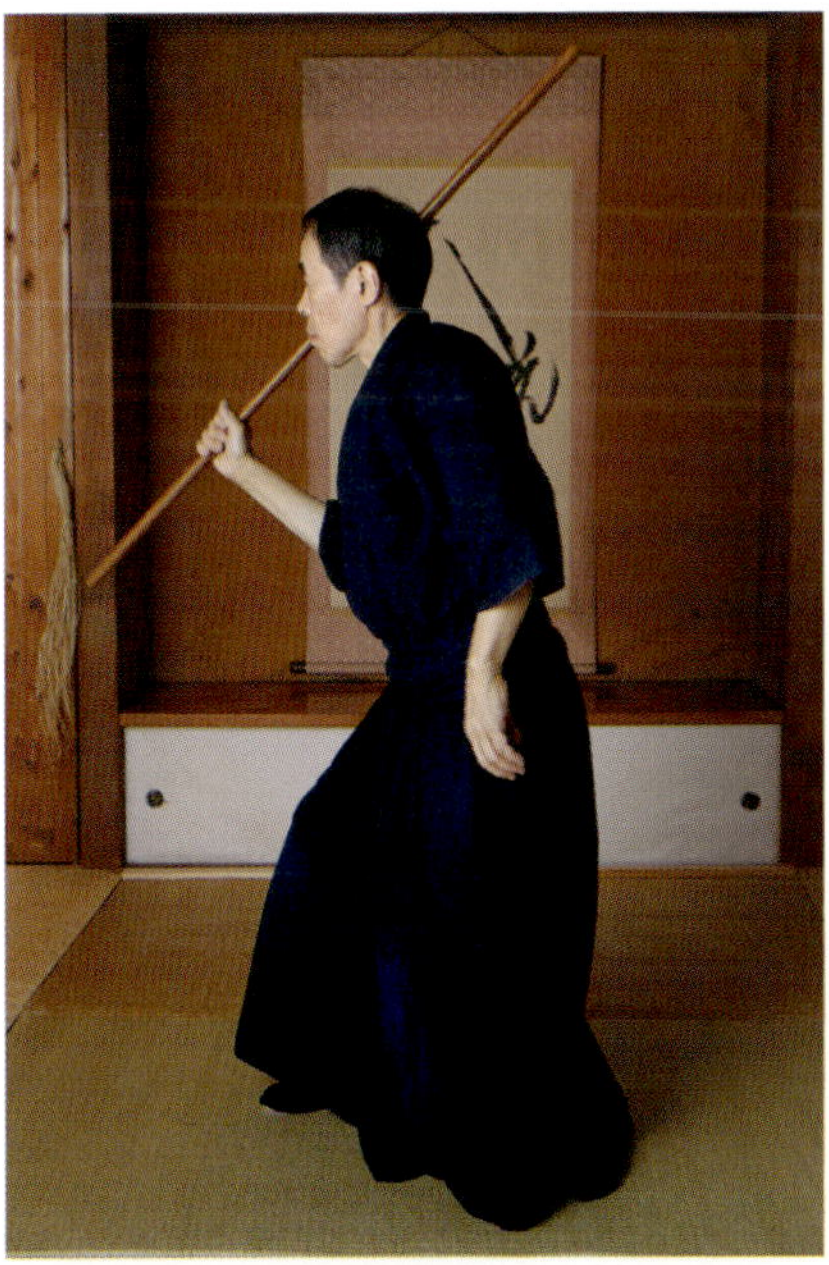

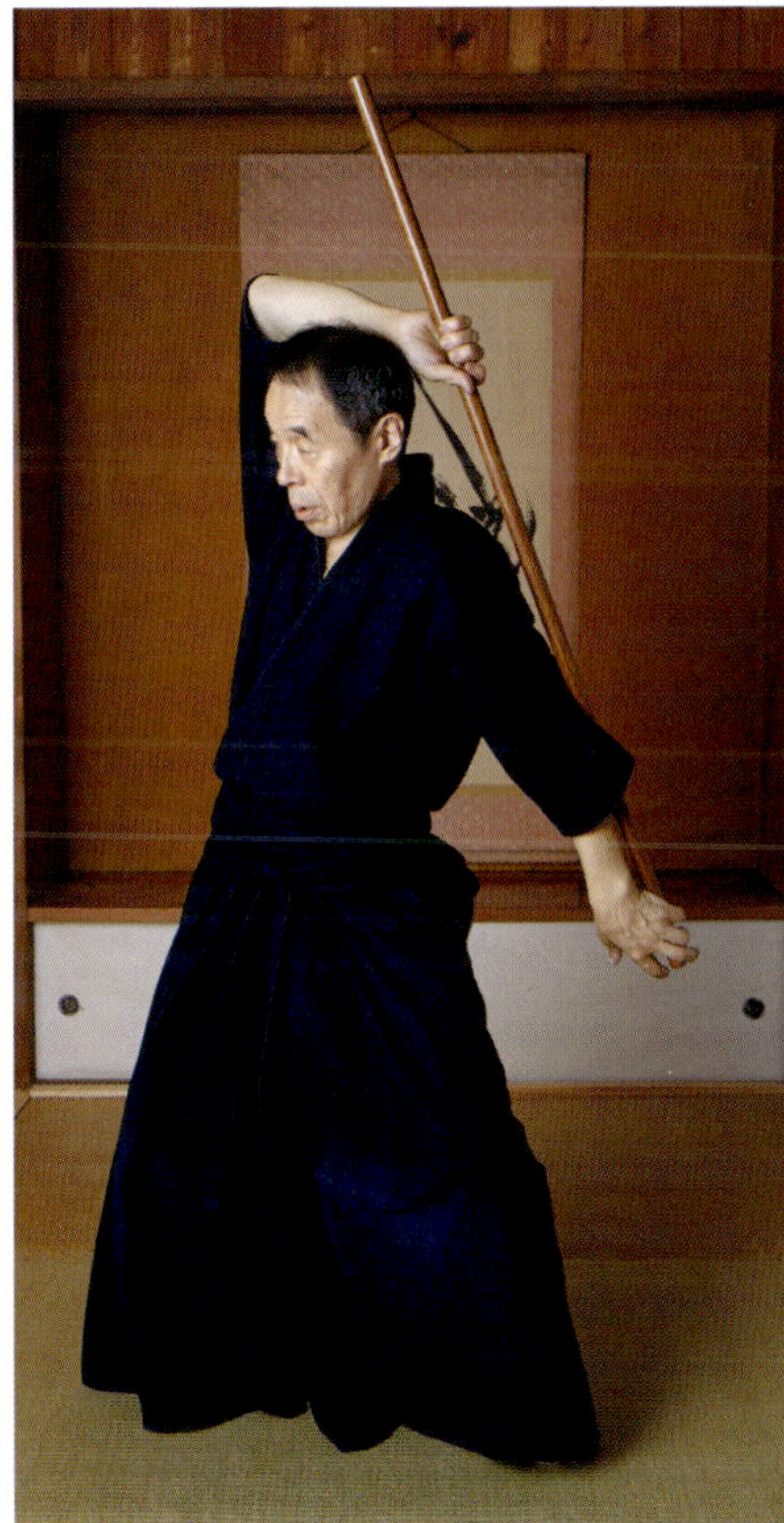

杖の形状は変わらないが、カラダは変化できる。変わらないものが求めてくる理をカラダが発見していく。ときには少し伸びも入れて身体調整の体操にも

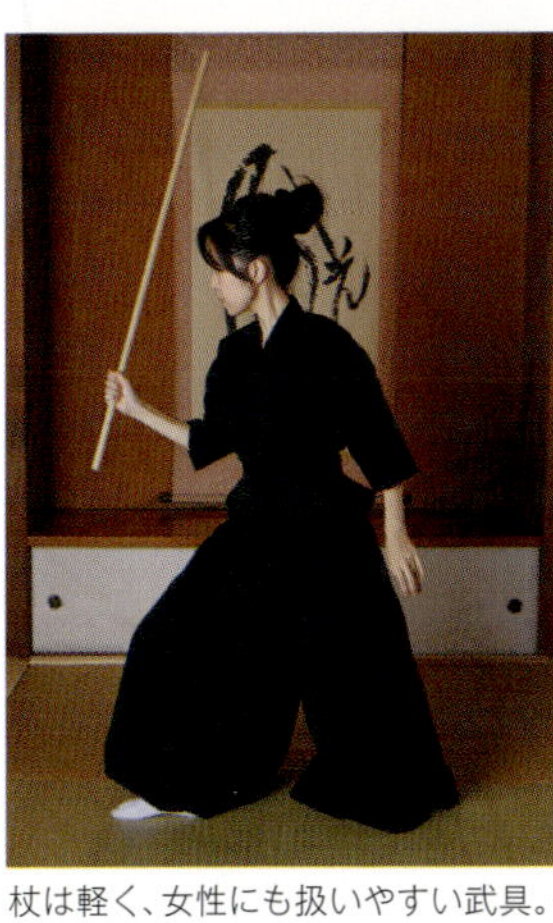

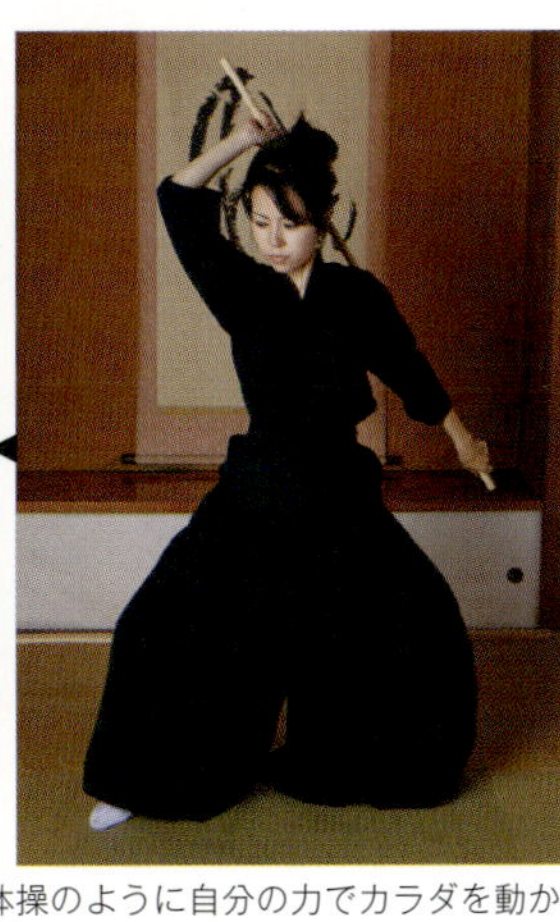

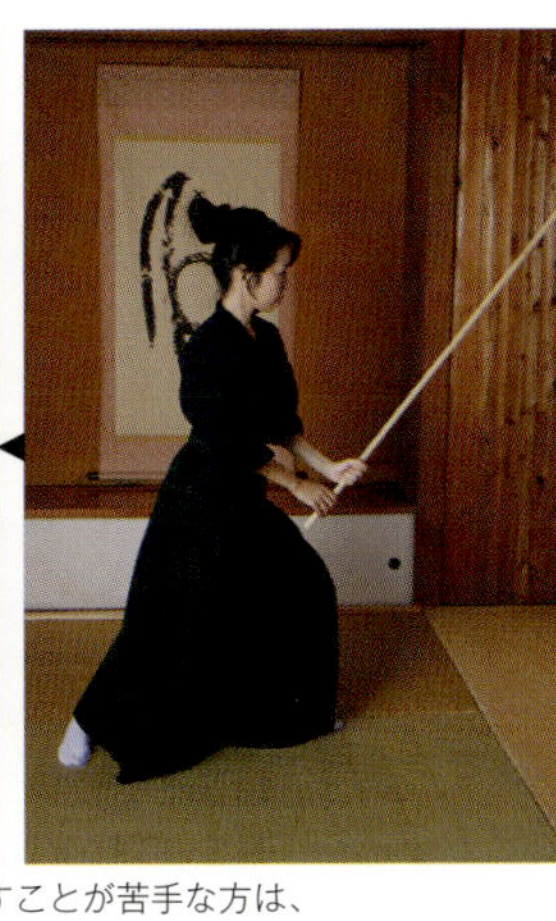

杖は軽く、女性にも扱いやすい武具。体操のように自分の力でカラダを動かすことが苦手な方は、杖のような道具を利用すると、無理がないかもしれない

カラダを整えるワザ

重ねた手がムゲン記号を描くように動く。するといつの間にか、カラダのコリが…！

1 手のひらと甲を合わせて重ね

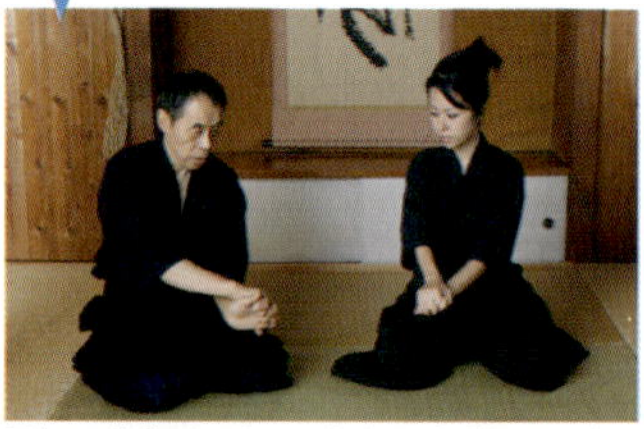

最初の動作は、手のひらと甲を重ねること

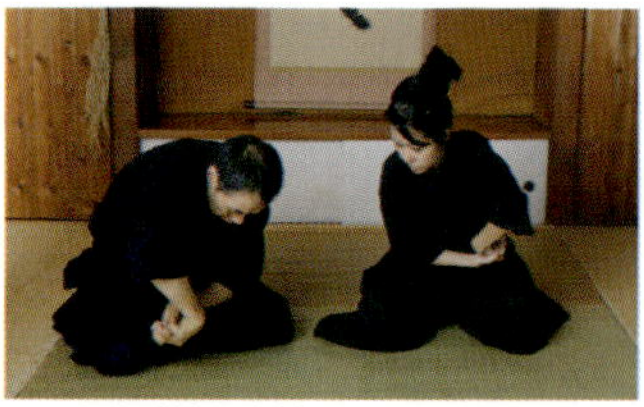

そのまま手首を内側に返しながら

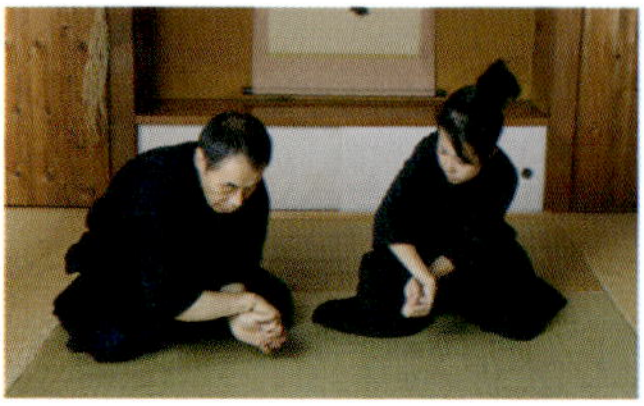

横向きの８の字を描くように手を動かしていく

2 重ねた手でムゲン記号を描くように

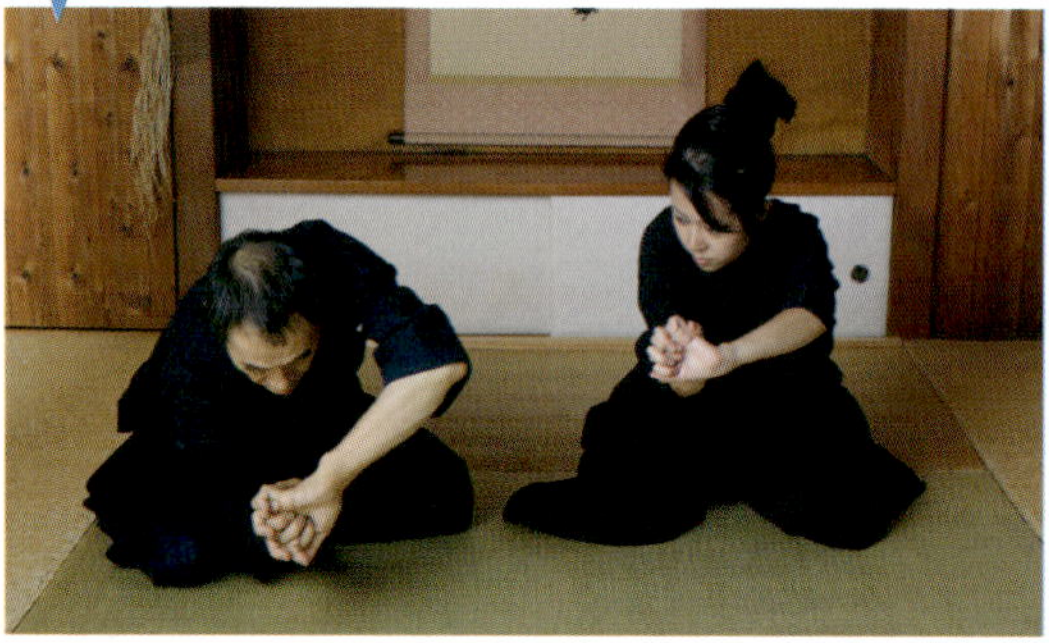

できるだけ大きな軌跡を描くつもりで

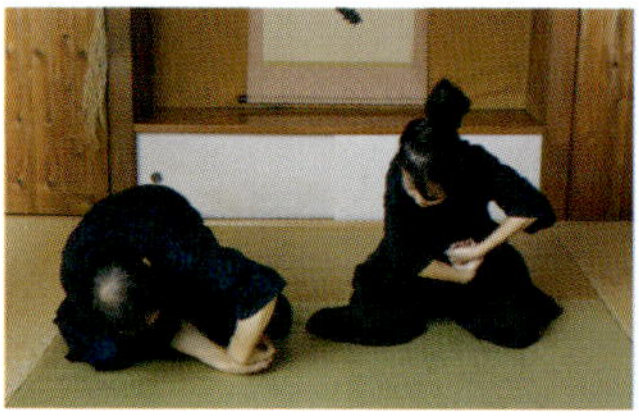

手だけではなく、カラダ全体を使いながら動いていくと…

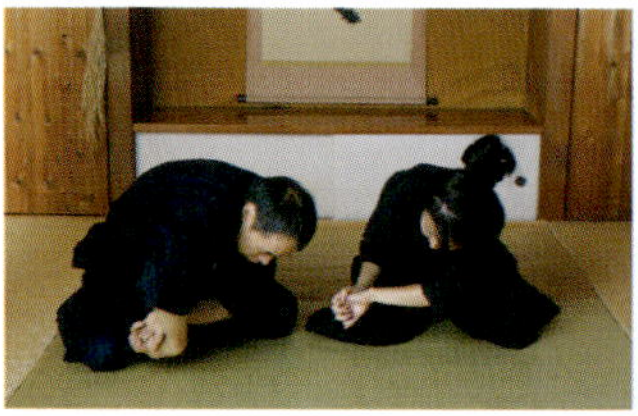

カラダ自体で８の字を描いているような動きになる

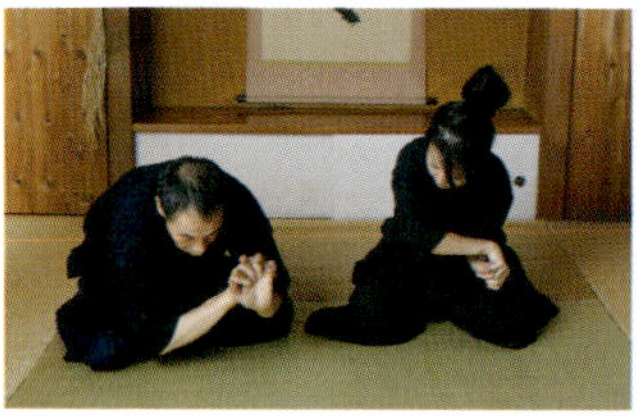

流れがわかったら繰り返していく

手の軌跡をなぞるように
カラダが動き始めたら、
あとは流れにまかせて。
やがて心地よい
「ほぐれ感」が！

3 動きをカラダが記憶すると…

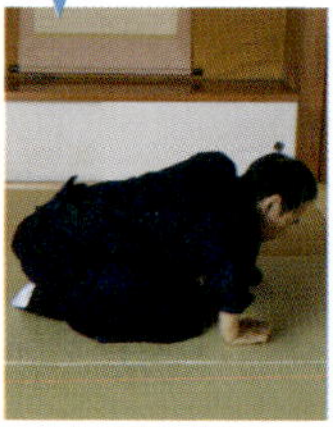

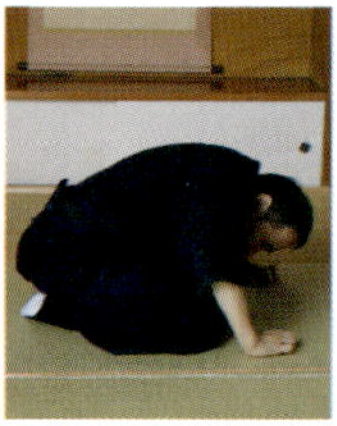

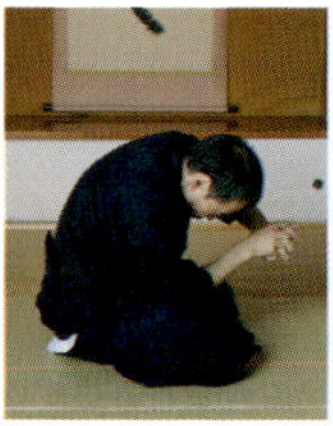

カラダが十分動き始めたら手の動きはいったん止めて、カラダだけの動きに身を任せていく。動きが止まったら再び両手を重ねて最初から繰り返す。ほぐれてくると、はじめとは見違えるようにカラダがやわらかく動くように！ このワザの導入は、足助式医療體操がヒント

カラダを整えるワザ

やわらかい背中ほど カラダは滑らかに回る

スタートは足を抱える姿勢から

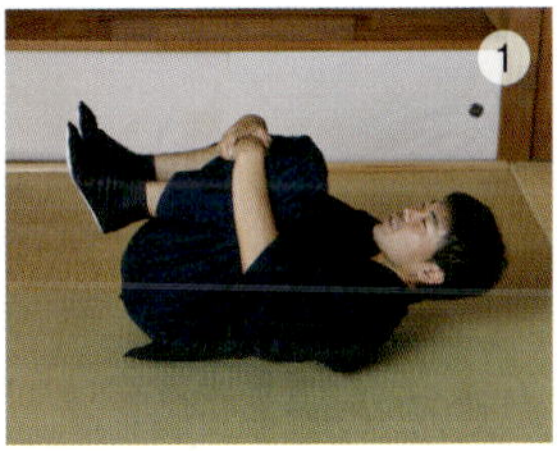

畳についているのは背中だけ。頭は少し浮かしておく

足と背中を伸縮させながら

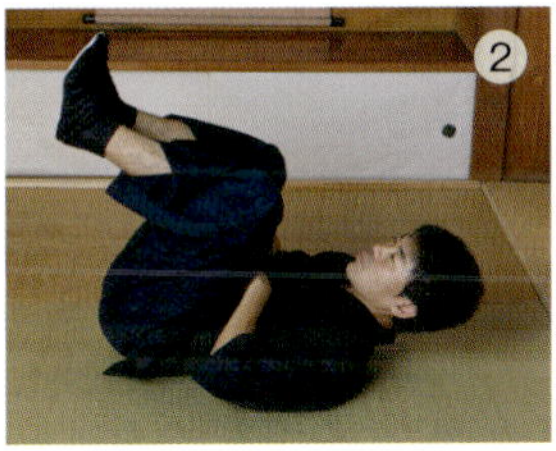

手はお腹のあたりに置いて。両足を合わせて動きだす

伸縮に合わせて回り始める

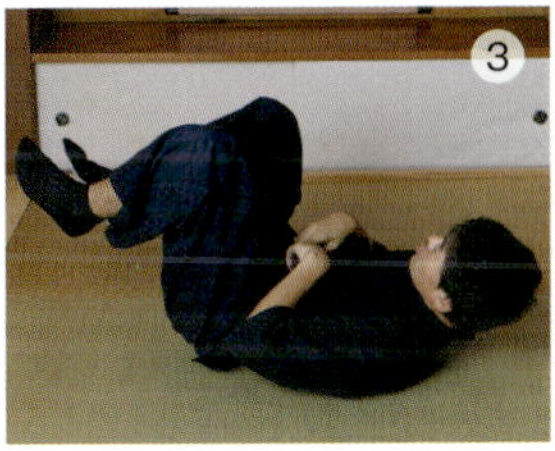

足で縦の運動をしながら、背中のやわらかさで横への動きを生み出していく

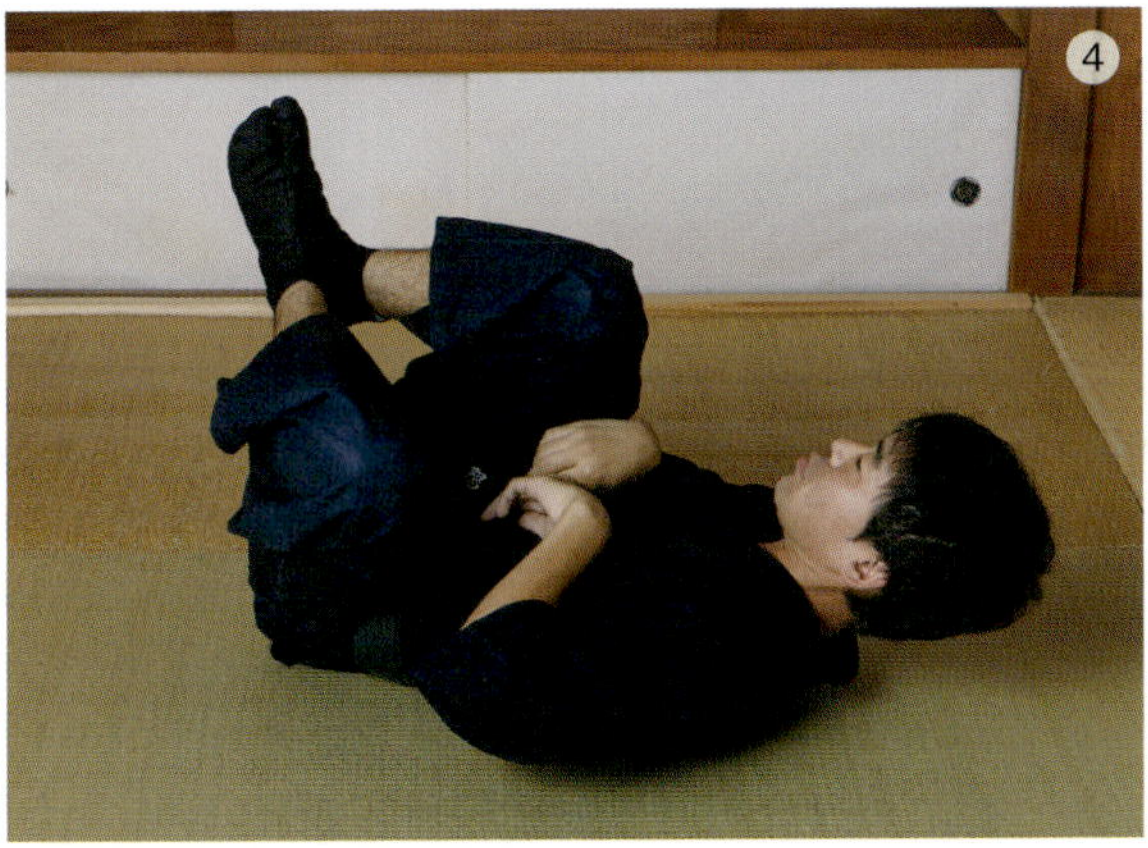

仰向けになりながら足だけ平泳ぎをしているような感じにも見える

少し縮む。少し伸ばす。カラダの「ぐらぐら度」が増すほど、動きはしっかり、滑らかに。深く安定しているほど揺れ幅が大きくなるヤジロベエに似ていますね！

位置を保ちながらリズミカルに動く

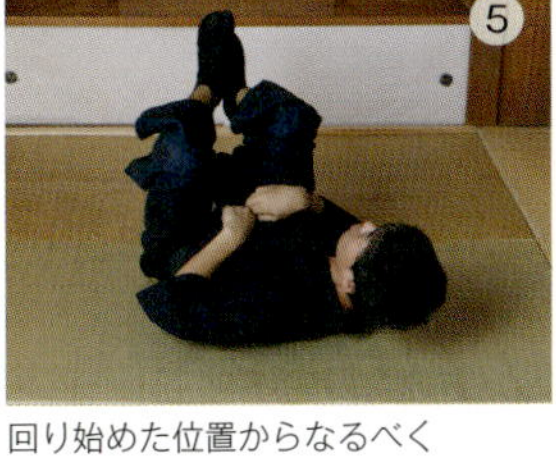

回り始めた位置からなるべくずれないように、リズミカルに動く

動きがとまらないように

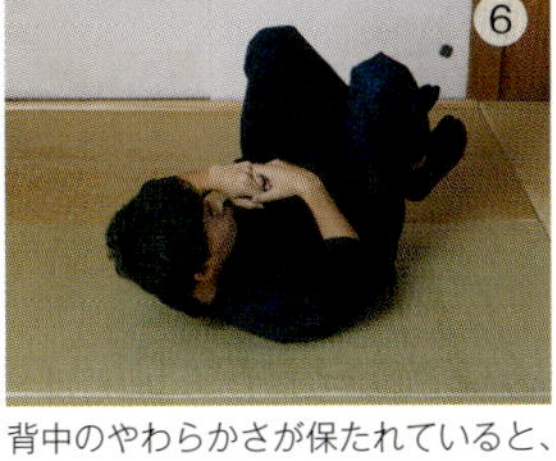

背中のやわらかさが保たれていると、動きがとまらない

向きが変わったらひと呼吸

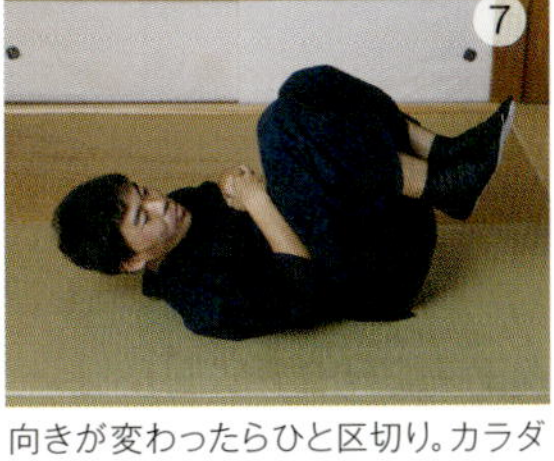

向きが変わったらひと区切り。カラダがほぐれるにつれ、動きやすくなる

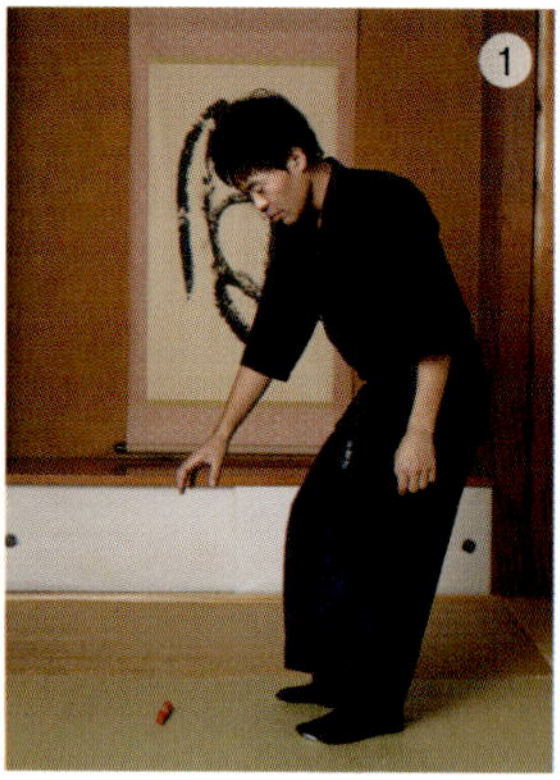

「ものを拾う」動作のはじまり。手をのばしながら、膝を働かせていく。頭や腰を先に動かさないこと

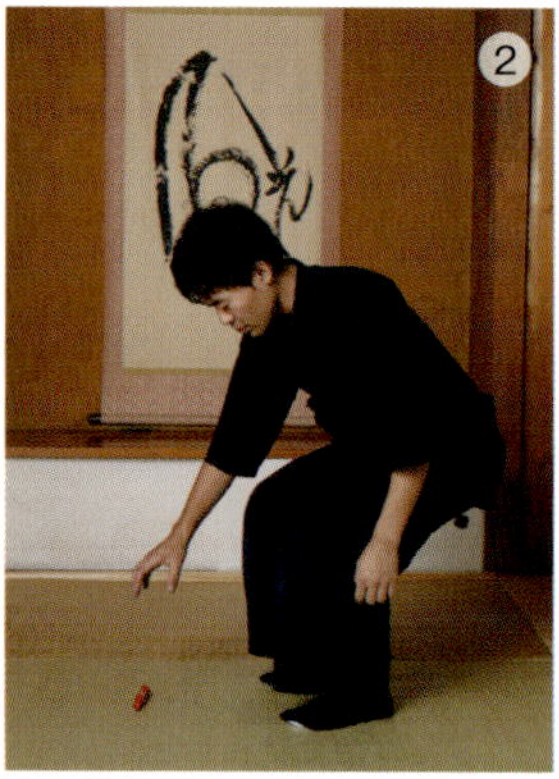

膝、足首をやわらかく働かせながらしゃがみ込んでいく。背中の傾きが少し深くなるが、腰にはほとんど負担がかからない

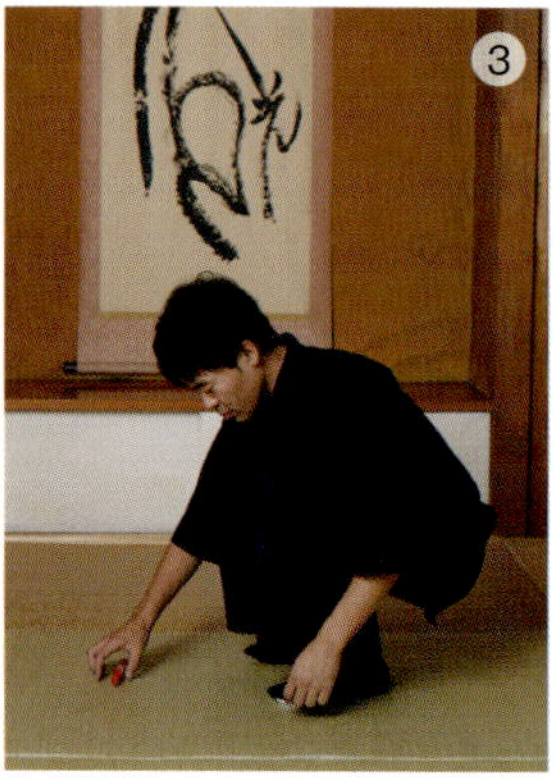

しゃがみ込んだ位置で落としたものをキャッチ。上体と腰の位置関係は、動作のはじまりとほとんど変わらない

ものを拾うとき、
何かをもち上げるとき…

痛めやすい腰の負担はこうすれば軽くできる！

カラダ全体で動いていけば腰も楽に感じるはず！

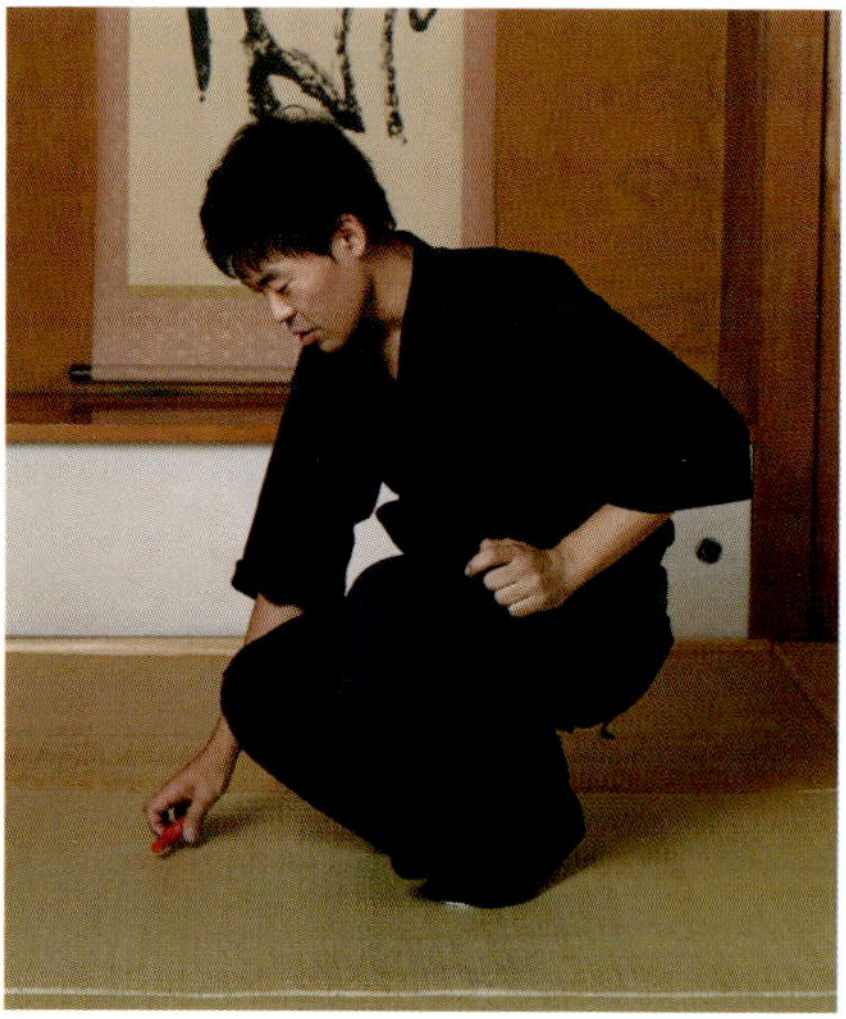

立ち上がるときは、膝をのばすようにしながら真上に動く。このときも「腰から動かない」ことが、腰を痛めないポイント

プロと呼ばれる人は、その守備範囲では実に強力な力を発揮します。たとえば宅配便のプロ。重くて大きな段ボールをもって階段をすいすいのぼるその姿は、さすがのプロ。それだけに腰に負担がかかるのだろうなあ、と素人は想像するのですが…意外なことに、こうしたプロが腰を痛めるのは荷物を運んでいるときより、床に落としてしまったペンをさっと拾おうとした瞬間だったりする――という話をよく聞きます。

　どうしてだろう？と、観察をしているうちに気がついたことが二つ。ひとつは、「ものを拾う」とき、「腰から動く」人が多いということ。「腰から動く」と上半身の重さがそのまま腰にかかるので、たしかにこれは負担が大きくなるのです。

　もうひとつは、「ものを拾う」動作は急なタイミングで起こることがよくある、ということ。何かを落としてしまい、それをすぐに拾お

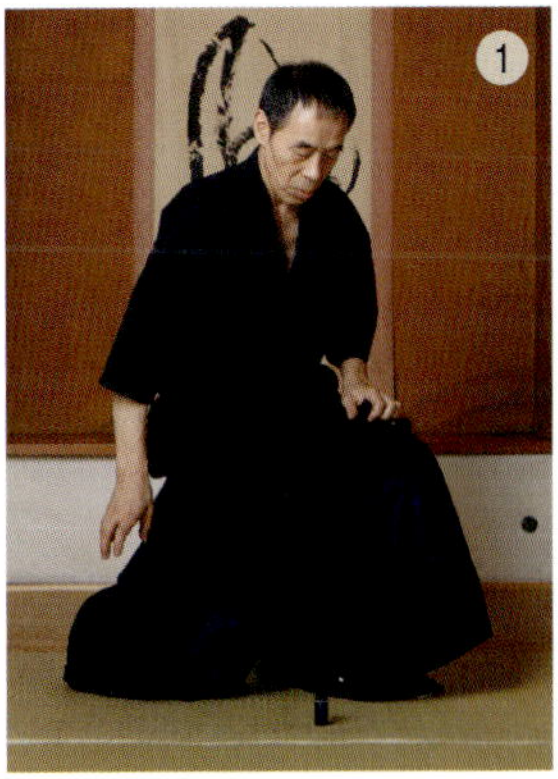

腰は折らずに膝から動き出す。このとき、左手を腿に軽く添えておくと上体の安定感が増す

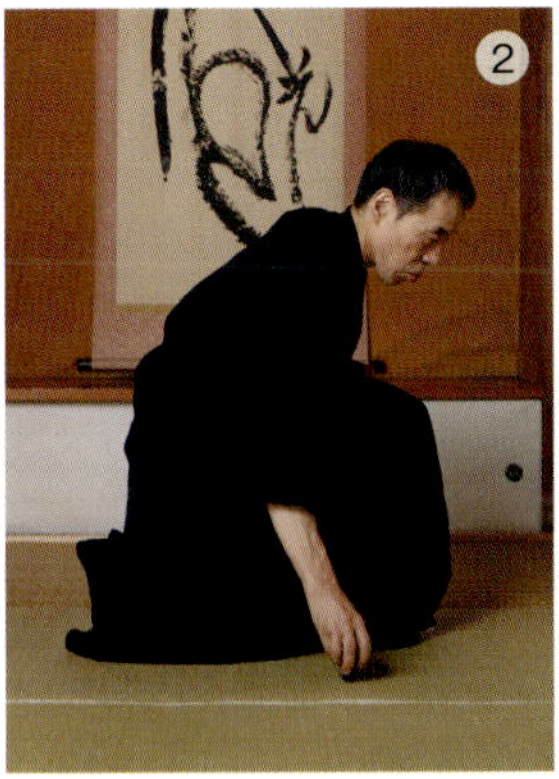

背中が軽く傾くぐらいの姿勢を保ちつつ、片膝を深く落としながら、拾う動作へ。背中の延長線上に頭が残っている

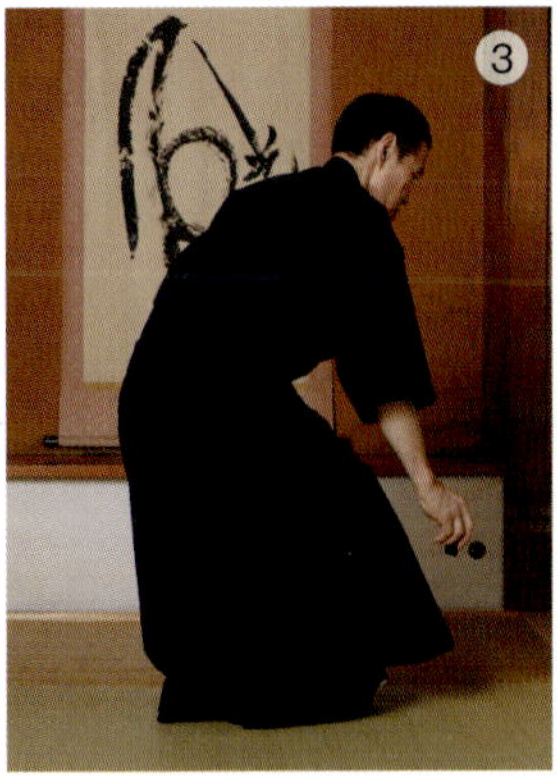

拾ったら姿勢を戻しつつ前方へ歩み出す。動作の流れを止めないことも、カラダへの負担を減らすことにつながる

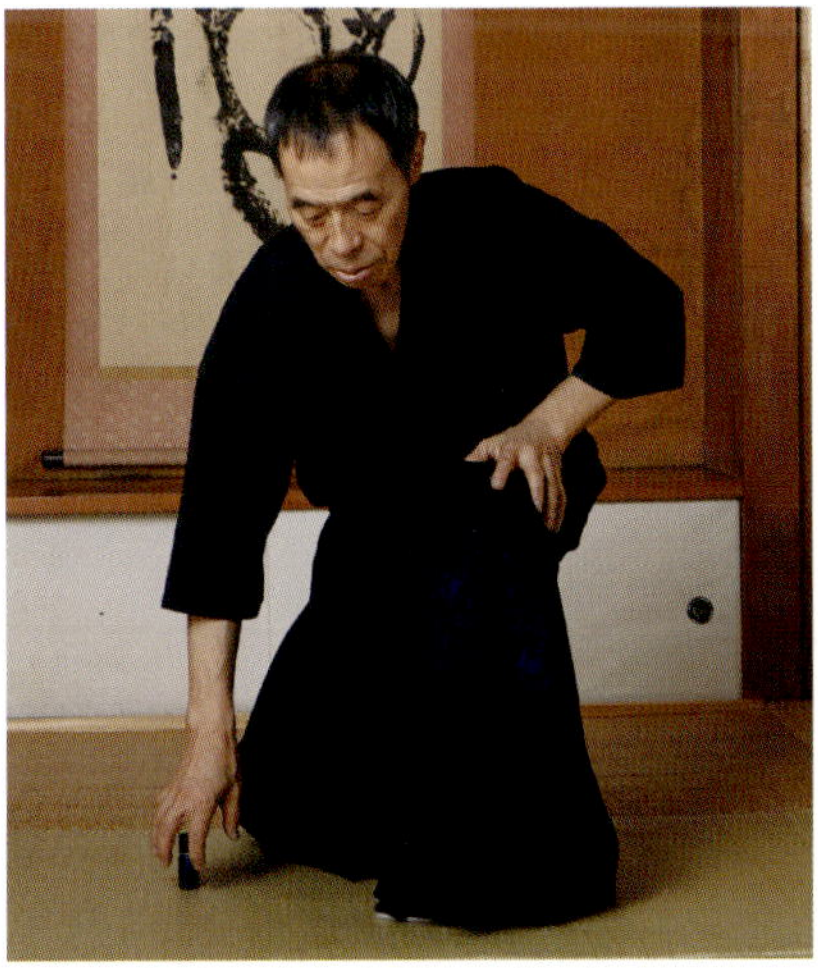

手首、ヒジ、膝、足首など関節部分が同時に働いていることがわかる。カラダ全体で動きをサポートしている

\ これは腰を痛めやすい! /

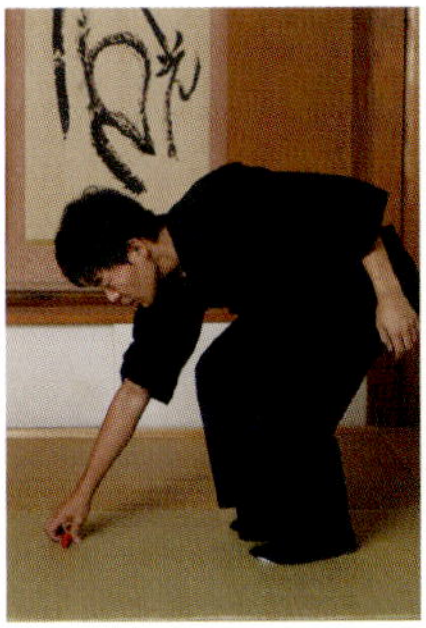

膝は少し働いているが、十分ではないので苦しそう。背中の傾きがほとんど水平になっているということは、腰に負担がかかっているということ

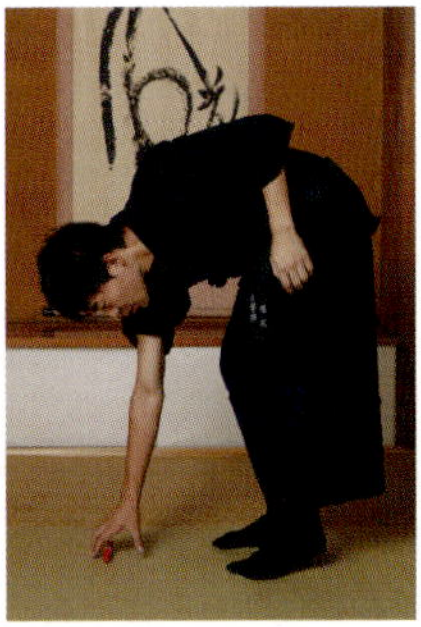

膝がほとんど働かないので、頭から動いている動き方。腰に負担がかかっていることは一目瞭然だが、案外、よく見かける動き方でもある

うとする…ということはふだんよくありますね。そんなときに、急に腰から動いてしまったら腰にどれほどの負担がかかるのか…腰の悲鳴がなんとなく聞こえるような気がします。

　どんな動作にも共通する大切なポイントは、「カラダ全体の力を引き出す」ことです。「ものを拾う」場合も同じ。腰にだけ負担をかけないようにするには、膝や足首のやわらかさを活かすのがポイントですが、膝がカタい状態にあると、すっと動き出せないときがあります。

　そんなときは、「かかと先の力」に応援を頼んでください。ものを拾う動作をする前に「かかと先からの足踏み」を二、三回。これだけで、膝の強ばりがとれ、すっと動いてくれるようになります。ふだんから腰痛が気になる方は、しゃがみ込む動作をする前には、「かかと先からの足踏み」をする習慣をつけておくといいですね。

万が一のときにあなたのカラダはどう動く?

カラダを守る受け身は日常動作の中でもっとも大切なワザかもしれない

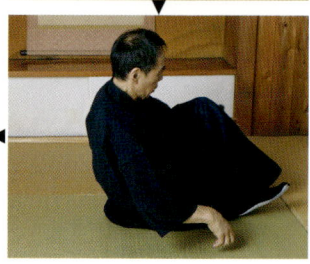

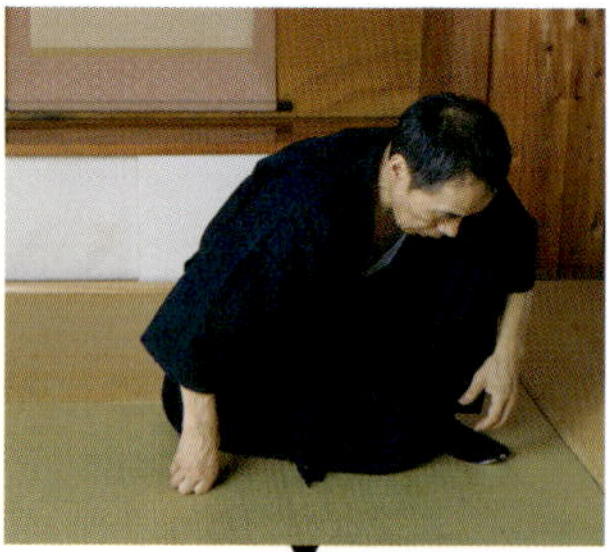

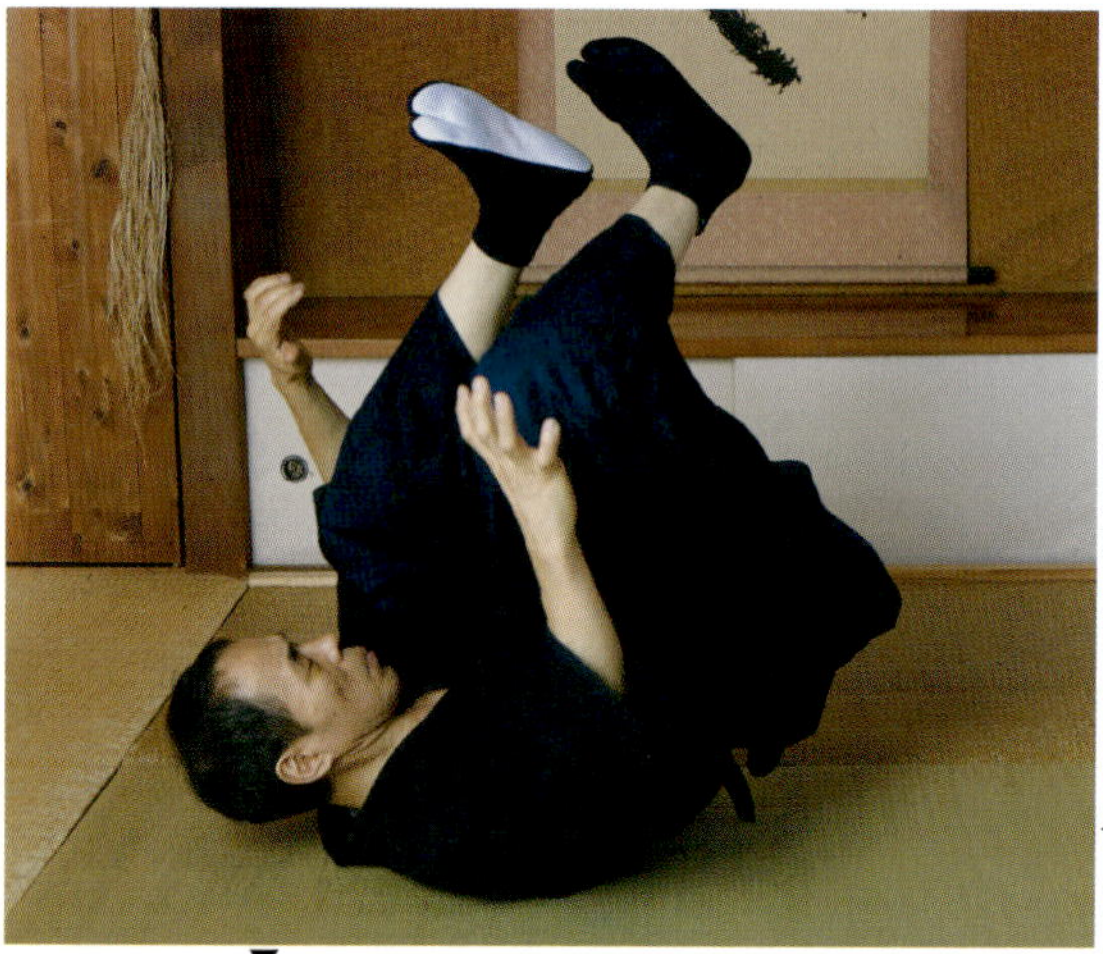

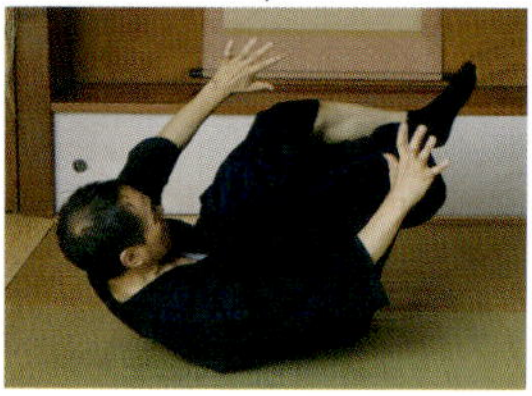

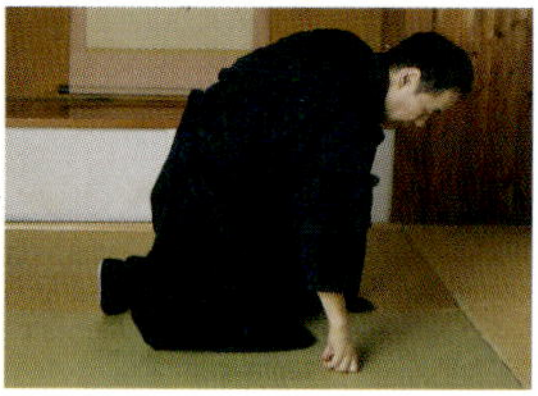

後ろに倒れこむ受け身の練習。倒れはじめたら、足の甲を返し、力の方向に逆らわないようにしながら、背中を強く打たないように、カラダを丸めていく感じに。目でお腹を見る姿勢をとると、首の緊張が保たれるため、後頭部を打つ危険度も減る

「立つ」動作の解説でも触れたように、人は「立つことを誓った存在」ゆえか、「立つ」ことには強くこだわるのですが、逆に「転び方」には案外無頓着なところがあるようです。

しかし、人が「立つ存在」である以上、「転ぶ存在」であることもまた事実です。いつどこで遭遇するかもしれない転倒という緊急事態に備え、その危険性から自分の身を守るための「受け身」は、「立つ存在」としてはむしろ、必要不可欠なワザといえるのではないでしょうか。

ここで紹介する「受け身」は、後ろ向きに転んだときに身を守るカラダの使い方。つまずいて前のめりに転倒するよりも、滑ったり押されたりして、後ろ向きに倒れるときのほうが、脊髄や後頭部といった急所を打ってしまう危険性が高く、場合によっては大事に至ることがあるからです。

動作としては単純ですから、柔道などの武道や武術に親しみのない方でも、何度か試すうちに要領をつかむことができるでしょう。

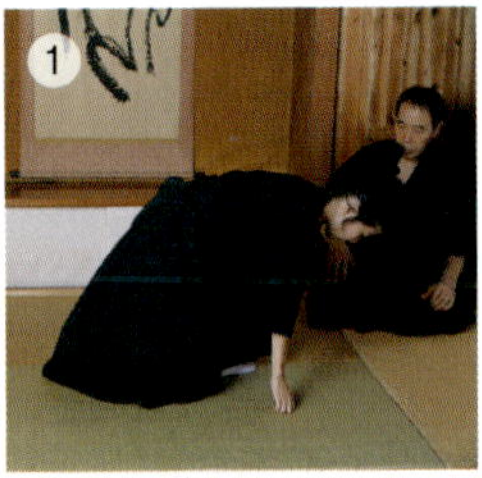
しゃがんだ姿勢から

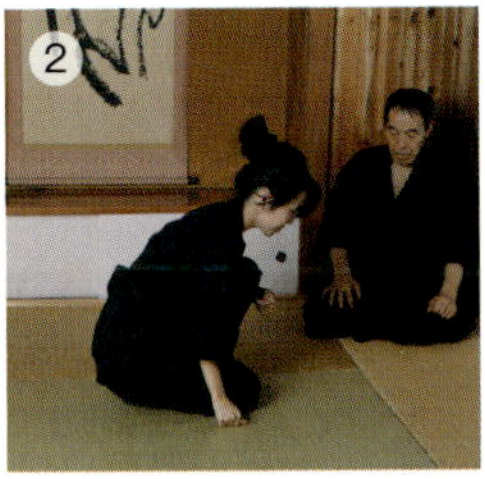
後ろに倒れ込んでいく

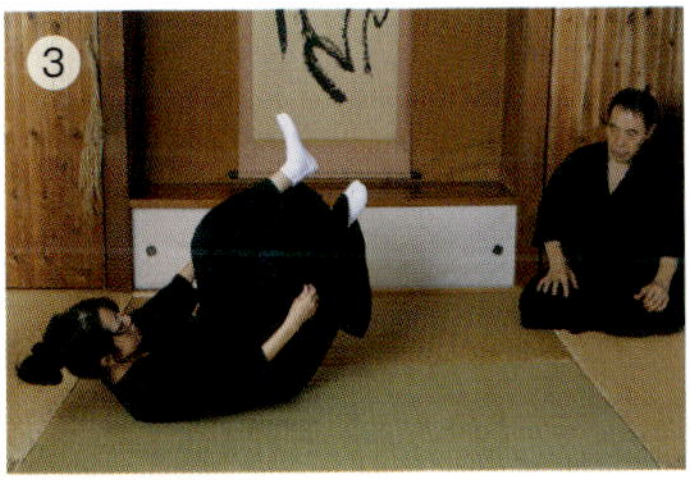
カラダを丸める感じで

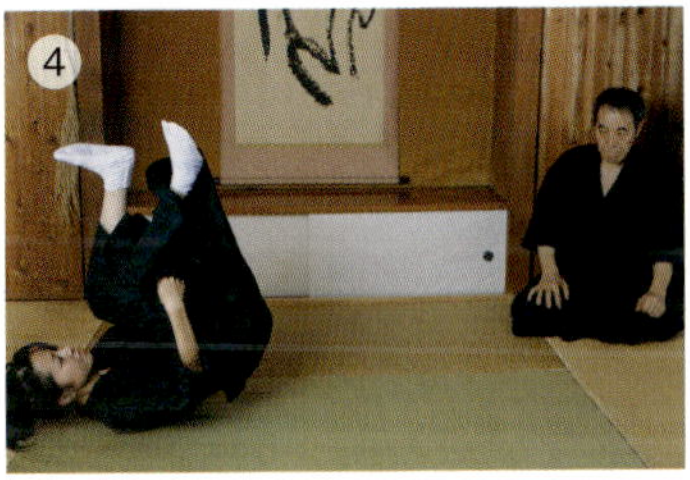
顎を引いて頭を打たないように

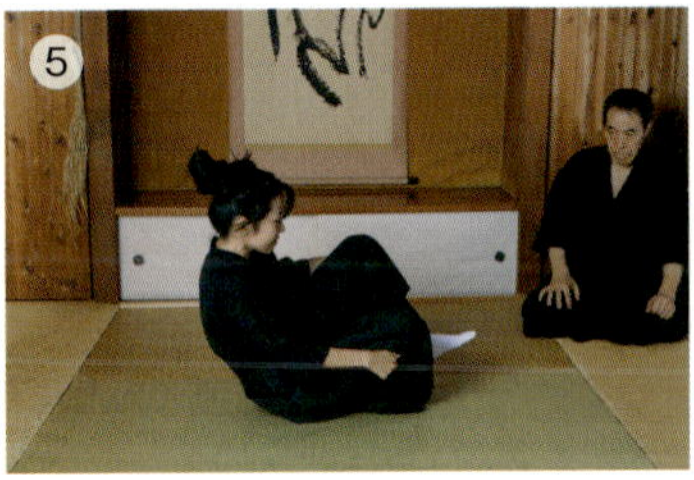
振り子のように戻る

カラダは知識ではなく経験を思い出す！

古来の知恵でカラダを観る！

「三脈の乱れ」は「身に迫る危険」を教えてくれる!?

古来から伝わる「身を守るワザ」のひとつに三脈を観るという方法があります。三脈とは手首と首の両脇を走る二カ所の血管の脈のこと。ふだんは同期しているこの三脈の調和がまれに乱れるときがあり、それは身に危険が迫っている印だから、回避する手だてを講じたほうがいい、といわれています。私も何度か三脈の乱れを察知したことがありますが、すぐに経路や予定を変更したところ、いずれも直ちに乱れが治まりました。「もし何もしなかったら？」は検証できないことですが、先人の経験の積み重ねから生まれた、いわば「カラダの知恵」を大事にするということは、何か不安のあるとき、ハラを決める上で意味を持つ知恵のような気がします。

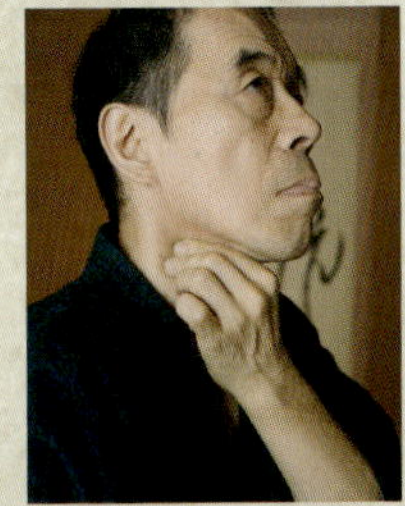
首の両側を走る血管の脈をとる

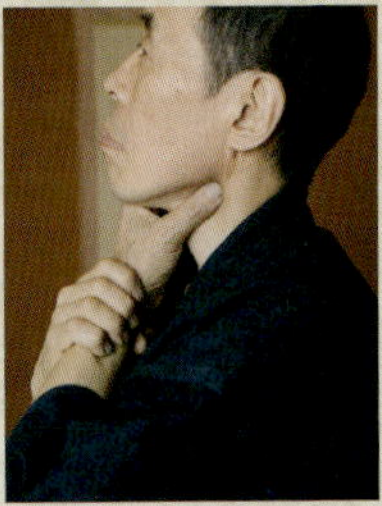
頸部の脈を観ている手の手首の脈をあわせてとると、三脈の調和がわかる

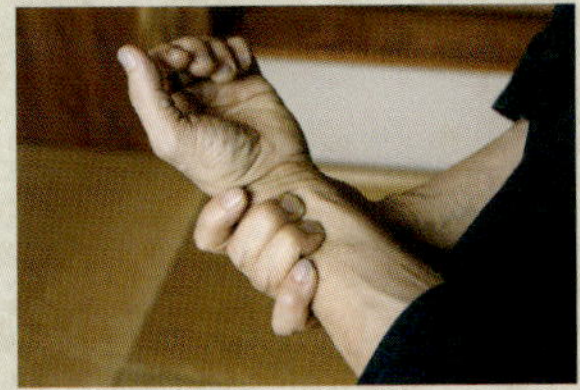
先に手首の脈をとり、そのまま頸部の脈をとりにいってもよい

覚えているだけで安心感が増す！

鎮心（ちんしん）の急所の効果を引き出す

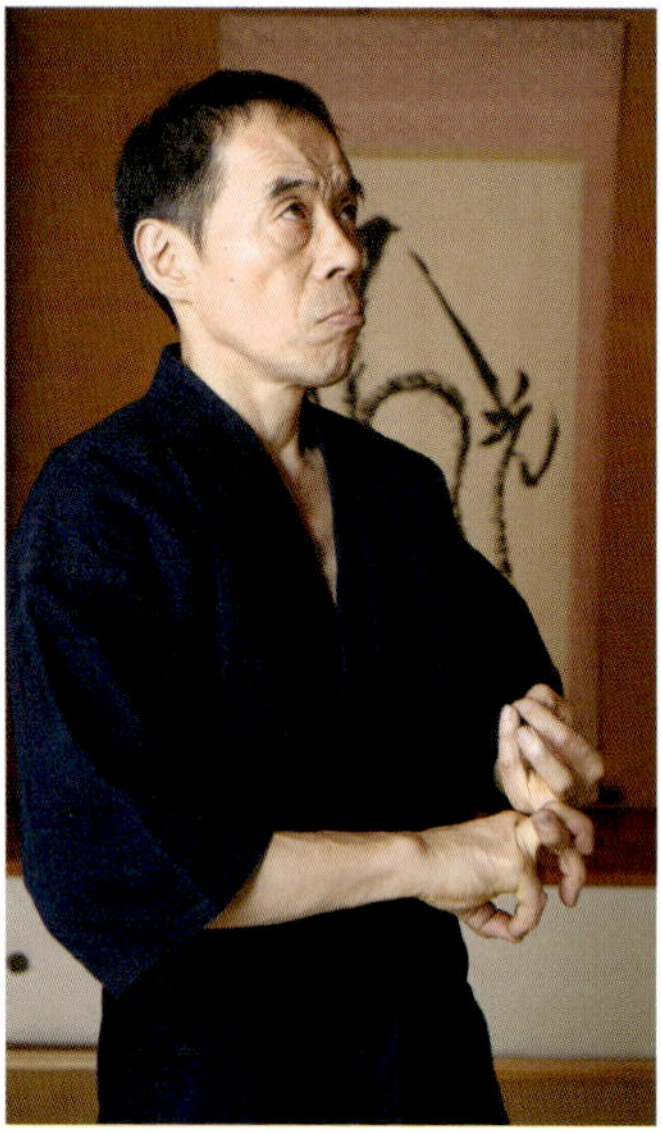

鎮心の急所を刺激すると横隔膜の緊張が緩む

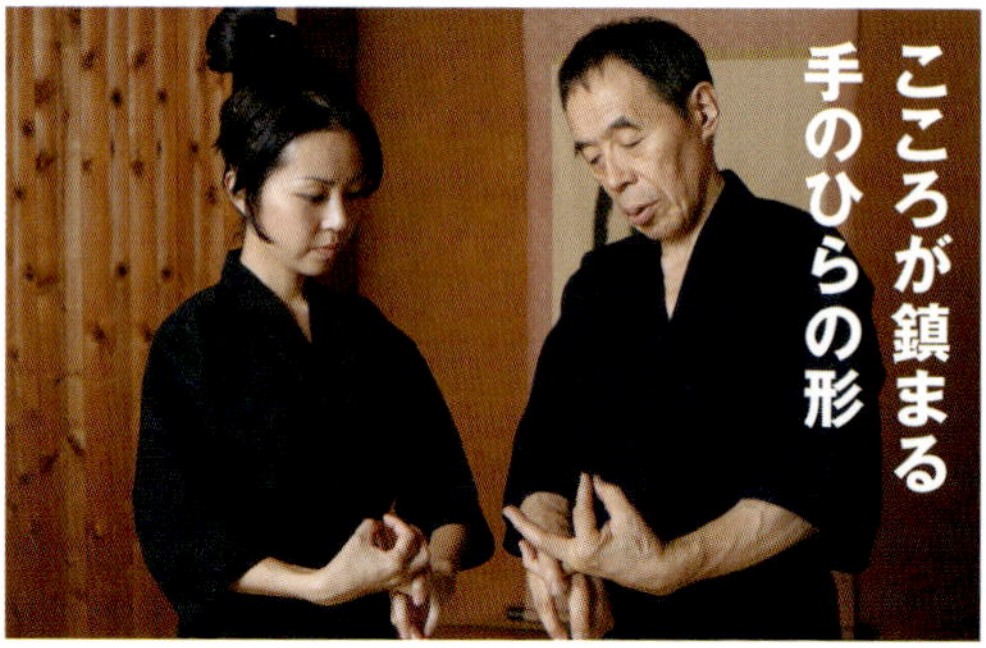

カラダを使う方法はいつでもどこでもできるもの。覚えておくだけで安心

緊張したとき、怖い思いをしたとき、平常心に戻れる方法があれば、と昔の人もきっと考えたのでしょう。手のひらに経絡で「労宮（ろうきゅう）」と呼ばれる場所があります。

位置は手のひらの真ん中あたり。「鎮心の急所」（心を鎮める効果のある大事な場所）とも呼ばれるところで、不安な気持ちに襲われたときに、この場所を刺激すると、平常心が戻ってくるといわれてきました。カラダのつながりとしては、緊張や不安を感じると横隔膜が縮んで肩にも力が入り、不安感に拍車がかかります。そのときこの鎮心の急所を刺激すると、横隔膜が押し下がり、その作用によって緊張感が和らぐ、というわけです。

鎮心の急所の効果をより引き出すには、まず手のひらで花のつぼみをつくるように、「鎮心の急所」がくぼみになるように手のひらの形をつくった後に、薬指と薬指を引っ掛けて手の甲側に反らすようにすると、心を鎮める効果がよく働くようです。

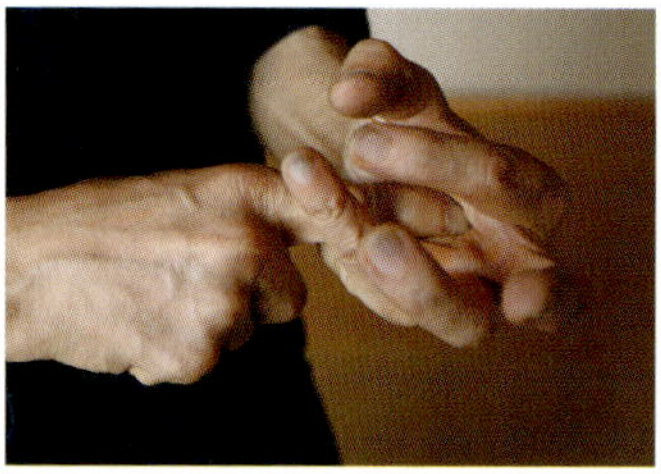

鎮心の急所がくぼみになるように
手のひらの形をつくる

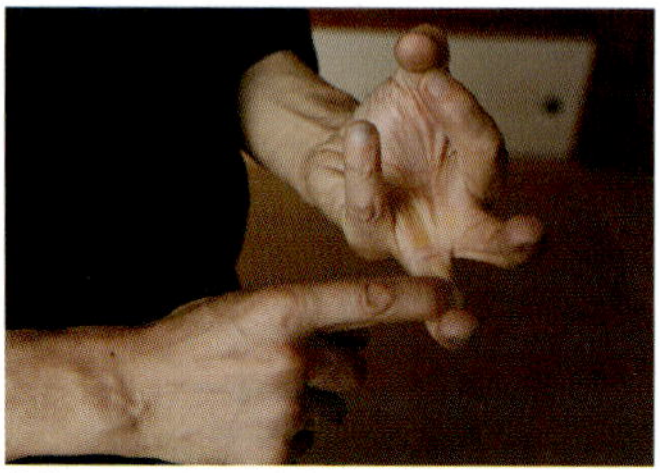

薬指のこのあたりを押し下げるように

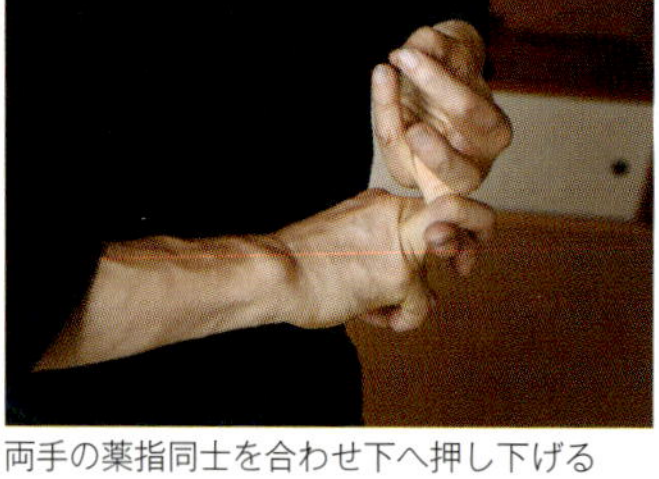

両手の薬指同士を合わせ下へ押し下げる

心を鎮めるワザ

「人生の税金」

◎甲野 善紀＝文

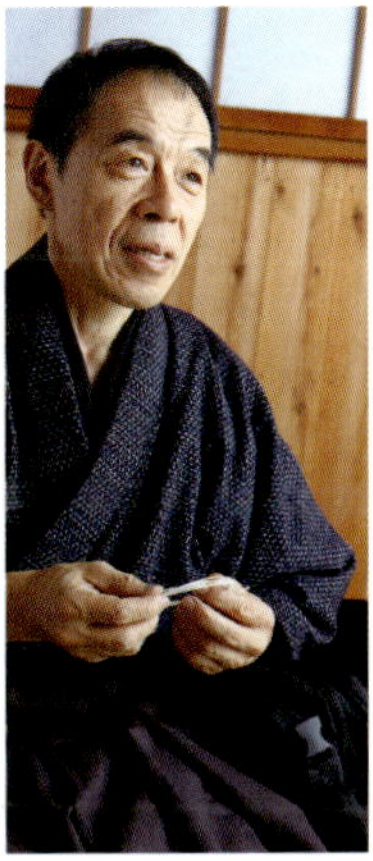

私には、ごく普通に生活していては、まず出会う事はないような不思議な知人が、何人か存在する。

その内の一人であるN氏は、若い頃日本中のさまざまな宗教を訪ね歩き、そうした世界にひとかたならぬ知識を持っていたが、そのN氏から聞いた「人生の税金」の話は、私の心の中に深く根を張っている。

どういう事かというと、世の中のさまざまなジャンルで名を成した人たちは、皆それ相応の「人生の税金」を払っているという話で、最も多い例は、その代償としての税金が家族に降りかかるという事だった。

その時、N氏からは何人もの実在する有名人の例について、この問題のきわめて具体的な解説をしてもらったので、深く納得したのである。そのため、大して才能のない私ではあるが、ある程度にもせよ、世の中に知られる存在となったので、「人生の税金」も徴収されるかも知れないと思い、その「税金」対策として、一つは大きな組織としない事、また、私が気づいた技の原理は、隠さず全て公表する事としたのである。「組織として大きくしない」というのは、一つには私自身の好みの問題でもあるが、とにかくその方針を立てていままでやってきた。

こうやって何十年もやってくると、例えば出かける時、出先で何か交通機関の連絡が悪かったり、誰かと約束をして会いに行ったのに、先方に急用ができて無駄足になったりしても、「ああ、これで多少は税金を払えたかな」と思うようになり、普通ならうまくいかなくて腹が立ったりする事も、ずっと少なくて済むようになっている。

ただ、私は不思議と運のいいところがあり、人との出会いに大変恵まれた上、この仕事を専門としてから三十数年、九月、十月の台風の季節には、台風で交通機関などに支障が出て、予定通りに行かなくなるのではないかと、毎年ヒヤヒヤすることがありながら、いままで台風のため目的地にたどり着くことができなかったり、私が講師を務める講習会やイベントが開けなかったという事は、一度もない。台風以外の天候や天変地異を入れても、何年か前、何十年ぶりという新潟の大雪のため、佐渡に行けなかった事と、3・11の大震災によって、その翌日に予定されていた仙台での講習会がつぶれた事の二つが思い浮かぶ程度である。

もちろん、こうした運の良さがこの先も続く保証はないから、二十一歳の時の「人間の運命は完璧に決まっていて、同時に完璧に自由である」という気づきを掘り下げ、この「人生の税金」の有無といった事も気にならないほどの心境を得たいものだと思っている。

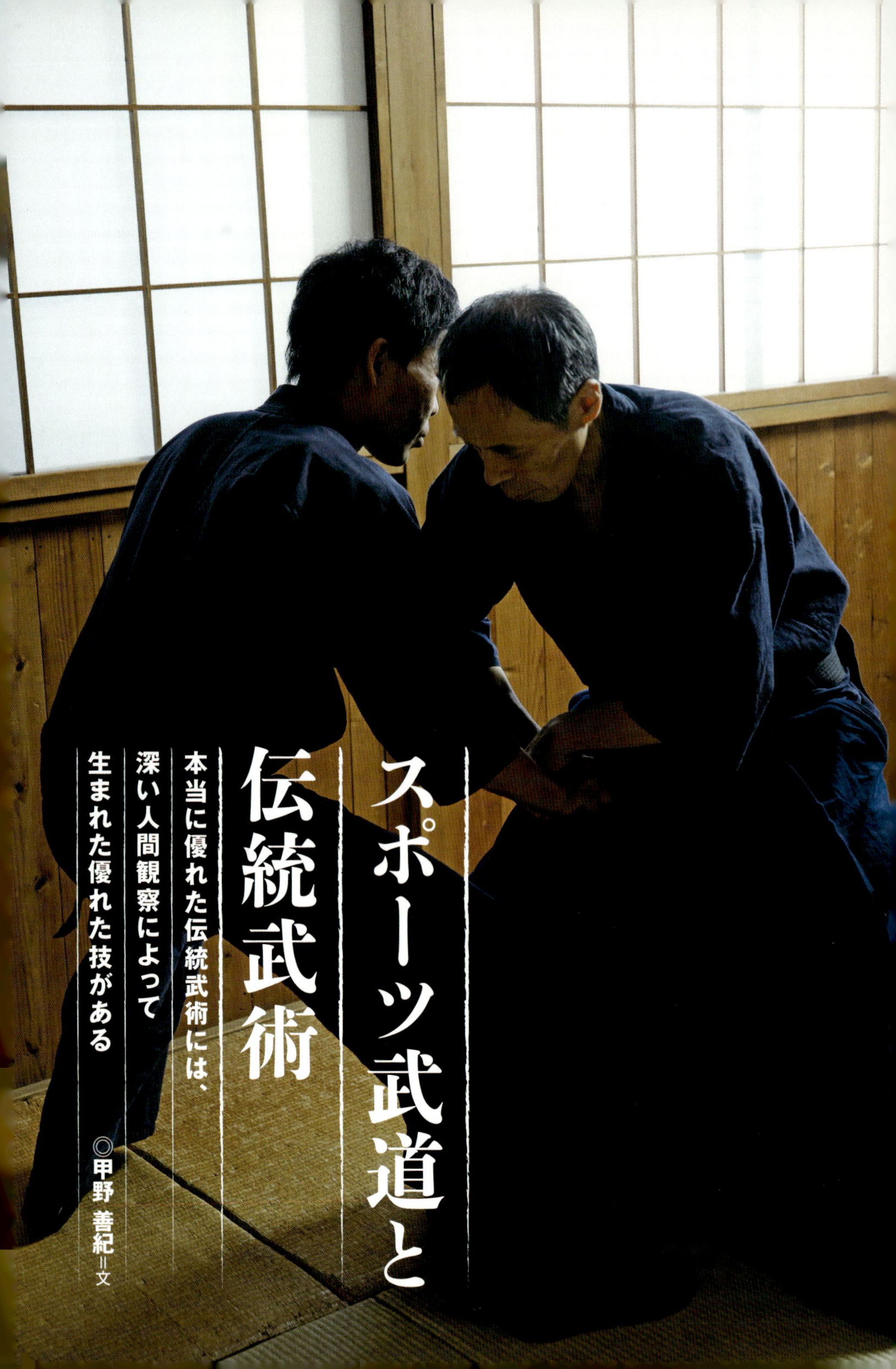

スポーツ武道と伝統武術

本当に優れた伝統武術には、深い人間観察によって生まれた優れた技がある

◎甲野 善紀＝文

武術指導という仕事をしていると、しばしば剣道や柔道などのように広く知られているスポーツ化した武道と伝統武術との違いについて質問される事があります。

伝統武術については巻頭のコラムでも触れましたが、昔から受け継がれてきた特定の流派を継承しているものをいうのですが、深い人間観察によって生まれた先人達の優れた技術を確かに受け継いでいるとは言い難い、見た目だけそれらしく動いている、形骸化したものも少なくありません。

ただ、なかには、現代でも優れた伝承者によって代々受け継がれてきた武術もたしかに存在しています。それらに接すると伝統の重さというものに深く頭が下がる思いがするのですが、そうした優れた古伝の武術は、きわめて少なく、しかも少人数か個別指導でないと、なかなかその内容が伝えられないものです。ですから多くの人がこの技術を学べるかというと、現実には不可能であることも事実です。

一方の現代のスポーツ化した武道は、実際に試合を行なうという点に、ひとつの特徴があります。試合の中で技は試されていますから、その点でいえば、まったく実際には使えない技を使える技と勘違いするような、形骸化した武術の世界でありがちな害が少ない事は確かでしょう。

反面、「習うより慣れろ」式の稽古法により、動きの質的転換という事がおろそかになっているきらいが多分にあり、「力があって運動神経のいいものが強い」という状態になってしまいがちです。

こうしたことを考え合わせると、優れた古伝の伝統武術を学び、それがスポーツ化された現代武道の中でも通用する事をはっきりと証明出来れば、伝統武術に対する一般的な理解も深まり、現代のスポーツ武道の「場数を踏む」ことによる強さとは質の違う世界が伝統武術にある事が、広く認知されるようになるのではないかと思います。ですが、先に触れたように、優れた伝統武術は決して一度に多くの人達を指導する事が出来ない上に、優れた指導者ほどその流儀の世界から出ない傾向があります。

そうしたことが相まって、現代武道の問題点が是正される事がなかなかないことに、私などももどかしさを感ずるところがありますが、私のように古伝の術理を手探りしている段階の者でも、現代武道の方々に驚かれる事があるのですから、本当に優れた伝統武術には、現代武道では失われた見事な技法体系があることを、御縁のある人達に伝えていけたらと考えているわけです。

それを知った人の中で、特に御縁のあった方は、そうした優れた技が失伝していない伝統武術を学ばれたらいいのではないかと思っています。

ただ、なにぶんにも、そうした伝統武術は多くの人を指導することが出来ませんので、私としては、現代では失われつつある動きの質的転換を自力で切り拓いていきたい人のために参考となる技と術理を、研究し発表し続けていきたいと思っているのです。

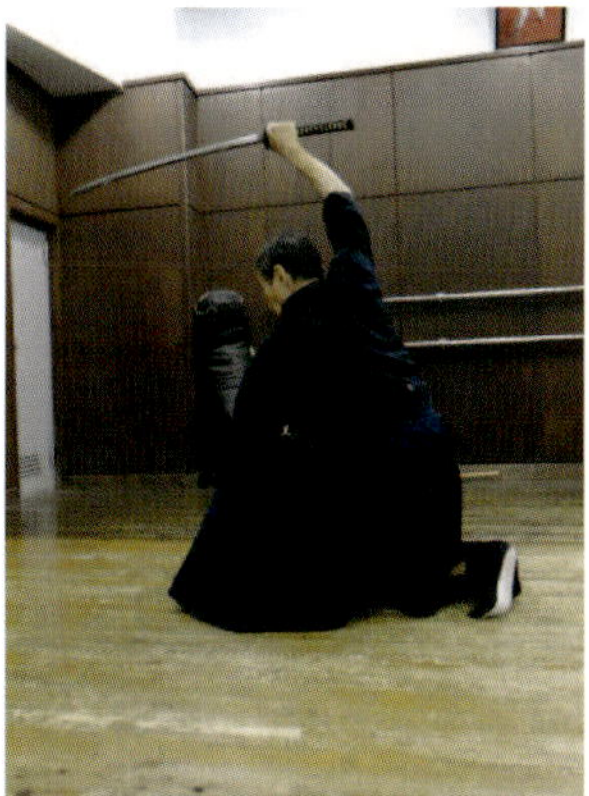

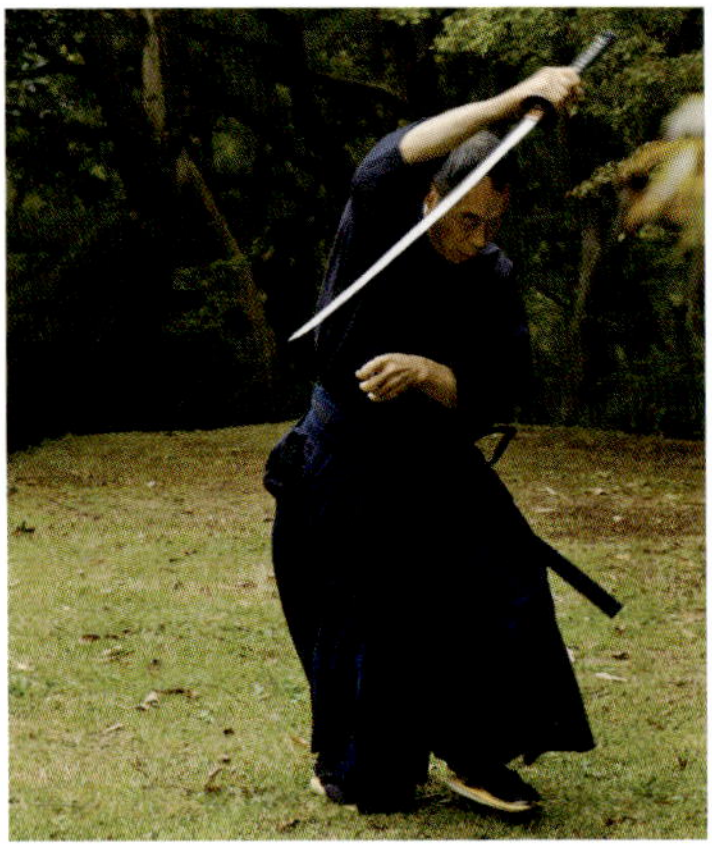

私は講習会などがある時、ほとんど素手の体術を行なっているが、以前私のツイッターの自己紹介のところには、「兵農分離以前の武術を理想とする剣術遣い」と書いたように、剣術に強い関心を持っている。

現に私の伝書類による古伝武術の研究は、夢想願立、無住心剣術といったものが主で、起倒流の加藤有慶といった柔術中心の武術家は、ずっと少ない。私がなぜ剣術に思い入れがあるかというと、日本の武術はやはり、日本刀の操作法である剣術を抜きにしては考えられないからである。また、私の追求している素手の体術も、柔道のように相手を掴んで崩すものではなく、一点接触で相手を崩す「斬る」働きを追求しているからと、言えるからかもしれない。その剣術であるが、もともと私は、昭和の時代「今武蔵」と謳われた国井道之師範によって知られた鹿島神流を学んでいたのであるが、二十年ほど前、身体を捻らない「井桁崩しの原理」に気づいてから、動きが次第に変化しはじめ、五年前に両手を寄せるようにして刀を持つことの有効性に気がついてから、さらに大きく変わった。

そして二年ほど前に、長年の夢のひとつであった、真剣が竹刀よりも迅速に変化させられるようになり、この動きによって体術も影響を受けて、やはりこれも以前は夢であった、相手が風切音を立てるほどの速さで打ち込んで来る刀（この場合、相手が遠慮なく打ち込んでこられるようなソフト竹刀を使って試みる）を、ギリギリまで引き付けて躱すことが出来るようになってきた。

そのように、私自身の武術の動きの質を変えるべく、私を引っぱってきたのが剣術である事は確かだが、これは現在一般に広く知られている現代剣道とは、刀の持ち方から足使いに至るまで、まったく違う。そのため、剣道の人達と竹刀を交えても、剣道とは大きく異なる使い方のため、剣道の人がとまどい、ほとんど深い交流に進展することはなかった。

それが、昨年から、興味を持ってこの剣を学びたいと訪ねて来られる剣道家も現れ、少し流れが変わってきた。その私の剣術だが、ごく最近また変わりはじめ、今までよりも、より感覚的な技になりはじめている。

この先どうなっていくのか、まるで分からないが、とにかく私自身納得のいく剣の動きをこの先もずっと追求し続けていくことになるだろう。

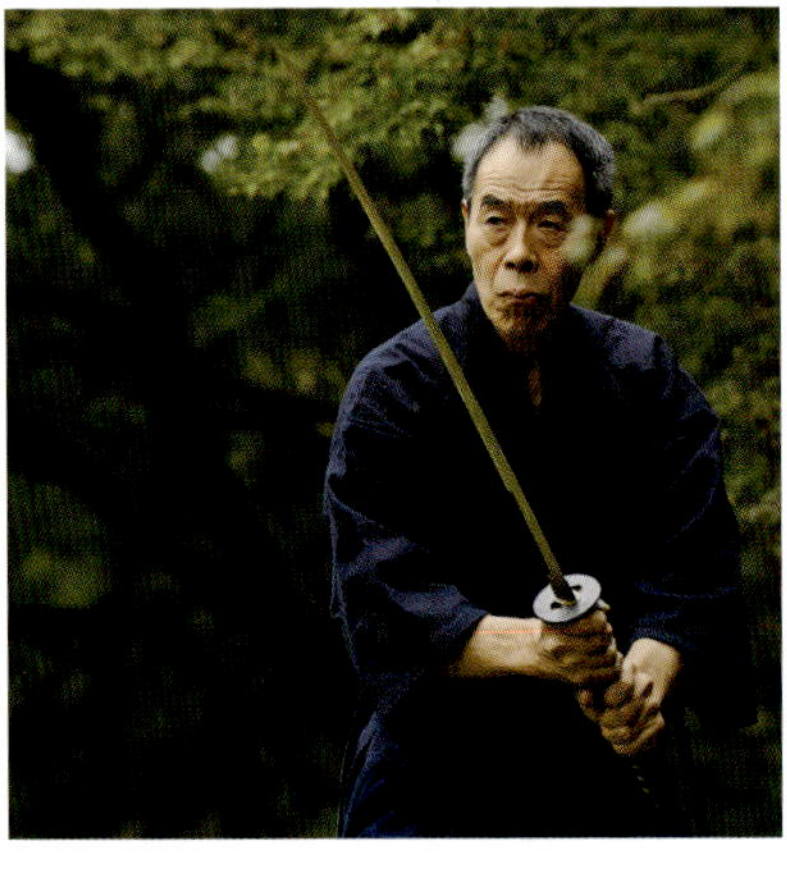

剣術の魅力

「斬る」は一点接触で相手を崩す技

◎甲野 善紀＝文

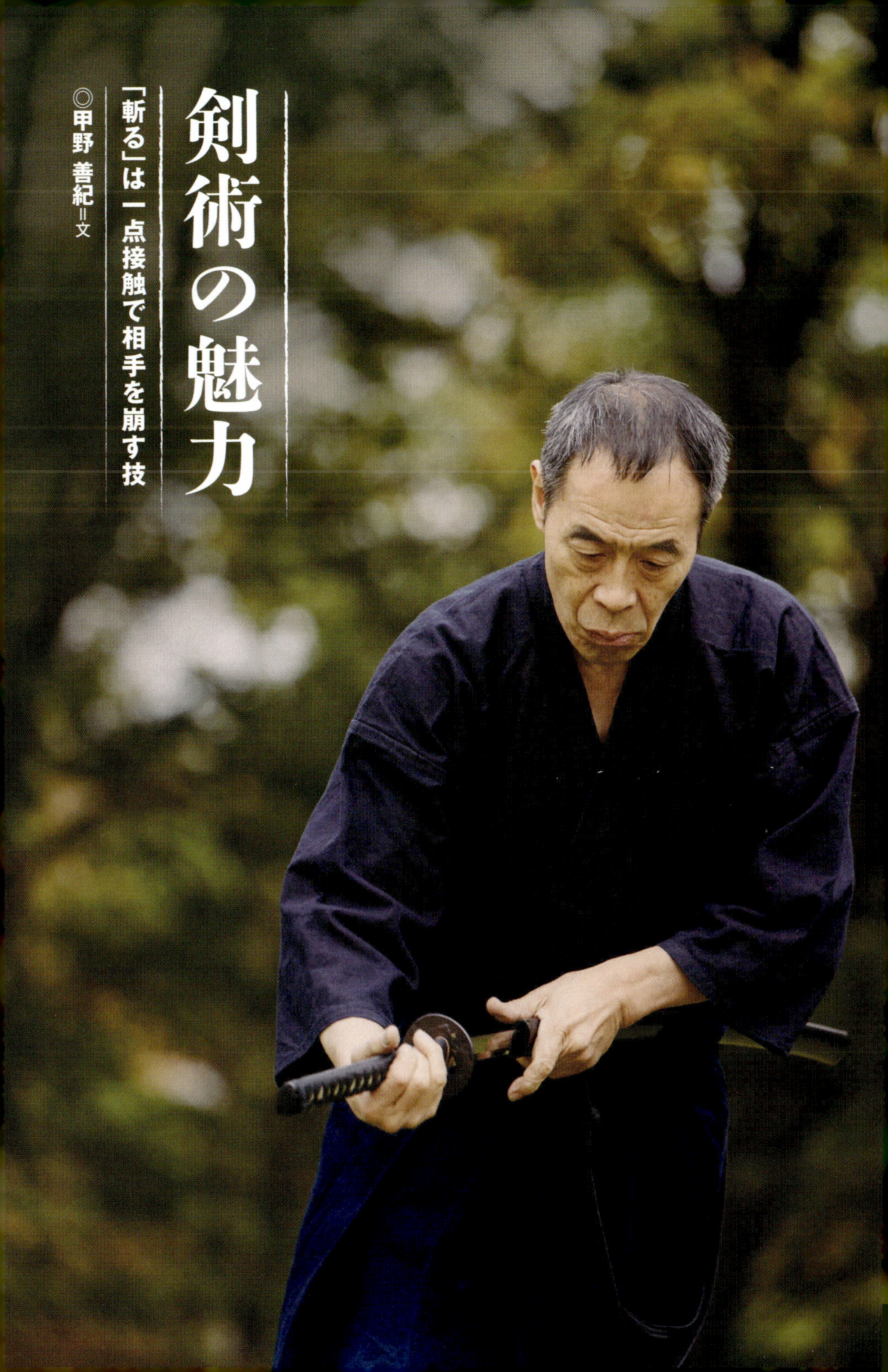

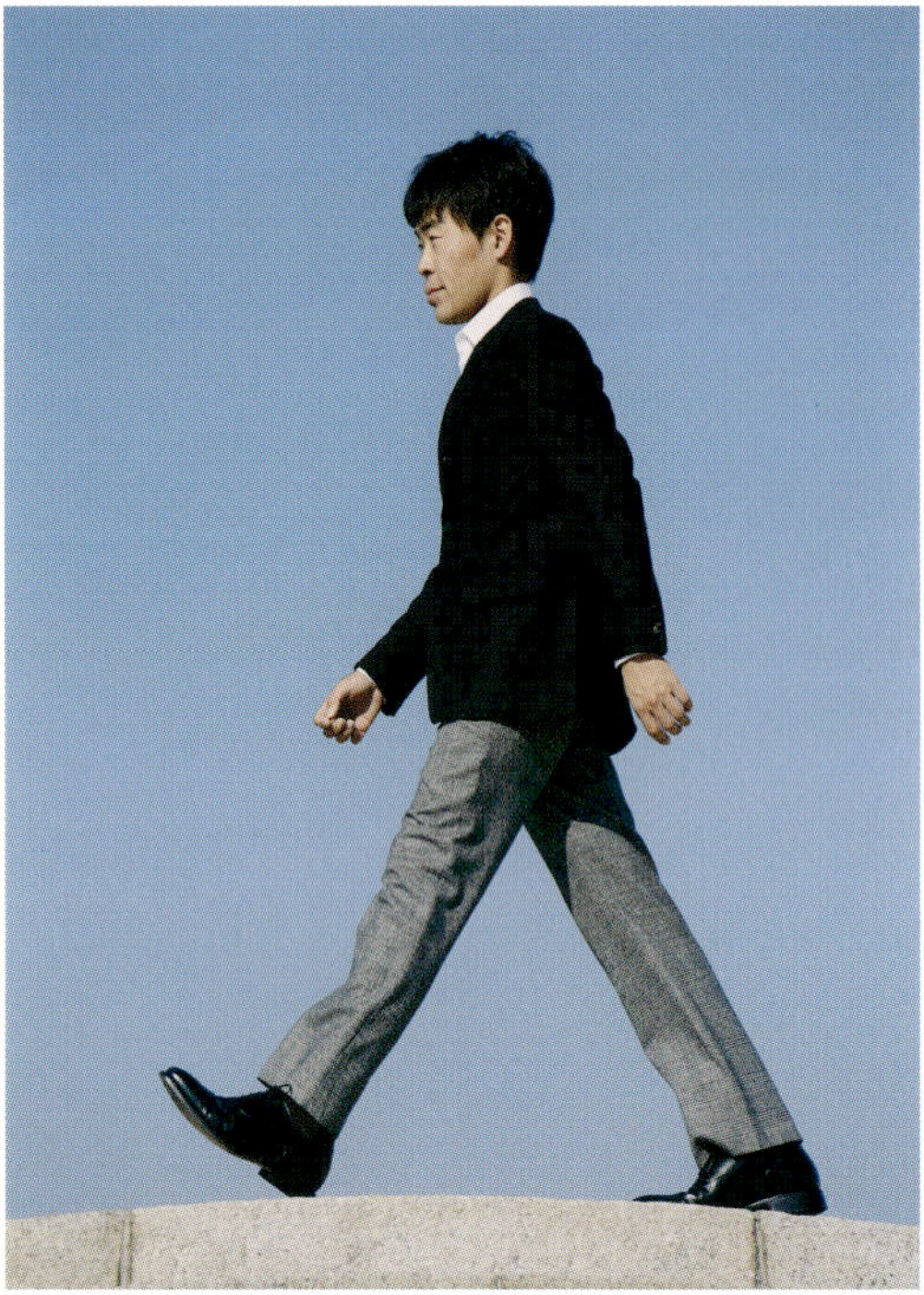
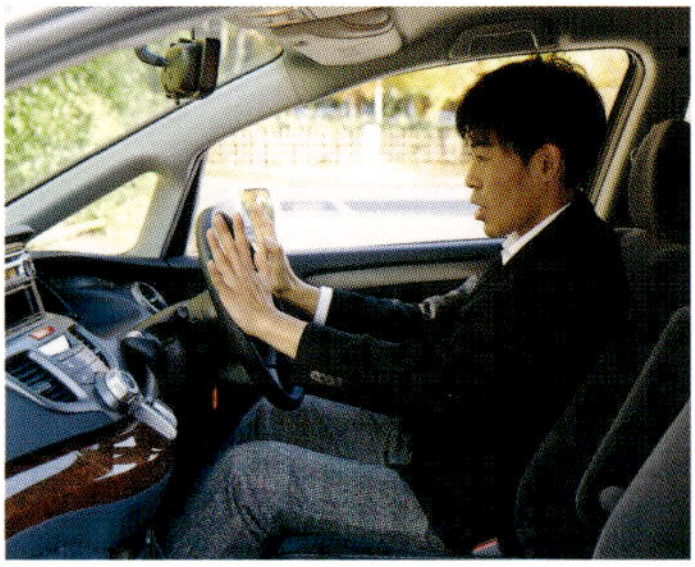
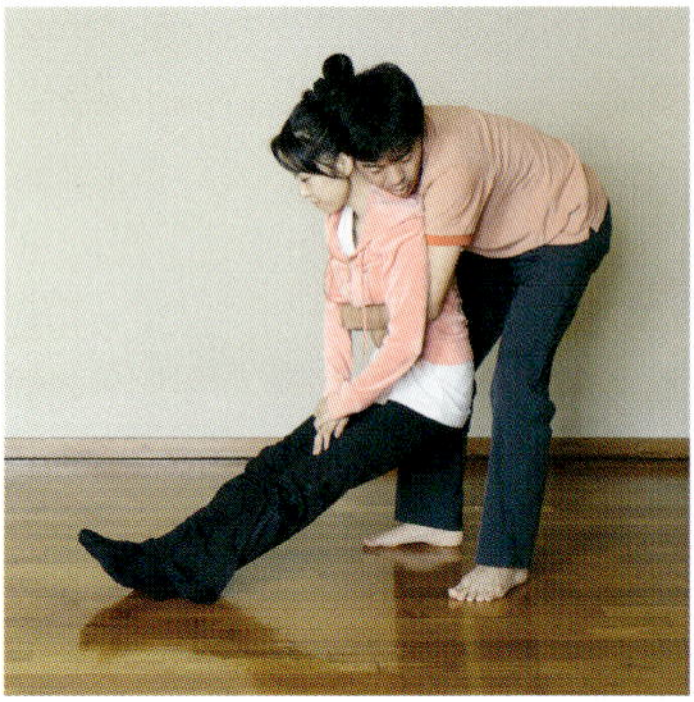

「あたりまえ」の力

歩く。運転する。電車に乗る。もち運ぶ。安定して立つ…
毎日あたりまえに身体がすること。
自分の身体を動かした感じがなく、動けますか？

◎甲野 陽紀＝文

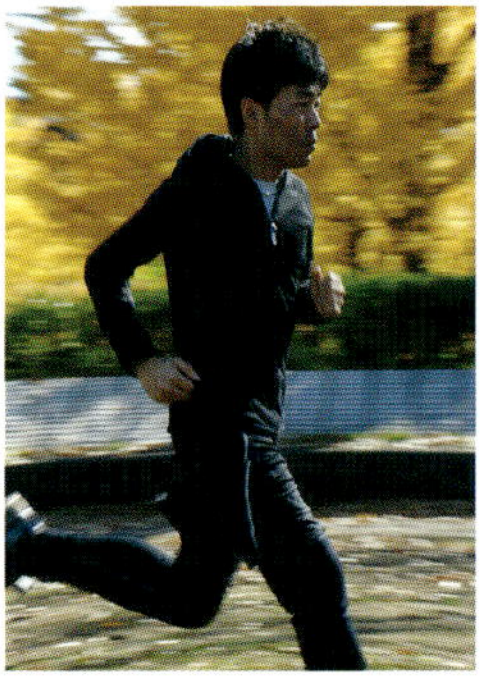
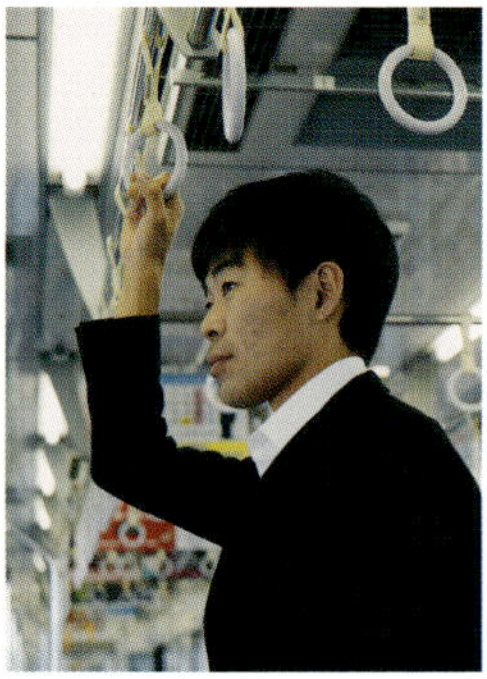
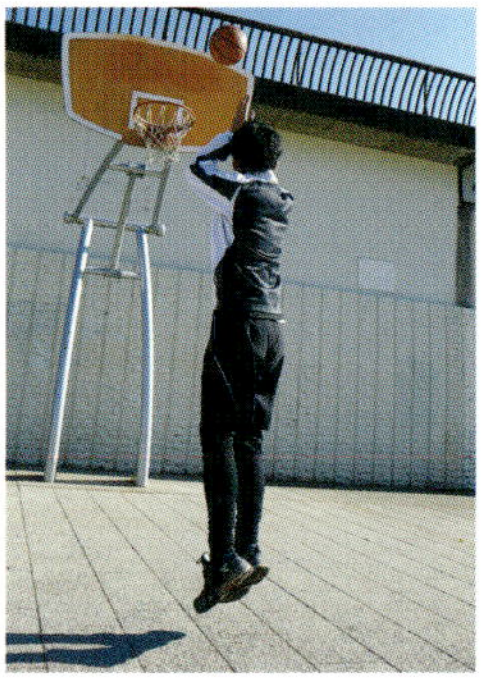
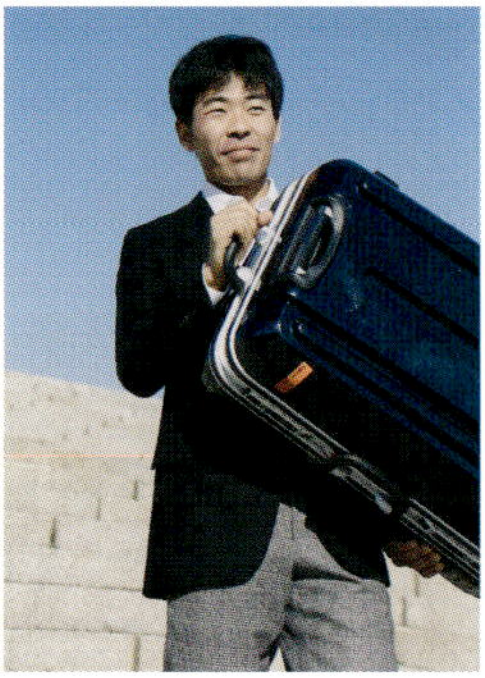

あまり武術っぽいことをしていないせいか、わたしの講座には、武術に興味があるという方よりも、主婦の方や音楽や芸術活動をされている方が多く参加されています。

ですから稽古の内容も多彩。本書の「指先の力」などでも紹介しているような、簡単な動作を通じて、さまざまに変化する身体の感覚を体感していただきながら、参加されている方自身が「自分の身体の動き」を実感し、とらえ直しができるように、稽古を工夫しています。

稽古をする際に大事にしていることのひとつは、「自分の身体を動かした感じがなく動けるか」ということ。身体を動かすということと、わたしたちはつい「動かす」ということに熱中して、「動いた達成感」を味わいたくなるのですが、私の稽古ではそうではなく、「その動きによる経験を身体に残していく」ということを大事にしています。

「自分の身体を動かした感じのある稽古」で得た動きは、意識的に動かそうとしないと出てきてくれませんが、「身体が経験してくれた動き」は、とっさの時など必要なときに機能してくれるからです。

それだけに、稽古の中で手がかりらしいものがつかみにくい、ということはあるのかなあとは思うのですが、講座を続けている方から、「あまり上達をした感じがしないのですが、でも楽しいから」というお話を聞くと、嬉しくなります。「あまり上達をした感じがしない」とその方自身は思われていても、わたしには、はじめの頃と比べれば、ずいぶんとしっかり動ける身体になってきていることがわかるのです。

じわじわと変わってきていることは、なかなか自分で気づきにくいところがありますね。

そういう方が自分の変化に気づくのは、とっさの出来事や久々に何かをやる機会に出会ったときです。身体が経験をためてくれていると、今までとは違う対処の仕方をしたり、動いたあとの感じが違うという新しい経験をすると思います。まったく自分では意識もしていなかったのに、なんだかすごくラクに動けたという経験は、ねらってはできないことですが、貴重な経験です。

不慣れなことや、逆に慣れすぎたことは、「身体をこう動かしているという実感」を持ちながらやってしまいがちなことですが、実際は、朝起きてからの動作のひとつひとつをそんなに意識して動いてはいないものです。むしろ「ごく自然に、あたりまえに」生活という動きをしています。その「あたりまえに動けている感じ」が「身体が経験を積んでいる」ということなのです。

こういう視点で考えていくと、仕事でも趣味でもなんでも同じこと、最初にまず環境を整えることさえできれば、あとは、「その環境の中であたりまえに動けるようになること」で、「必要な経験」が積まれていくのです。無理に達成感や強い実感を追うことよりも、「あたりまえに動けている感じ」を気にかけていくほうが、「自分の本来もっている能力はますます磨かれてくるのではないか」とわたしは思います。

本来もっている身体の動きそのままで動くこと——それが「身体が楽しいと感じていること」なんだと思います。

はじめは小さなことからでも。今日からなにかはじめてみませんか?

人の縁に恵まれて

未熟のままに踏み入った武術研究の道。
他の選択肢などまったく眼中になかったのです

◎甲野 善紀＝文

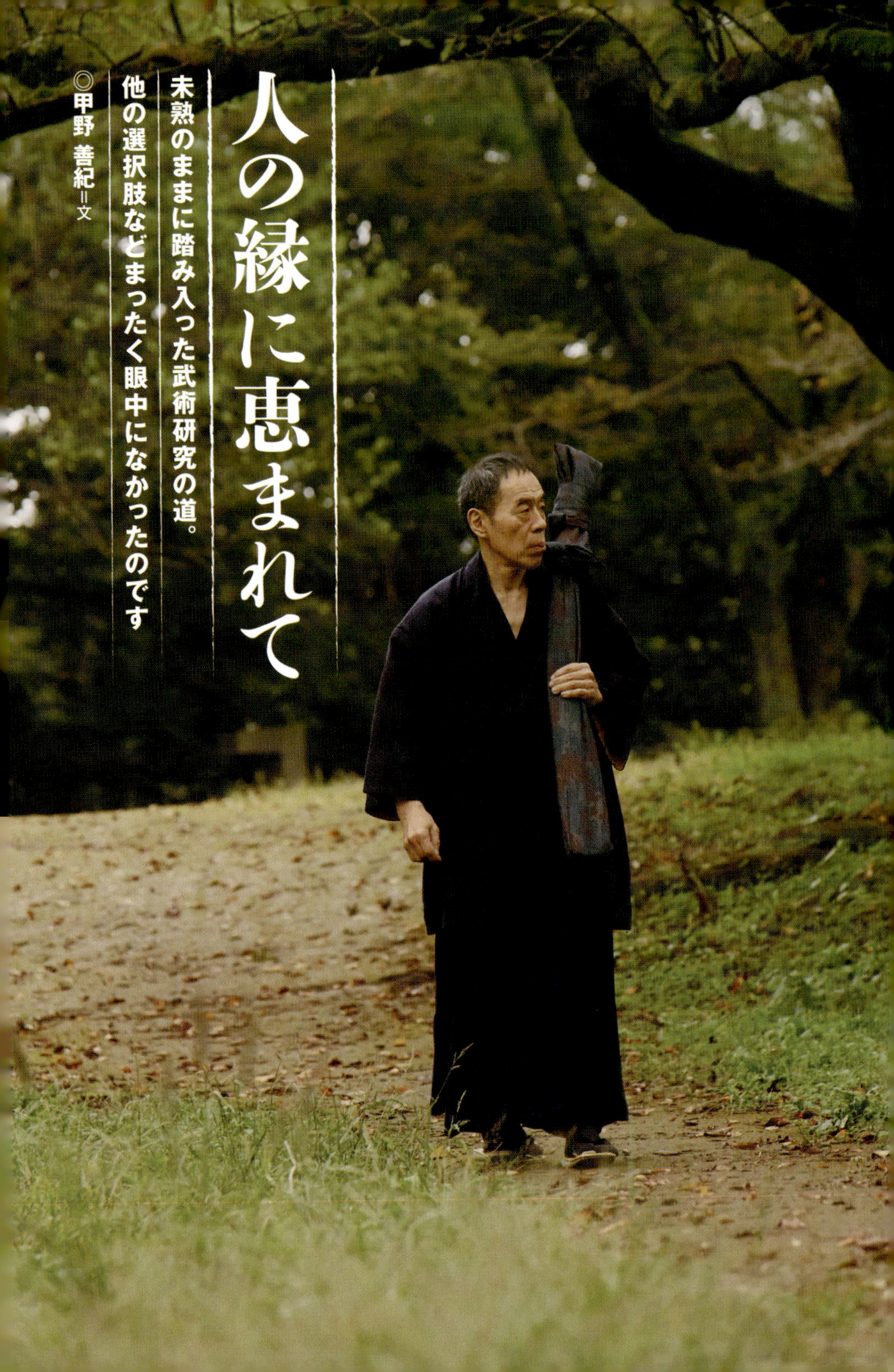

二十九歳のときに独自に武術を探求する会を立ち上げるまで、私は自分が運の良い人間とはおよそ思った事がありませんでしたが、この武術研究の道を専門と決めてから不思議と縁に恵まれ、節目節目に私を助けて下さる方々と出会い、いつの間にか、こうして本を出しても、売れなくて出版社に迷惑をかけるのではないかという心配をしなくて済むようになりました。

ここに至るまでに力を頂いた方は数十人にも上りますが、その中で今も交流が続いている最も代表的な方といえば、まず、整体協会・身体教育研究所の野口裕之先生が思い浮かびます。武術という身体を通して行なう技芸におけるその身体の運用のさせ方において、私が最も大きなヒントをいただき続けている方です。

私がこのように社会に出て活動出来るようになるにあたって、一番お世話になった方といえば解剖学者の養老孟司先生でしょう。

武術の道では、現在の日本では卓抜した実力を備え、私にとっては一番の盟友ともいえる光岡英稔・日本韓氏意拳学会会長の存在は大きな力となっています。

そして、最近のことでは、私よりも遙かに若く、最初は私に学ぶような形で出会った、主に二十代後半の何人もの若い人達は、今の私にとっては武術研究の盟友であると共に師匠的存在でもあります。

現代社会の問題の根幹には、しばしば自分の面子を優先させるため、有効な方法はあっても、それに背を向けてしまっている例が少なからずありますが、本当にもったいない話だと思います。なぜならば最近の私の技の進展は、これら若い人達が気づいて、私に報告してもらった事から、新たに生まれていることが数多くあるからです。

三十五年前、独立して道場を開いた当時、私は合気道三段になっていましたが、その頃、もし柔道をある程度でもやった人と組み合ったとしたら、おそらくとても間に合わなかっただろうと思います。ボクシングや空手、またいきなりタックルしてくるレスリングの人たちと手を合わせても、ほとんど何も出来なかったでしょう。その頃は、いま以上に時間をかけ、熱心に合気道や鹿島神流の剣術を稽古していたにもかかわらず、そのようなありさまでしたので、このままではこの先の進展は難しいと考えて、会を立ち上げ、独自に武術を研究する道を選んだわけです。いま考えても、よくあんな未熟な身で独立し、武術を教える会を立ち上げたものだと思いますが、私なりにはなぜか「自分にはもうこれしかない」という思いだけがあって、他の選択肢などまったく眼中になかったのです。

そのような私がここまで来ることができたということ、それは「人の縁に恵まれた」ということ——ただただ、このひと言に尽きるような気がします。

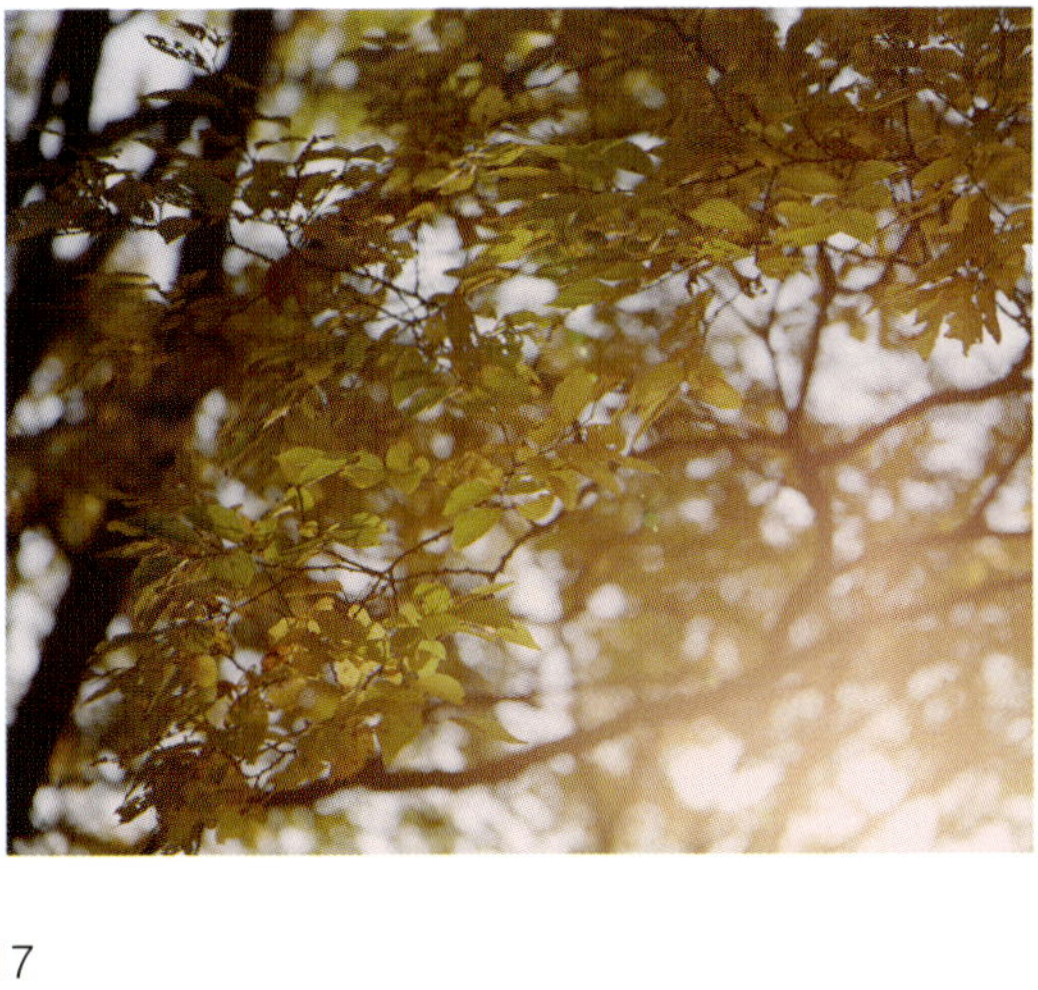

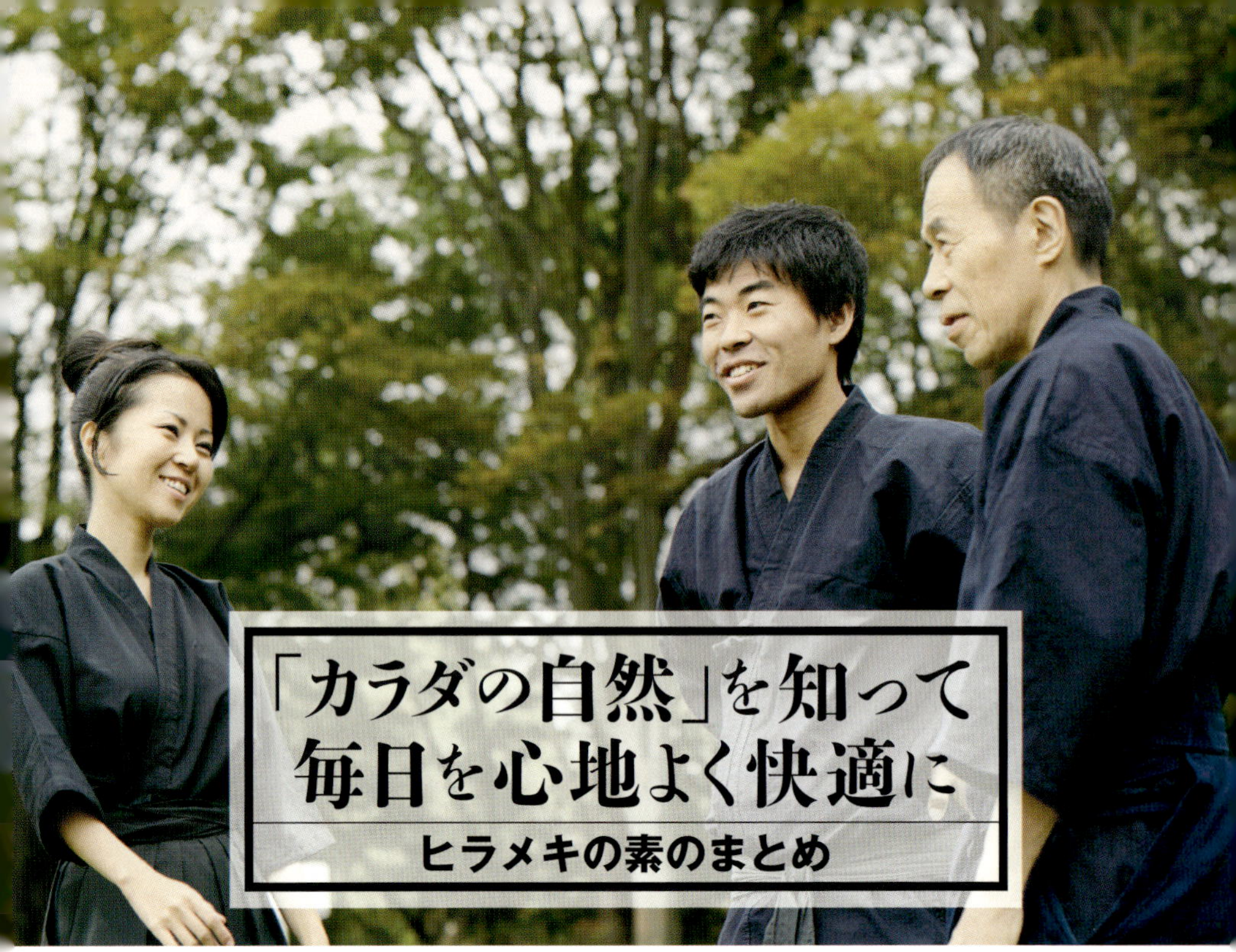

「カラダの自然」を知って毎日を心地よく快適に

ヒラメキの素のまとめ

締めくくりは日常動作の「ヒラメキの素」をぎゅっと凝縮したコトバのヒント集。迷ったとき、悩んだときにも役に立ちますよ！

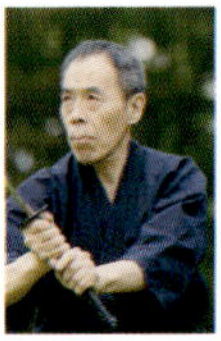

自発的に取り組むからワザが上達する

ワザは目には形として見えるものですが、カラダ全体はそれを体験を通して感じます。感じることで、はじめてワザはカラダのものになるきっかけを得ることができます。「ワザは人から人へ、体験を通して伝わるもの」といわれる所以です。

とはいっても、ただ体験をしてみればワザが身につくのか、というと、そうとばかりはいえないところが、カラダの奥深さ。

やりたくないことをどんなに繰り返してもカラダはそれを「身につけて」はくれません。体験で得たカラダの使い方を、その人自身のカラダの知恵へと変えていくために必要なことは、実は「自発的に取り組む」という気持ちなのです。

やりたいと思うから稽古する。練習する。それがワザの上達につながる最上の道なのです。

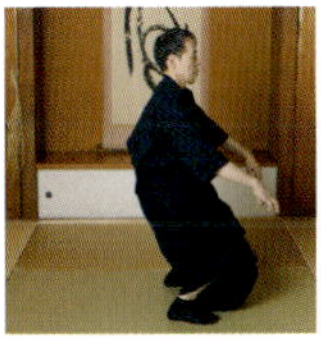

「習うより慣れろ」の思考からはワザは生まれない

大きな力を出すためには筋力をつけなくてはいけない——そう思い込んでいる人が多いかもしれません。それが常識、と。

でも、カラダの力は筋力だけから生まれるわけではありません。本書で紹介している「虎拉ぎ」や「屏風座り」の例からわかるように、カラダをどう活かすか、その工夫の仕方によっては、常識的な筋力トレーニングなどでは得られない能力を、だれでも発揮することができるのです。

それらはいま常識とされている「習うより慣れろ」式の動きとは違い、カラダの使い方を根本から見直すことによって生まれた「質的に転換した動き」。それがワザと呼ばれるカラダの運用法の秘密です。

カラダの使い方を工夫することで人は「質的に転換した動き」ができるようになる——この事実は、カラダのことは苦手といま感じている方にもきっと「希望」になることだと思います。

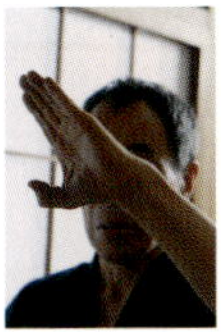

いつでも、どこでも、どんな状況にでも

武術が属する世界はスポーツとは違います。スポーツの世界は人が決めたルールによって動きますが、武術は人が決めたルールが通用しない世界に属しているのです。

その世界では、生死のかかる場面に遭遇したときに「これから準備運動するから待ってくれ」はききません。いつでも、どこでも、どんな状況にでも、対処できるようにする——それが武術のワザという知恵であり、心構えでもあります。

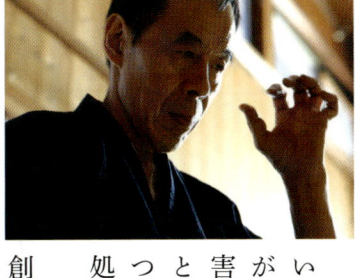

日常も実は武術と同じ世界に属しています。人が決めた社会の中で生活しながらも、毎日変わる空を眺めながら、災害に備えたり、自分のカラダという自然との付き合い方を考えたり。まさに、「いつでも、どこでも、どんな状況にでも」対処するのがわたしたちの日常なのです。

武術の知恵が、日常をより心地よく創造的にする知恵につながる理由です。

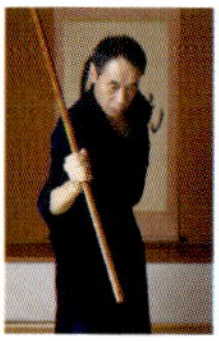

カラダが持つ身体調整能力を活かす

疲れたり、使いすぎたり、理に沿わない使い方をすることによって、カラダの中に偏りが生じます。それを外からの手段、方法によって解消しようとすることもひとつの方法ですが、カラダには本来、身体調整能力が備わっています。その力を活かすことができれば、「自分自身の力によって自分のカラダを整えていく」ことができるようになります。

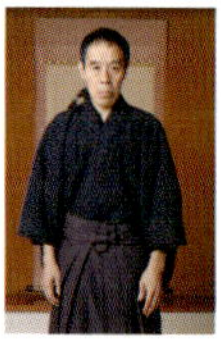

カラダの歴史は人間の歴史よりも長い

人間は立つことによって人間になった、といわれますが、カラダには四足を使って歩いていた動物の頃の記憶がいまだに留められています。わたしの武術のワザにもそうした「動物時代」に培った力を利用したと思われるものがあり、本書の中でも紹介をしています。立つ存在となって、他の動物たちとは一線を隔てた存在であるかのように人間は見えながら、カラダには四足動物時代からのつながりがはっきりと刻まれている――そんなカラダの歴史を実感できるのも、武術や身体術を学ぶことのおもしろさかもしれません。

「人間らしさ」とはいったい何か、ということを改めて考えさせられることでもあります。

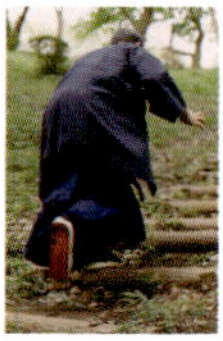

「成長する」とは「変化し続ける」ということ

生物は変化する。それが「生物が持っている自然の理」だろうと思います。

かつての四足動物から、あるとき、「立つ動物」へと変化し、人類となったわたしたちもまた生物として、日々、外敵や内部の変化する状況に対応し続けています。

「変化する」とは「生きている」ということ、そのものかもしれません。であるなら、「成長する」とは「変化し続ける」ということ。わたしのワザも独立して探究を始めた頃から変化し続けてきました。

その変化はこれからもとどまることなく続くのだろう、と思います。

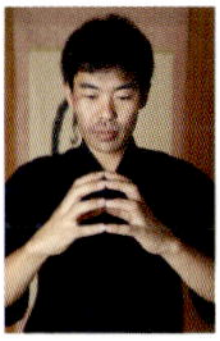

迷ったら「ひとつをとらえにいく」

カラダは「ひとつのことに集中する」ことが得意です。得意というのは、そのような状態になったときに、思いがけないほど無理なく大きな力を出すことができる、ということです。

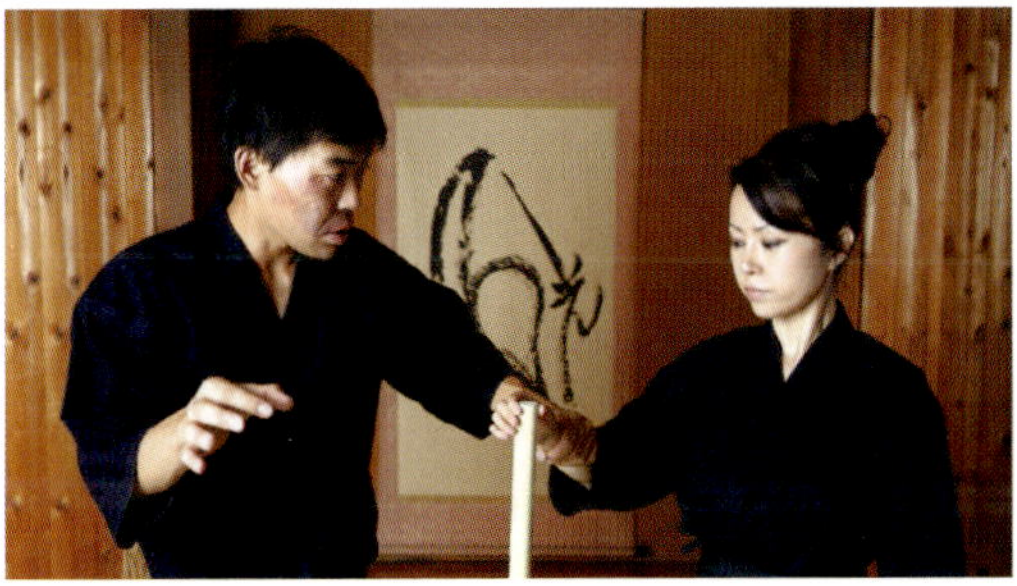

逆に「いくつものことを同時に、同じように」という状況では、少しその出力は弱まります。どちらをとるか、どちらにいくべきか… 迷いがあると、動きは止まります。そうした状態を武術では「隙がある」というのかもしれません。

迷ったら「ひとつをとらえにいく」。カラダとこころの関係をリセットし、カラダに安定感を回復させるひとつの方法です。

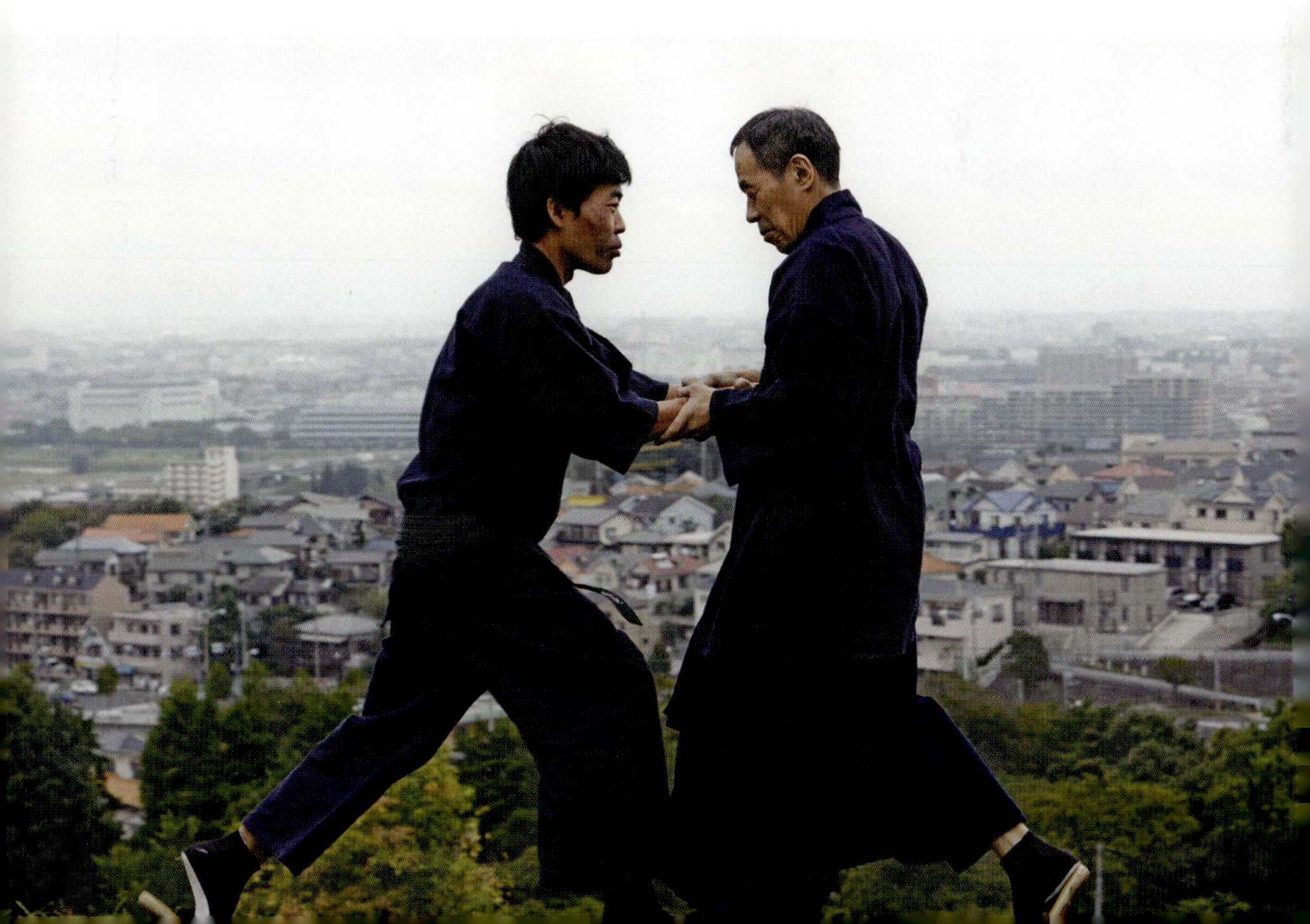

末端は「世界」とつながっている

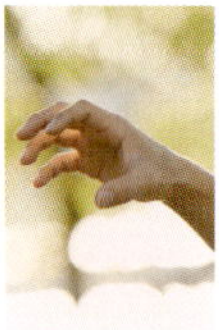

手先、指先、足先…コトバの印象からすると、やや軽んじられているムードもある？　末端ですが、実はカラダ全体の中では、その逆の役目を果たしているのかもしれません。

末端は独立しているわけではなく、実はカラダの内側を通ってすべてのカラダとつながっています。そのつながりを通じて、わたしたちが生きている世界、つまり外界の情報を伝えている存在です。外の世界を知っている旅人のような存在、それをわたしたちは「末端」と呼んでいるのです。

「強く思う」より「気にかける」

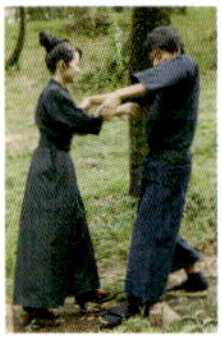

「よし、今日はやるぞ！」というような「強い思い」。カラダにもきっとよい影響がある！と思いがちですが…日常を心地よく過ごしたいと願っているカラダにとっては、「強い思い」は実はクセもの。カラダを緊張させ、いつもなら出せる力も出せなくなる、ということにもつながるのです。そんなふうに、ちょっと気持ちが強くなりすぎたかなあと感じたときは「気にかける」モードへ気持ちをリセット。ちょうど、目の端で見るような、さりげない感じが生まれると、ふっとカラダの力が抜けてくるとわかってくるはずです。「カラダがうれしいと感じる気持ち」ってこういうものなんだなあ、と。

全体をひとつのものとしてとらえる

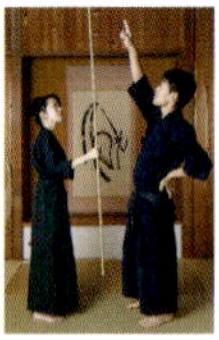

先にも触れたように、カラダは「ひとつのことをとらえるのが得意」です。これは「全体をとらえるのが得意」と言い換えることもできます。

いくつものことを「全体として」とらえれば、カラダにとってそれは「ひとつのこと」になります。大きなもの、たくさんあるものをパッととらえたいとき、「全体をとらえる」という言葉を思い出してください。ふっとカラダに落ち着きと安定感が戻る瞬間、迷いは消えているかもしれません。

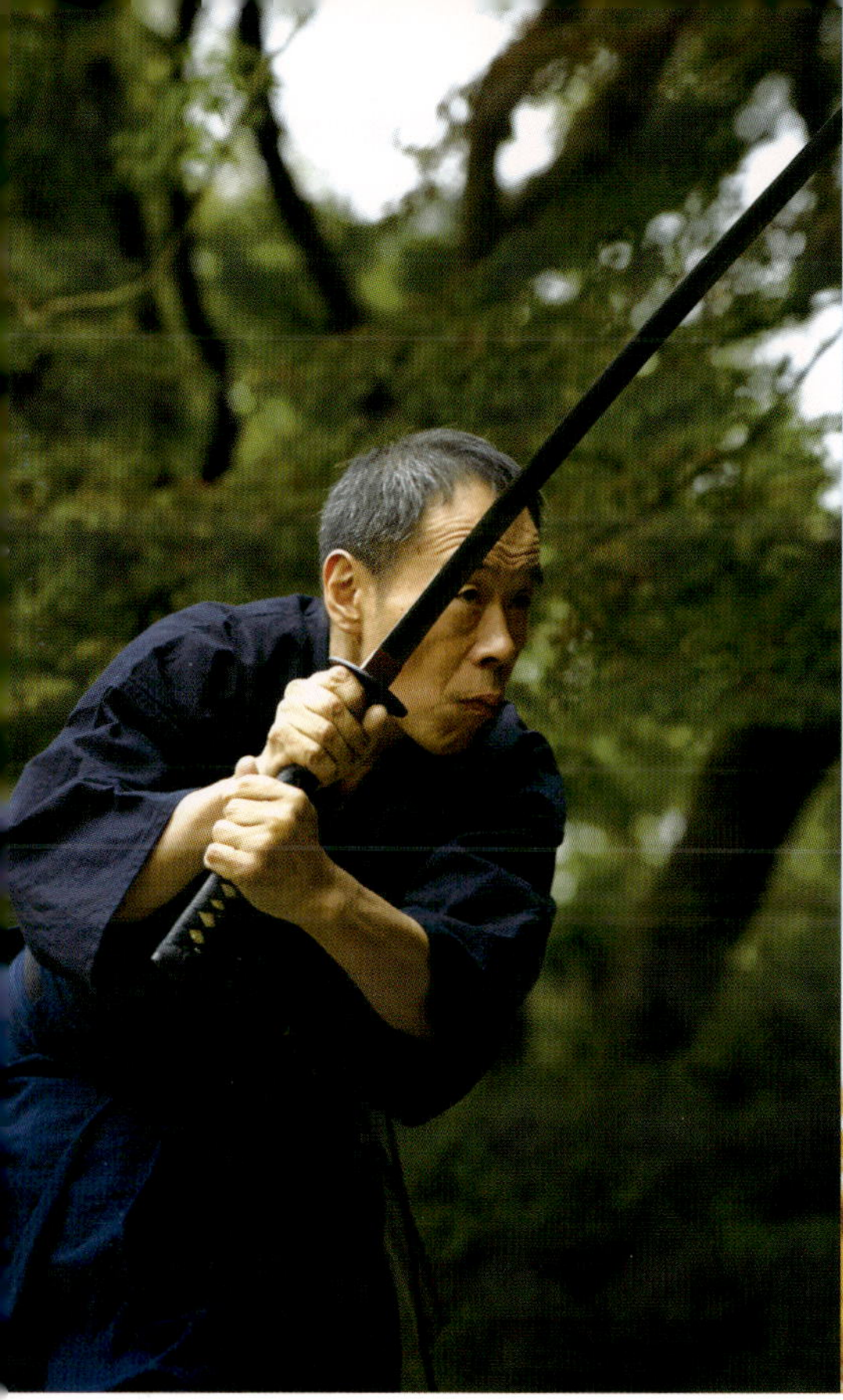

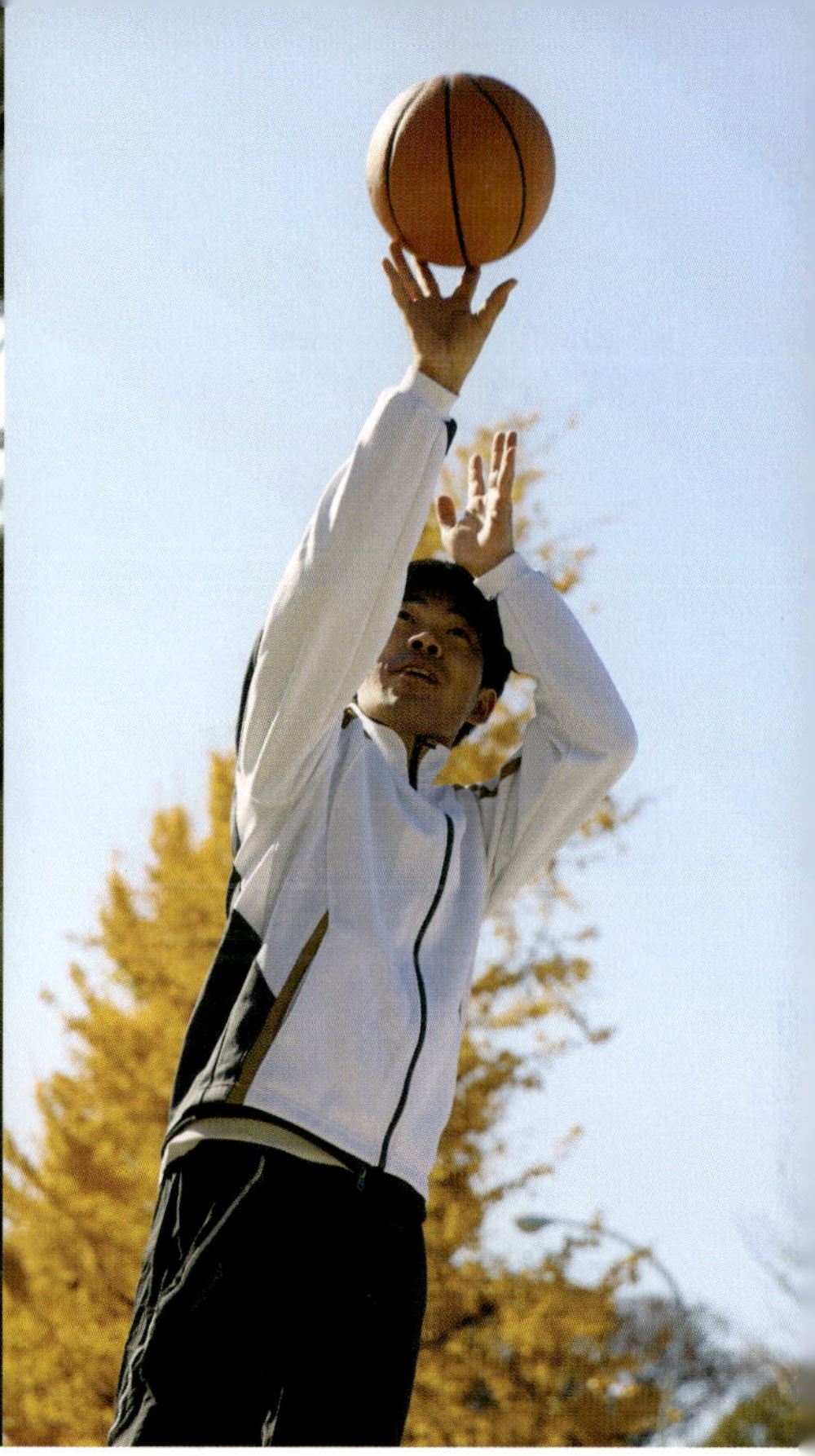

身体技法を探求するということ

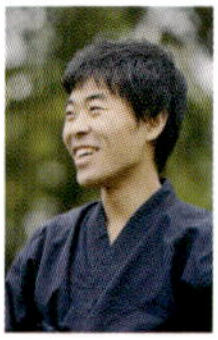

「身体の動作を技法としてとらえる」という見方は、さまざまな方向に展開されています。武術、武道、スポーツといった方向だけではなく、茶道や能、歌舞伎といった伎芸における身体の所作の中でも、カラダの内部を整える養生法の中でも、身体の動作は技法として語られています。

その中でわたしがとらえる身体技法とは何だろうかと、考えてみると「さまざまな見方、方向を含みながらも、すべての動作の元になるところの〈カラダが本来持っている力や感覚〉についての探求」ということになるのかもしれません。その探求の方法は、「カラダを通しての経験を積み重ねる」ということ。言い方を換えれば、日々を本当に体感しながら過ごしていくこと、そうしたカラダの実感を積み重ねることを通じて世界を見ていきたい、ということでしょうか。どんな瞬間も、本当に体感できるなら、素晴らしい瞬間のはずなのですから。

あとがき｜甲野陽紀

父が武術家と知ると、多くの方はわたしが二、三歳の頃から稽古をしていたというイメージを持つのでは、と思います。しかし、本書に書いたようにわたしのスタート地点は高校を卒業してからです。

中学の頃に一度、父が受け身を教えようとしたことがありましたが、興味が持てずそのまま練習もろくにしないままになってしまいました。

しかし、一言一句を覚えているわけではありませんが、父から「本人が興味を持つならそのときから始めればいい。教えるのはそこからでも遅くはないし、本人が興味を持ってからの吸収力と探究心はそれまでと比べると格段に違うものだ」というような話を聞いたことはとても印象に残っています。

時がきて、わたしも武術を含めての身体そのものやそれをとりまく関係性に興味を持つようになりましたが、もっと異なるジャンルに興味を持つ可能性も十分あったと思いますし、あらためて考えてみると今の状況が不思議な感じもします。

興味がでてから始めることの充実感と大切さについて、経験したからこそ思うことがあります。

それは、「量より質を探求する事で、結果として質のある量が得られる」ということ。

言い換えると、「ただ言われるままに時間を費やすわけではなく、自分自身で動きたいと思ったときに動くということに考え方を変えてみると、結果として本来の動く楽しさがわかり、おのずと過ぎる時間は充実したものになる」、ということです。

これは身体を動かすときにもそうですが、いろんなときに置き換えて考えられます。

この本に書いてあることも、一所懸命に「毎日何回」「毎日何分」と決めてやるわけではなく、やりたいと思ったときにやりたいだけやってみる。楽しくなればおのずと時間を忘れてどんどん興味を持ってやるようになると思います。どのくらいやるかについては自分の身体と相談しながら、ということをぜひ実践してみて下さい。

このたびの出版にむけて、今まで実現してこなかった父との共著の機会をいただきました山と溪谷社の高倉眞氏をはじめ関係者のみなさまには深くお礼を申し上げます。

また、長期におよぶ撮影にモデルとして参加していただいた本田有樹子さん、介護術の撮影に向けて会場の手配をしていただいた山木健司氏、甲野親子を外からみての全体の構成と文章を細部にわたり気を配っていただき、書くことの奥深さを教えていただいた佐藤大成氏には、この場をかりて心からお礼を申し上げます。

あとがき｜甲野善紀

私の長男である甲野陽紀と一緒に本を作った事は、以前『甲野式からだの使い方』という陽紀の処女作に、私が監修として少しだけ関わった事があるだけで、今回のように共著として出す事は初めてである。

技芸の世界は才能が大きな要素を占める事は誰にも異存がないと思われるが、陽紀の場合、その才は、私よりも恵まれていると思う。

そもそも彼が武術とその身体技法の世界に本格的に触れたのは高校卒業後、私のアシスタントとして全国各地を巡ったときが最初であるが、この期間中、陽紀は特に熱心に稽古をしていた訳でもない。ただアシスタントとして私の動きや講習先の参加者の動きを見つめながら、自分の感覚をそこにピント合わせをしていただけだったと思う。

しかし、その後、十年に満たない期間のうちに、様々な身体の使い方の指導者として完全に独り立ちしたという事実が、彼の才能を物語っているだろう。私が二十年かけてやっと出来るようになった事が、アシスタントの二年あまりの間で私以上に出来るようになったりもしている。

しかもその間、一人で、木刀を振るなどという単独稽古は、まったくと言っていいほどやっていない。ところが、木刀や竹刀を打ち合わせてみると、これらを振り始めてすぐから、剣道を数十年やってきた人も驚くほど打ちが強烈で重いのである。

また、体術においても、元の原理は私の気がついた事や開発したものを使ったのだと思うが、そこから思いがけぬ気づきを、陽紀自身の着想によって展開するようになり、数年前からは、私が陽紀が気づいた原理をいくつも教わり、それによって私自身が技を進展させてきている。その観察者としての眼は、少なくとも私よりはかなり、あるいは遥かに上ではないか、というのが率直な実感である。（こういうと、全くの親バカのように見えるかもしれないが、私はおよそ人間に対しては、家族や他人の分け隔てをしないタチなので、他に何とも書きようがないのである）。

先日は、ある方が「変人の親父さんと違って、本当に良い人で感心した」という旨をブログに書いてあったそうであるが、これは、私の武術における盟友光岡英稔師範が主催し、陽紀が事務方のまとめ役を務め、主に武術家が講師を務めた「今を生きる人の集い」に参加した方の陽紀評である。確かに陽紀とは幼い時から今にいたるまで、感情的になっての喧嘩は一度もした事がなく、むしろこちらが意見される事が多いぐらいなので、冗談半分本気半分で、「前世では親子は逆だったね」と苦笑いをしている。

そのように技芸の才においても、人間としても、私の方が学ぶべきところが多い甲野陽紀の身体技法が、この本を通じてすくなからず多くの人々の役に立つと思う。（私の開発したものも、それなりに役に立つだろうが）。このさき陽紀がどのような道を歩むか、それは分からないが、今の時代の人々のお役には立つ事をすると思う。

今回本書の文章に関しては、佐藤大成氏に仕切っていただき、感謝の言葉もない。また写真撮影は田中庸介氏、動画撮影は鈴木康聡氏にお世話になった。なお、この企画を立案し、制作までの面倒を見ていただいた高倉眞氏にも感謝の意を表したい。

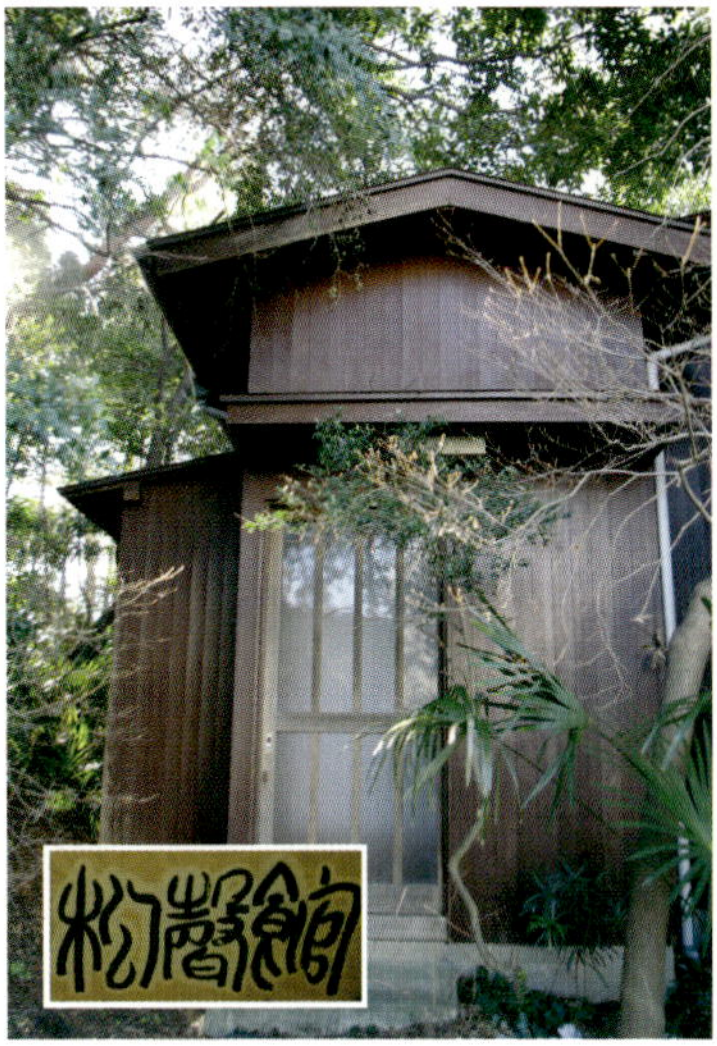

一九七八年に開かれた道場、松聲館。門下生をもたず、流派も名乗らないのが現在の流儀。いまは、取材や個人的な研究稽古場として、活用されている

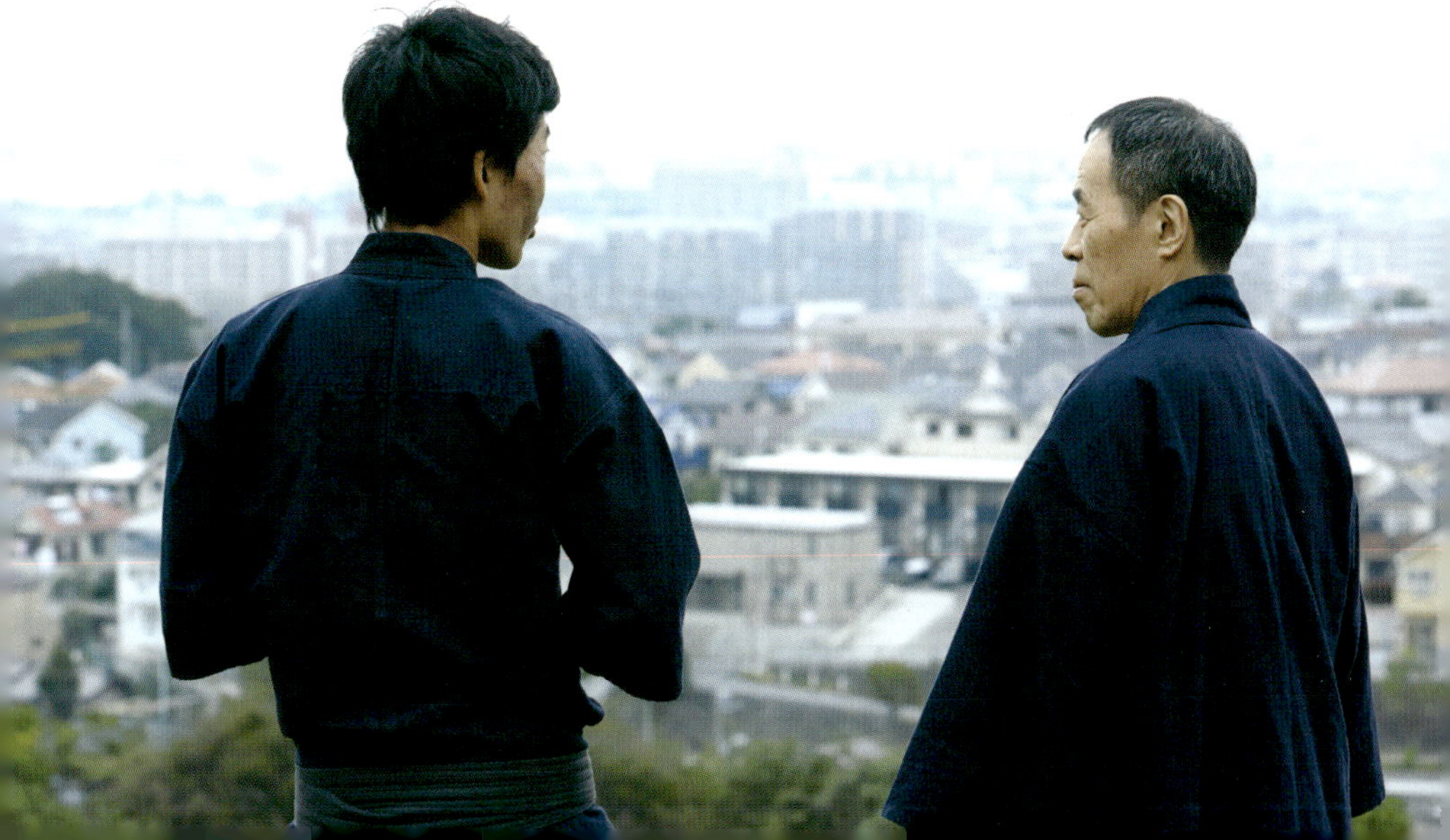

甲野善紀／甲野陽紀
驚くほど日常生活を楽にする
武術&身体術 「カラダの技」の活かし方

甲野 善紀（こうの よしのり）
1949年東京生まれ。武術研究者。1978年に「松聲館道場」を設立。以来、独自に剣術、体術、杖術などの研究に入る。近年、その技と術理がスポーツや楽器演奏、介護、ロボット工学や教育などの分野からも関心を持たれている。最近は、日本を代表する柔道選手などとも、手を合わせて指導をしている。2007年から3年間、神戸女学院大学の客員教授も務めた。著作に『剣の精神誌』『身体から革命を起こす』『武道から武術へ』など多数。

甲野 陽紀（こうの はるのり）
1986年東京生まれ。身体技法研究者。父・甲野善紀の武術指導のアシスタントを経験後、独立して身体技法の研究を始める。あらゆる動作の源にある「身体があたりまえに持っている力」に注目することで生まれたそのユニークな身体術は、武術、スポーツ、介護、音楽、保育などの専門家から運動嫌いの人に至るまで幅広い関心を集めている。朝日カルチャーセンターで定期講座を持つほか、全国各地の講習会で講師を務めている。著書に『甲野式からだの使い方』がある。

プロデューサー	高倉眞
編集	佐藤大成
写真	田中庸介（AFLO DITE）
デザイン	小野寺哲浩（FIS INC）
校正	由利陽子
映像撮影	鈴木康聡
DVD編集	久保年旦
DVDグラフィック	丸山大夢
MA	鳥海彩乃（V VISION STUDIO）
	高麗敦
音響	古田能之（Raps Works）
モデル	本田有樹子
DVDプレス	Pico house

撮影協力：松聲館、高尾森林ふれあい推進センター

2014年3月10日　初版第1刷発行
2015年2月10日　初版第5刷発行

著者　甲野善紀、甲野陽紀
発行人　川崎深雪
発行所　株式会社 山と溪谷社
〒101-0051　東京都千代田区神田神保町1丁目105番地　http://www.yamakei.co.jp/

印刷・製本：大日本印刷株式会社
◆商品に関するお問合せ先
山と溪谷社 カスタマーセンター　電話 03-6837-5018
◆書店・取次様からのお問合せ先
山と溪谷社 受注センター　電話 03-6744-1919　FAX 03-6744-1927

乱丁・落丁は小社送料負担でお取り替えいたします。本書からの無断転載、およびコピーを禁じます。
映像と写真の著作権は山と溪谷社に帰属します。
Copyright©2014 YOSHINORI KONO　HARUNORI KONO　All rights reserved. Printed in Japan
ISBN 978-4-635-03526-2

DVD MENU

ハイビジョン映像 **90分**

DVDのメニューと使い方

このDVDには、書籍で解説している武術・身体術のワザと日常生活での応用を、全て収録しています。先生が具体的に動作のポイントをわかりやすく教えてくれます。ワザの動きを詳細に見られるので、簡単に覚えることができます。

メインメニュー

メインメニュー画面では、このDVDをどう観るかを選択します。

　このDVDは、DVD再生機にディスクを入れると自動的に再生します(オートスタート)。再生が始まってからリモコンのメニューボタンを押すと、このメインメニューが出てきます。メインメニューから❶～❻までのチャプターを選択すると、チャプター画面に飛ぶことができます。

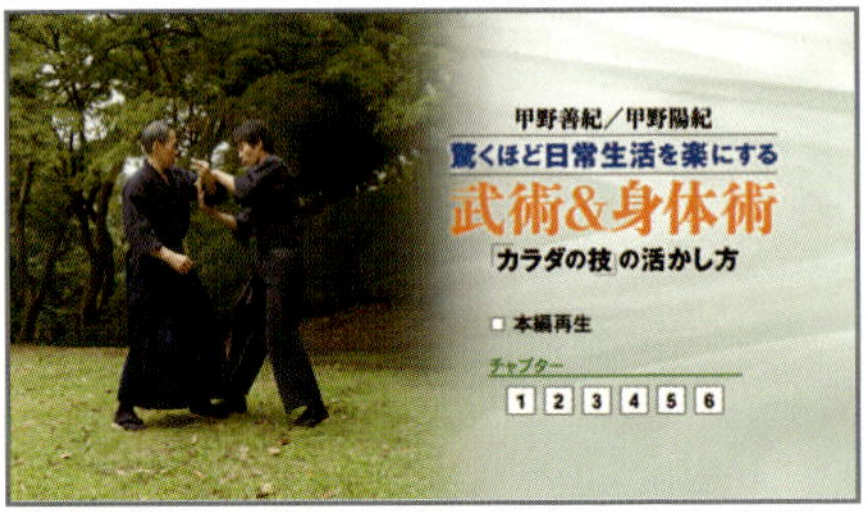

チャプターメニュー

メインメニューでページを選択すると、この画面に飛びます。見たいワザ、日常動作を選択することができます。

　チャプターメニュー画面の、チャプターを選択すると見たい項目の映像と音声が再生されます。メニュー画面の「NEXT」を選択すると次の画面に移り、「BACK」を選択すると前の画面に戻ります。「MAIN」を選択するとメインメニューに戻ります。

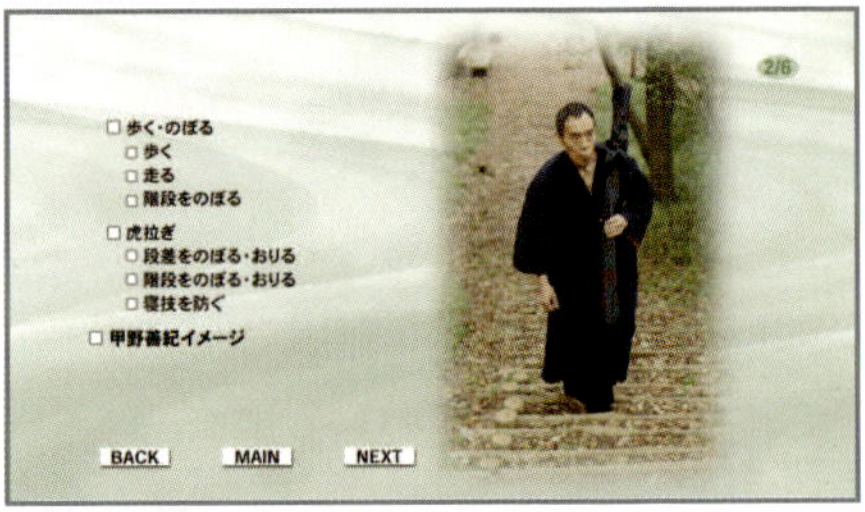

映像・音声再生

チャプターメニュー画面のボタンを選択して、リモコンのエンターを押すと、見たい項目の映像と音声が再生されます。

　「立つ・座る」「歩く・のぼる」「もつ力」「道具を使う力」「武術由来のワザの力」「介護での応用」「からだに効くこころを癒す」、等。武術と身体術の日常生活に応用できるさまざまなワザを詳しく紹介しています。またポイントを甲野善紀先生、陽紀先生が自らのナレーションで詳しく解説します。

[DVD 使用上の注意] ☆DVDは映像と音声を高密度に記録したディスクです。DVD対応プレーヤーで再生してください(パソコンでは再生できないことがあります)。☆このディスクの映像、音声などすべての権利は著作権者が所有しています。家庭内鑑賞を目的に使用してください。書面による許可なく、それ以外の使用(中古として流通させる)や、複製(ダビング)、上映、放映、放送(有線・無線)、改変、インターネットによる公衆送信、レンタルなどをすることは禁止されています。

DOLBY DIGITAL　16:9 LB　ALL NTSC　COLOR/MPEG-2/DB-16

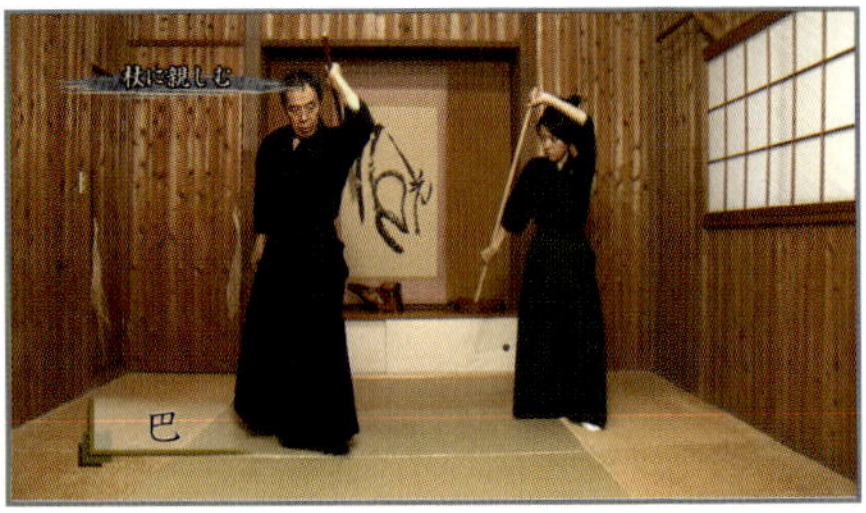